Claudia Schumann
Frauenheilkunde mit Leib und Seele

Sachbuch Psychosozial

Claudia Schumann

Frauenheilkunde mit Leib und Seele

Aus der Praxis einer psychosomatischen Frauenärztin

Psychosozial-Verlag

Bibliografische Information der Deutschen Nationalbibliothek
Die Deutsche Nationalbibliothek verzeichnet diese Publikation
in der Deutschen Nationalbibliografie; detaillierte bibliografische Daten
sind im Internet über http://dnb.d-nb.de abrufbar.

Originalausgabe

Walltorstr. 10, D-35390 Gießen
Fon: 06 41 - 96 99 78 - 18; Fax: 06 41 - 96 99 78 - 19
E-Mail: info@psychosozial-verlag.de
www.psychosozial-verlag.de

Umschlagabbildung: Paula Modersohn-Becker,
Selbstporträt vor grünem Hintergrund mit blauer Iris, ca. 1905
Umschlaggestaltung & Innenlayout nach Entwürfen von Hanspeter Ludwig, Wetzlar
Satz: metiTec-Software, me-ti GmbH, Berlin
www.me-ti.de
ISBN 978-3-8379-2692-7

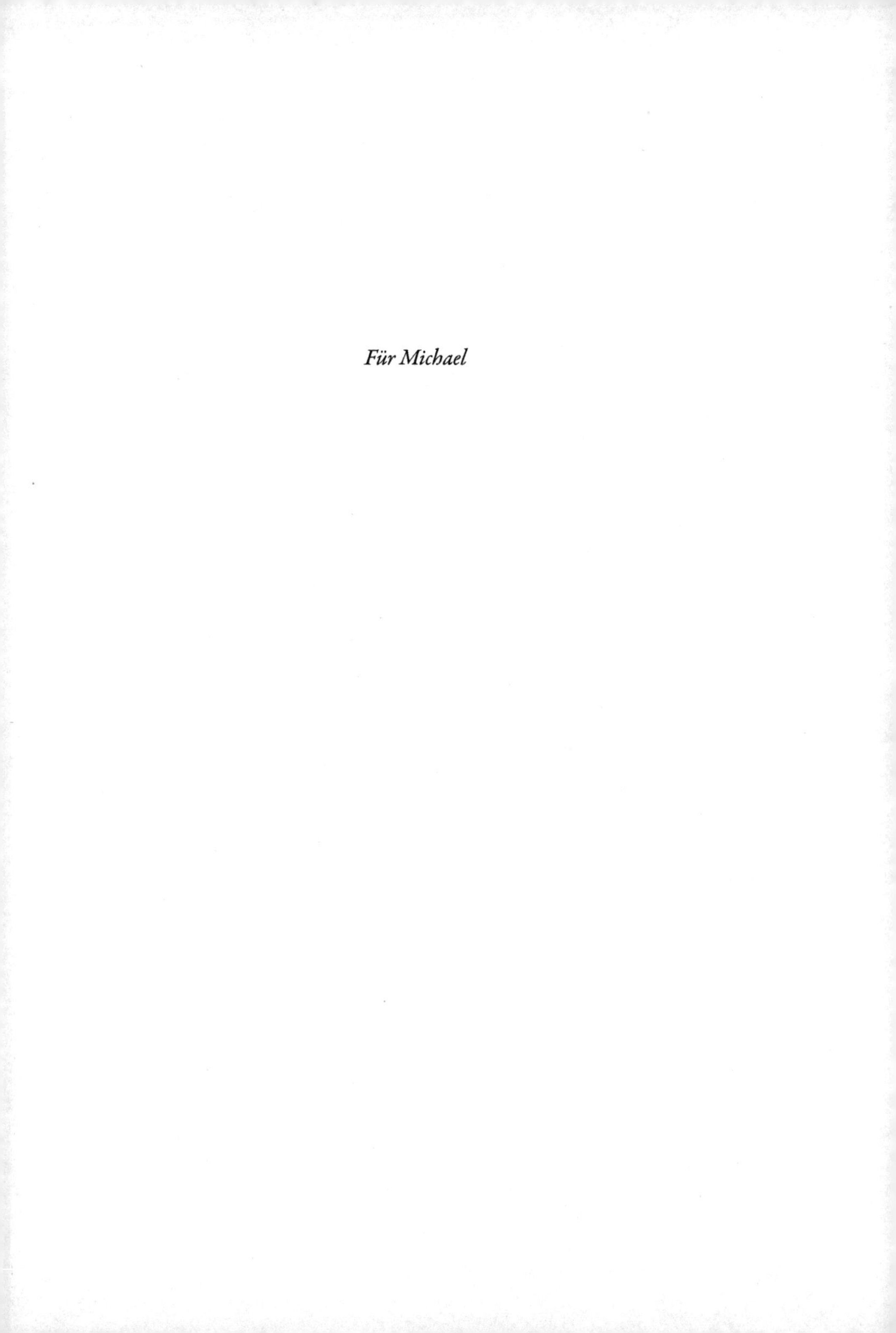

Für Michael

Inhalt

Frauenärztin: ein wundervoller Beruf!

Einladung zum Lesen

»Frau Doktor, Sie sind doch eine kluge Frau.«

Es war im Sommer 1998. Eine gepflegte ältere Dame, mir besonders sympathisch, weil sie wie ich aus Hessen stammte, begann mit diesen Worten ein Gespräch. Die Untersuchung auf dem gynäkologischen Stuhl war ihr schon immer spürbar unangenehm, sie hatte sie gerade mal wieder hinter sich gebracht.

»Und hübsch sind Sie eigentlich auch.«

»Mmh ...?«

»Warum sind Sie eigentlich nicht was anderes geworden? Immer so in meinem Gelersch (hessisch = Dreck, Müll) da unten rummachen. Sie könnten doch auch was Besseres machen, irgendwas so mit dem Kopf ...«

»Mmmh ...?«

»Frisöse zum Beispiel.«

Inzwischen war sie wieder angekleidet, kam aus der Umkleidekabine und sah mich fragend an. Verblüfft, das Grinsen mühsam unterdrückend, versuchte ich ihr zu erklären, dass mir der Beruf Spaß macht und mir wichtig ist, dass ihr »Gelersch« nichts Ekliges ist. An ihrem ungläubigen Gesicht meinte ich zu erkennen, dass sie mich nicht verstand.

Und wenn mir auch bewusst war, dass ihre Geringschätzung meines Berufs zusammenhing mit ihrer eigenen Abwertung ihres Unterleibs, hat es mich beschäftigt: Was wissen und denken meine Patientinnen von meinem Beruf? Jede einzelne nimmt mich wahr in der Sprechstunde, wenn ich mich um ihr Anliegen kümmere. Aber meinen beruflichen Alltag kennen sie nicht. Und auch meine Bekannten und Freundinnen haben keine Vorstellung davon, was ich tagtäglich mache. Weil *ich* immer neugierig bin auf den Berufsalltag von anderen und mir schwer vorstellen kann, was ein Richter macht, oder eine Architektin, oder auch eine Friseurin, kam ich auf die Idee, darüber ein Buch zu schreiben: über die frauenärztliche Praxis, die Sprechstunde, den Umgang mit Schwangerschaft und Krebs, mit Verantwortung, mit Angst und mit Schuld; und über die Führung eines kleinen Unternehmens und die gesellschaftliche Verantwortung als Ärztin.

Es sind persönliche Erlebnisse, Einschätzungen, Informationen und Gedanken, die sich zu einem losen Mosaik fügen. Alles ist geprägt durch meine psychosomatische Ausrichtung. Damit meine ich das zunehmende Verständnis um den engen Zusammenhang von *Leib und Seele,* bei Gesundheit wie bei Krankheit. Dieses grundlegende Wissen war wertvoll für die Begleitung der Patientinnen und hat nicht zuletzt auch mich vor dem »Ausbrennen« geschützt.

Beim Schreiben habe ich an *alle* daran interessierten Frauen gedacht und setze auf *Ihre* Neugierde. (Ob es Männer interessiert, da bin ich skeptisch, trotz des Protests meines Mannes.) Speziell kann ich mir vorstellen, dass das Buch MedizinstudentInnen hilft beim Nachdenken über ihren späteren Beruf. Und dass auch andere Berufsgruppen (Hebammen, PsychotherapeutInnen, Pflegekräfte) profitieren können von den Informationen, dass es insgesamt anregt zu mehr interdisziplinärer Kooperation.

Während meiner Berufstätigkeit fand ich keine Ruhe zum Schreiben. Aber die Idee blieb latent im Hinterkopf. Aus den Erinnerungen und Notizen konnte das Buch erst entstehen, nachdem ich im Sommer 2014 die Praxis abgegeben hatte; und damit Abschied nahm von meinem *geliebten Beruf,* wie eine Freundin es treffend nannte.

So ist es ein Blick zurück geworden auf 27 Jahre Entwicklung und Tätigkeit in meiner Praxis für psychosomatische Frauenheilkunde, auf mein *Lebenswerk.* Und ein Plädoyer für die Psychosomatik gerade in der Frauen-Heilkunde und für den Beruf der Frauenärztin in der Praxis.

1. Der Beginn der Praxis

»Warum gerade Psychosomatik?«

Mein Weg zur Frauenärztin für Leib und Seele

Einsatz auf der Krebsstation

»Macht das alles eigentlich noch einen Sinn? Habe ich eine Chance, wieder gesund zu werden – oder wenigstens noch auf ein paar Jahre?«

Frau Mark liegt im Bett, blass, die Augen eingefallen, der Blick ernst und fragend. Gerade habe ich ihr eine dicke Nadel in die Vene gelegt, die Chemotherapie-Infusion angehängt und den Schlauch überprüft: Die rote Flüssigkeit tropft gleichmäßig in ihren Körper. Wir sind ein Jahrgang, beide 26 Jahre alt, beide blond und schlank. Sie ist vor zwei Jahren an Brustkrebs operiert worden und wird jetzt behandelt wegen Metastasen in der Leber. Ich bin Ärztin, habe vor zwei Jahren mein medizinisches Staatsexamen abgelegt und den Doktortitel erworben, danach eine große Reise unternommen und dann die damals vorgeschriebene einjährige Medizinalassistentenzeit abgeleistet. Jetzt, im Sommer 1977, habe ich meine erste Stelle als Assistenzärztin in einer großen norddeutschen Frauenklinik angetreten. Und wundere mich noch fast täglich, wenn mich die Krankenschwestern mit »Frau Doktor« ansprechen: Meinen die wirklich mich?

Mein neuer Chef hatte mich gleich auf seine Privatstation eingeteilt. Und da sein Schwerpunkt die Krebsbehandlung (Onkologie) ist, liegen dort überwiegend Frauen mit Brustkrebs, der häufigsten weiblichen Krebserkrankung. Manche sind frisch operiert und bleiben nur ein paar Tage zur Wundheilung, andere sind da zur Behandlung ihrer Metastasen (Krebsabsiedlung in anderen Organen). Entsprechend ist die Stimmung unterschiedlich. Die Operierten sind entweder guter Dinge, weil der Knoten doch gutartig war, oder sie müssen mit dem Schock der Diagnose »Krebs« und der Brust-Abnahme fertig werden, die damals noch Standard war. Vor der Operation haben sie unterschrieben, dass die Brust gleich entfernt werden darf, falls der getastete Knoten bösartig sein sollte. Damit will man ihnen einen zweiten Eingriff ersparen. Während die Frau in Narkose liegt, wird das aus der Brust entfernte Gewebsstück, der »Schnellschnitt«, von Spezialisten unter dem Mikroskop untersucht. Bis die telefonische Meldung kommt, ob die Gewebszellen gutartig oder bösartig sind, wartet das OP-Team. Dann wird entweder die kleine Wunde verschlossen oder sofort die ganze Brust abgenommen. Der erste Griff der Frau beim Aufwachen aus der Narkose führt deshalb an die Brust: Nur ein kleiner Pflasterverband? Das heißt »Entwarnung«. Oder großer Verband, darunter alles flach? Das bedeutet »Krebs«. Die meisten können beim Verbandswechsel kaum hinschauen auf ihre große Narbe. Aber sie haben die Hoffnung, dass mit der Operation alles behoben ist, dass der Krebs für immer entfernt wurde. So trösten wir sie auch, wenn wir die Fäden entfernen und sie weinen über ihr Aussehen.

Die anderen Patientinnen sind auf der Station, weil der Krebs doch wieder aufgetaucht ist; sie haben Metastasen, meist in der Lunge oder der Leber. Sie wirken ernst und angespannt. Die Krankheit hat sich im Körper ausgebreitet und parallel dazu die Angst. Die meisten bleiben nur ein bis zwei Tage auf der Krebsstation. Nach einigen Untersuchungen bekommen sie ihre Infusionen mit Chemotherapie, die ich ihnen anhänge, und dann einen neuen Termin. Gespräche sind nicht vorgesehen. Nur die Schwerkranken bleiben länger.

Der Professor erscheint einmal täglich zur Chef-Visite. Dann gehen wir zusammen von Zimmer zu Zimmer. Ich muss ihm die Frauen zügig namentlich und mit Krankheitssituation vorstellen:

»Das ist Frau Mark aus Verden, 26 Jahre alt, OP vor zwei Jahren, T1 N+, Mamma-Ablatio und Axilla-Dissektion; vor vier Monaten auswärts Diagnose von Leberfiliae und Aszites. Sie bekommt heute ihre dritte CMF – Infusion. Die filiae in der Leber sind etwas kleiner geworden, der Aszites ist rückläufig, bislang keine anderen filiae bekannt. Blutwerte in Ordnung bis auf eine leichte Anämie. Die beiden ersten Zyklen hat sie recht gut vertragen, nur die übliche Übelkeit.«

Übersetzt heißt das: Bei Frau Mark wurde vor zwei Jahren die Brust abgenommen, der Tumor war kleiner als zwei Zentimeter (= T1), die Lymphknoten in der Achsel waren aber dennoch schon mit Krebszellen befallen (= N+). Jetzt, also knapp zwei Jahre nach der Krebsdiagnose, wurden Metastasen (filiae = Tochtergeschwülste) festgestellt; sie bekommt deshalb eine Chemotherapie nach dem CMF-Schema, eine Kombination aus drei unterschiedlichen Wirkstoffen. Die Therapie hat bewirkt, dass die Metastasen etwas kleiner geworden sind und dass die krankhafte Ansammlung von Wasser im Bauchraum (Aszites) zurückgegangen ist. Andere Metastasen sind bislang nicht nachgewiesen. Sie hat typische

Nebenwirkungen der Chemotherapie: Blutarmut (Anämie) und Übelkeit. Frau Mark versteht kaum etwas von unserer Medizinersprache, das soll sie auch nicht. Sie schaut fragend aus ihrem Bett zu uns hoch. Der Professor nickt freundlich. »Sehr schön – das wirkt also – weiter so!«, tätschelt ihr noch kurz die Schulter und geht lächelnd raus. Draußen wird er ernst.

»So jung, so schnell eine Metastasierung, sie hat leider kaum Chancen. Aber machen Sie ihr Mut! Vielleicht können wir das Ganze wenigstens etwas aufhalten, dass sie noch ein paar gute Monate hat. Also weiter so, und möglichst schnelle Entlassung; aber lassen Sie noch einmal die Lunge vorher röntgen, nur zur Sicherheit – sie bekam etwas schlecht Luft.«

Ich weiß: Frau Mark wird bald an ihrem Krebs sterben. Auch wenn die Chemotherapie die Metastasen kleiner gemacht hat, werden sie nicht verschwinden. Es ist nur ein begrenzter Aufschub. Der Krebs wird sich trotz der Behandlung im Körper immer weiter ausbreiten: in der Lunge, den Knochen, vielleicht auch im Gehirn. Es gibt keine Heilung! Wie lange das gehen wird, wie es ihr dabei ergehen wird, weiß niemand. Was soll ich ihr also jetzt sagen? Ich stehe an ihrem Bett und winde mich heraus:

»Der Chefarzt hat doch vorhin gesagt, dass die Behandlung wirkt, die Knoten in der Leber sind schon kleiner geworden! Morgen wird noch einmal die Lunge geröntgt, reine Routine, dann können Sie nach Hause. Und in drei Wochen sehen wir uns dann wieder zur nächsten Behandlung.«

Die Infusion läuft gut, ich gehe schnell raus; und fühle mich sehr schlecht, hilflos.

Auf solche Situationen war ich während meines sechsjährigen Medizinstudiums nicht vorbereitet worden. Nach den Erfahrungen im berufspraktischen Jahr, jeweils vier Monate in der Inneren Medizin, der Chirurgie und Kinderheilkunde, hatte ich mich bewusst für die Gynäkologie als mein zukünftiges Spezialgebiet entschieden. Aus meiner Sicht versprach das eine Mischung aus unterschiedlichen spannenden Bereichen: Schwangerschaft, Geburtshilfe, operative Eingriffe und internistische Diagnostik bei Hormonstörungen. Gerade das letztgenannte Themengebiet, die Endokrinologie (Lehre von den Hormonen), hatte mich schon im Studium fasziniert. Das war wie ein Detektivspiel, die Regelkreise zu begreifen und die Ursache für Störungen herauszufinden. Wissenschaft und Forschung interessierten mich. Außerdem wollte ich bewusst eine *Ärztin für Frauen* werden, wollte in diese Männerdomäne eindringen – so steht es in meinen Aufzeichnungen aus dieser Zeit. Nicht wirklich bewusst war mir allerdings, dass es nicht nur um die »richtige« Diagnose und Therapie gehen würde, sondern um den Umgang mit »richtig« kranken Menschen; und dass ich auch mit Schwerstkranken konfrontiert sein würde und mit deren Kampf ums Überleben. Bei der Einführung in die Stationsarbeit wurde mir erklärt, wie ich die Dosis der Chemotherapie berechnen sollte, aber nicht, wie ich mit den Fragen der Patientinnen umgehen könnte. Das schien selbstverständlich, dafür gab es keine Anleitung. Gelegentlich kam die Sozialarbeiterin auf die Station, die Seelsorgerin machte regelmäßig ihre Besuche. Sonst schien niemand in der Klinik zuständig für die nicht-körperlichen Belange.

Am Abend erzählte ich meinem Mann von meiner Erschütterung durch das Gespräch mit der gleichalten, aber todkranken Patientin, nur um die Belastung los zu werden. Und ließ gleich am nächsten Tag *meine* Brust röntgen (Mammografie), um sicher zu sein: *Ich* habe keinen Brustkrebs.

Entdeckung von Psychotherapie und Psychosomatik

Am folgenden Wochenende traf ich einen Verwandten, einen Internisten mit viel Berufserfahrung, und erzählte ihm von meinen ersten Wochen auf der Krebsstation und von meinen Gefühlen der Unsicherheit und Überforderung, die mich schon an meiner Berufswahl zweifeln ließen. Das Gespräch war ein glücklicher Zufall; es stellte entscheidende Weichen für mein weiteres Berufsleben. Peter war nicht nur Arzt, sondern auch Psychotherapeut. Er verstand meine Erschütterung und erklärte mir, dass man den Umgang gerade mit schwerkranken Patienten lernen könne und auch lernen müsse! Die Wahl der Worte, die richtige Mischung aus menschlicher Nähe und beruflicher Distanz – das könne man nicht automatisch. Angeregt durch die Informationen über entsprechende Fortbildungsmöglichkeiten meldete ich mich bei der nächsten Tagung für Psychotherapie und Psychosomatik an, in Lübeck. Die dortigen Vorträge und Diskussionen haben mich sofort angesprochen, ebenso wie die gesamte Atmosphäre. Genau das hatte mir gefehlt: das Nachdenken über die Wechselwirkung von Körper und Seele und über die Beziehung von ÄrztInnen und PatientInnen. Das war mein Einstieg in die Psychosomatik. Schon der Name ist Programm: eine Zusammensetzung aus »Psyche« (griechisch = Seele) und »Soma« (lateinisch = Körper). Ich erfuhr und lernte: Körper und Seele wirken immer aufeinander ein, es gibt nie ein Entweder-oder, bei Krankheit ebenso wie bei Gesundheit. Außerdem wirkt die eigene Lebenssituation darauf, ob bzw. wie jemand erkrankt und wie er/sie mit der Erkrankung umgeht, welche Widerstandskraft und welche Bewältigungsmöglichkeiten bestehen. Man spricht auch von der »bio-psycho-sozialen Krankheitslehre«: Damit ist eine Herangehensweise gemeint, die grundsätzlich die körperlich-biologischen ebenso wie die psycho-sozialen Einflüsse im Blick hat im Umgang mit Ratsuchenden und

Kranken. Es leuchtete mir schnell ein, dass dieses Medizinverständnis gerade in der Frauenheilkunde von besonderer Bedeutung ist. Denn FrauenärztInnen begleiten ihre Patientinnen in allen Lebensphasen, von der Pubertät über die Wechseljahre bis ins hohe Alter. Sie beraten und behandeln sie bei Verhütung ebenso wie bei Kinderwunsch, bei Sexualproblemen, während der Schwangerschaft, bei der Geburt und in den Wechseljahren. Immer ist ein ganzheitliches Verständnis erforderlich; so abgedroschen der Begriff auch ist, hier hat er seine Berechtigung. Und gerade die weiblichen Erkrankungen verlangen einen breiten Blick, seien es Scheidenentzündungen, Krebserkrankungen oder Unterleibsschmerzen, wie in den folgenden Kapiteln noch näher dargestellt wird.

Untersuchung und Scham

Und noch etwas macht die Frauenheilkunde besonders: Es geht um die Untersuchung der weiblichen *Sexual*organe! Das Abtasten der Brust und noch mehr die Untersuchung auf dem gynäkologischen Stuhl sind sehr intime Situationen; sie sind für die Frau »eingreifender« als zum Beispiel das Abhorchen von Herz und Lunge oder der Blick in den Rachen. Auf alten Abbildungen ist erkennbar, wie das früher durchaus berücksichtigt wurde: Die Frau steht voll bekleidet aufrecht im langen Gewand, der Arzt kniet neben ihr und tastet vorsichtig von unten, unter dem langen Rock ihren Unterleib ab. Von diesem »Respekt« war in meiner Klinikzeit nichts zu spüren. Zu Beginn meiner Ausbildung erlebte ich eher das Gegenteil: die öffentliche Zur-Schau-Stellung der Frau, ohne Rücksicht auf ihr Schamgefühl. Das war mir unangenehm, aber ich konnte damals nicht konkret benennen, was mich störte. Besonders hat sich mir die tägliche »Chef-Vorstellung« eingeprägt. Dabei wurden alle neu auf der Abteilung aufgenommenen Frauen, die der Aufnahmearzt morgens schon befragt und untersucht hatte, nachmittags vom Klinikleiter noch ein weiteres Mal angesehen. Diese Untersuchung fand in einem großen hallenartigen Raum statt unter Anwesenheit der Oberärzte und der Stationsärzte, zusammen mindestens 20 Männer in weißen Kitteln. Der Aufnahmearzt stellte dem Chefarzt die Frau kurz vor, während sie sich, den Unterleib schon entblößt, auf den Untersuchungsstuhl setzte: »Das ist Frau XY, 42 Jahre, eingewiesen wegen Blutungsstörungen, Gebärmutter leicht vergrößert.«

»Na, dann legen Sie sich mal zurück, und die Beine bitte schön weit auseinander, hier, in die Schalen legen«, ordnete der Chefarzt väterlich an. Während der Untersuchung diktierte er seinen Tastbefund in die Feder des Assistenten und entschied mit Blick auf die Frau:

»Starke Blutung? Dann nehmen wir am besten gleich die Gebärmutter raus. In Ihrem Alter brauchen Sie die ja nicht mehr, oder? Kinder haben Sie doch schon. Das geht von unten. Sie haben ja auch eine leichte Senkung. Macht zwar vielleicht noch keine Beschwerden; aber wenn Sie schon mal in Narkose sind, operieren wir das dann gleich mit, einverstanden?«

Wir, die große Ärzteschar, standen im Halbkreis um den in der Mitte des Raums stehenden gynäkologischen Untersuchungsstuhl herum und sahen dem Chef über die Schulter, während die Frau mit breiten Beinen auf dem Stuhl lag und eingeschüchtert zu allem nickte und Ja sagte. Dass das für die Frau spürbar peinlich war, kam uns nicht in den Sinn, das sprach zumindest niemand an. In der Abteilung waren von den insgesamt 30 ärztlichen Stellen nur zwei mit Frauen besetzt; wir beiden jungen Assistenzärztinnen schwiegen ebenfalls. Unser Schutz für die Frauen beschränkte sich darauf, ihnen vor der Chef-Vorstellung zu raten, ein längeres Hemd anzuziehen, damit sie wenigstens auf dem langen Weg von der Umkleidekabine bis zum Untersuchungsstuhl nicht den Blicken auf den nackten Unterkörper ausgesetzt sein würden.

Ausbildung für Leib und Seele

Insgesamt löste dieser Start in die ärztliche Tätigkeit bei mir das überwältigende Gefühl aus: Mir fehlt etwas, um eine gute Ärztin zu werden, ich bin nicht gut vorbereitet. Im Medizinstudium Anfang der 1970er Jahre hatten weder Psychologie noch Kommunikationstraining zum Standard der Ausbildung gehört. Auch während meiner klinischen Ausbildung ab 1976 ging es wesentlich um die Untersuchungstechnik, die apparative Diagnostik, das Operieren – aber kaum um das Hinhören oder um die Vermittlung der Befunde an die PatientInnen. Wie man ein »guter Arzt« wird, war nicht Thema. Man lernte von den ausbildenden Vorgesetzten, die noch überwiegend als »Halbgötter in Weiß« auftraten.

Mein Gefühl der Überforderung und mein Unbehagen im Klinik-Alltag führten zum Suchen: Wo kann ich weiter lernen, was mir fehlt? Zu meinem Glück wurde gerade in dieser Zeit die »Gesellschaft für psychosomatische Frauenheilkunde« gegründet, mit jährlichen Tagungen, von denen ich in den folgenden Jahren keine versäumte. Da gab es neben den Vorträgen zu speziellen frauenärztlichen Themen vor allem die Möglichkeit zu intensiver Diskussion und zur Selbsterfahrung in kleinen Gruppen. Ich fand ärztliche Vorbilder, die mir imponierten, weil sie anders dachten und redeten, als ich es bislang kannte. Die Atmosphäre auf diesen Tagungen war viel persönlicher als auf den üblichen Medizinkongressen, es wurde mehr miteinander gesprochen, statt nur von oben doziert. Angeregt von meinen ersten Erlebnissen suchte und fand ich eine Balint-Gruppe in der Nähe meines Wohnorts. In diesen Gruppen, benannt nach dem ungarischen Psychoanalytiker Michel Balint, geht es um die gemeinsame Reflektion der Beziehung zwischen Arzt/Ärztin und Patient/Patientin. In einer Gruppe von älteren Allgemeinärzten, geleitet von einem erfahrenen Kollegen, der noch bei Balint selbst hospitiert hatte, lernte ich, meine Probleme als junge Ärztin besser zu verstehen und nach und nach etwas an meinem eigenen Verhalten zu ändern.

Nachdem ich immer mehr feststellte, wie viel mir fehlte und wie spannend und gleichzeitig bereichernd das neue Gebiet war, ging ich das Ganze systematischer an. Ich begann eine mehrjährige psychotherapeutische Ausbildung parallel zur frauenärztlichen Weiterbildung mit dem Ziel »Frauenärztin mit Zusatztitel Psychotherapie«. Ich bin mir sicher, dass ich ohne diese »Nebentätigkeit« die Belastungen in der Klinik wie später in der Praxis sehr viel schlechter bewältigt hätte.

Psychosomatik hilft

Das zeigte sich schon bei Frau Mark, der gleichaltrigen Krebspatientin. Sie kam immer wieder auf die Station, im Abstand von wenigen Wochen. Mit ihrem Befinden ging es auf und ab, allmählich wurde sie deutlich immer schwächer. Die Metastasen wuchsen trotz der Therapie. Nachdem ich in den ersten Wochen ihr Zimmer eher gemieden hatte, ging ich später, nachdem ich in der Balint-Gruppe über meine Unsicherheit hatte reden können, zwar immer noch angespannt, aber doch gerne zu ihr. Mir war klar geworden, dass es vor allem um mein *»Da-Sein«* ging, um zuhören und begleiten, und nicht darum, etwas zu machen. Wir waren uns sympathisch. Sie war wie ich jung verheiratet, hatte so viele Pläne! Ich schaffte es allmählich, ihre Angst auszuhalten und auf sie einzugehen, ihr nicht auszuweichen, mit ihr über die leider schnell fortschreitende Erkrankung zu reden, ihr aber auch begrenzt Hoffnung zu machen auf gute Tage. Sie erzählte von ihrem Mann, ihrem Beruf, ihren Geschwistern, ihrem Traum von eigenen Kindern. Und wollte wissen, wie es um sie steht. Ich bestärkte sie darin, zu reisen und ihren Garten zu genießen, jetzt! Sie verstand, war traurig, aber auch irgendwie besonders; sie sah manche Dinge anders, direkter. »Sie können ja auch nicht wissen, wie lange ich noch habe. Mir ist lieber, wenn Sie so offen mit mir reden, als wenn Sie mir etwas vormachen. Danke.« Ich habe viel von ihr gelernt, ihr Bild ist mir vor Augen geblieben.

»Niederlassen? Das geht gar nicht!«

Von der großen Frauenklinik in die Kleinstadtpraxis

Ausbildung im Krankenhaus

Eigentlich wollte ich das nie werden, niedergelassene Frauenärztin in der Kleinstadt, in der ich den zweiten Teil meiner fachärztlichen Weiterbildung absolvierte. Dahin verschlagen hatte es mich wegen meines Manns, der aus beruflichen Gründen den Ort wechselte. Eine Wochenendehe, getrennt leben wegen beruflicher Belange: das war damals nicht üblich, das wollte ich nicht. Außerdem fühlte ich mich in der großen städtischen Klinik nicht mehr wohl, ich dachte schon an einen Wechsel der Fachrichtung. Betreuung von Geburten wie am Fließband, jede dritte Nacht Dienstbereitschaft und dabei kaum eine Stunde Schlaf, tags dann stundenlanges »Haken-Halten« im Operationssaal, hämische Bemerkungen von den überwiegend männlichen Kollegen – »Ich habe es Ihnen gleich gesagt: Die Gyn ist nichts für Frauen!« – Ich war mürbe, meine Begeisterung für die Frauenheilkunde schwand zusehends.

Als wir den Umzug planten, fand sich in den Kliniken der Universitätsstadt keine passende Stelle. So entschied ich mich für ein Kreiskrankenhaus in der Nähe. Die dortige gynäkologische Abteilung war zwar klein, doch der Chefarzt galt als ein sehr erfahrener Frauenarzt, versiert in Geburtshilfe wie in operativer Tätigkeit. Die Klinik genoss einen guten Ruf und hatte viel Zulauf. Neben den drei gynäkologischen Stationen gab es eine vielbesuchte Ambulanz, und im modernen Kreißsaal kamen jährlich um die 1.000 Kinder zur Welt. Trotz der auch hier hohen Belastung machte mir die Arbeit in dem kleinen Team viel mehr Freude als vorher. Ich lernte viel durch das Vorbild des Chefarztes, der eine starke persönliche Ausstrahlung hatte, und ebenso von der besonders engagierten Oberärztin. Unsere Ausbildung war ihnen wichtig, in der Ambulanz, beim Operieren und in der Geburtshilfe. Mir und den drei anderen Assistenzärzten wurde einiges abverlangt und zugetraut, »fordern und fördern« war das Prinzip. Außerdem wurden unsere Ansichten ernst genommen: So wollten wir das Ende der 1970er Jahre noch revolutionäre »Rooming-in« einführen, bei dem das Neugeborene tags und nachts im Zimmer bei der Mutter bleibt, wie es heute Standard ist. Das ging den gestandenen Kinderkrankenschwestern gegen den Strich, die im großen Kinderzimmer alle Säuglinge rund um die Uhr versorgten und sie den Müttern nur zum Stillen brachten. Tags durften die Mütter zum Wickeln kommen, nachts sollten sie schlafen; durstig-schreiende Kinder bekamen dann die Flasche. So war es üblich. Der Chef unterstützte uns jedoch voll und ganz, die neue Idee wurde umgesetzt. Ebenso begrüßte er mein Steckenpferd, die Stillberatung, für die ich regelmäßige Gruppengespräche auf der Wochenstation einrichtete. Meine parallel zur gynäkologischen Ausbildung laufende psychotherapeutische Weiterbildung wurde mit Respekt wahrgenommen, »schwierige Gespräche« wurden zunehmend mir überlassen.

In dieser Zeit wurde mir allmählich klarer, dass mein Herz zwar für die Frauenheilkunde schlug, aber nicht für das Operieren und die Geburtshilfe, sondern dass mir die sogenannte konservative Betreuung mehr lag. Darunter versteht man in der Medizin das breite Spektrum der nicht-operativen Behandlungen, also die Therapie vor allem durch Beratung, medikamentöse Maßnahmen und körperliche Kräftigung. Aber *hier* bleiben und eine Praxis aufmachen nach Abschluss der klinischen Ausbildung zur Frauenärztin? »Niedergelassen« – das assoziierten wir in der Klinik automatisch mit »langweilig« und »nicht auf dem Laufenden«. Und das dann noch in einer Kleinstadt! Eine eher gruselige oder zumindest fremde Vorstellung für mich, die Großstädterin mit wissenschaftlichem Interesse.

Entscheidung für die Kleinstadtpraxis

Aber dann kam es anders: nach der Geburt unseres ersten Sohnes zunächst der Entschluss zum Abschied aus der Volltags-Kliniktätigkeit, dann über mehrere Jahre eine stundenweise Beratungstätigkeit bei der Pro Familia, um so Familie und Beruf besser unter einen Hut zu bekommen; parallel dazu die Weiterführung der psychotherapeutischen Zusatzausbildung, die ich kurz vor der Geburt des zweiten Sohns abschloss. In diese bewegte Zeit fiel das Angebot meines früheren Chefs, seine kleine Praxis zu übernehmen, die er nach der Pensionierung aufgebaut hatte. Ich war sehr unsicher, wusste nicht, was mich da erwartete, wusste aber, dass das eine Festlegung auf viele Jahre bedeuten würde. Sein Vorschlag: Ich solle es doch zumindest ausprobieren, da er aus gesundheitlichen Gründen eine längere Vertretung brauche.

Nach einer Woche in der Praxis war mir klar: *Das* ist mein Beruf! Hier kann ich mein Wissen anwenden! Ich stieg ein in die Praxis. Mein Kollege schied bald darauf aus und gab mir nur zwei Ratschläge mit auf den Weg: »Machen Sie am Anfang nichts, was Sie nicht durchhalten können. Sonst sagen die Patientinnen: ›Jetzt hat sie es nicht mehr nötig‹ – und gehen enttäuscht weg.« Und als zweites: »Arbeiten Sie nicht zu viel, sonst kennen Sie Ihre Patientinnen bald nicht mehr.«

Beides habe ich beherzigt. So habe ich nicht, wie anfangs geplant, meine Patientinnen nach der Geburt im Krankenhaus besucht, um ihnen zum Kind zu gratulieren. Das wäre zwar im ersten Jahr nach der Praxisübernahme noch gut möglich gewesen, der übernommene »Patientinnenstamm« war relativ klein und überwiegend jenseits der 50. Dies hat sich aber schnell geändert und der zweite Ratschlag wurde wichtig, nicht zu viel zu arbeiten. Ich war die einzige junge Frauenärztin am Ort und bot anscheinend eine andere Versorgung an als üblich. Der Zustrom war immens, die Termine waren lange im Voraus belegt, sodass ich schon im zweiten Jahr einen mehrmonatigen Aufnahmestopp beschloss, denn ich hatte eine eindeutige Priorität: Meine Söhne sollten von mir etwas haben. Sie waren noch klein, der Ältere kam gerade erst in die Schule, der Jüngere in den Kindergarten. Mit dieser Begründung habe ich meine Sprechstunden zeitlich begrenzt, und die Patientinnen haben das ohne Problem akzeptiert. Mehr noch, ich bekam Anerkennung dafür: »Sie machen es richtig!« Ich wurde zudem nahezu nie außerhalb der Praxis angesprochen oder abends herausgeklingelt, obwohl ich später Praxis und Wohnung in ein Haus zusammenführte.

Im Gegensatz zu den anfänglichen Befürchtungen war die Arbeit nie langweilig, im Gegenteil: Das breite Spektrum der Ratsuchenden, von Fragen zur Empfängnisverhütung über Kinderwunsch, Schwangerschaft, Wechseljahre, Blutungsstörungen, Krebsbehandlung, diffuse Unterleibsschmerzen bis zu sexuellen Problemen forderte jeden Tag aufs Neue mein medizinisches wie mein psychosomatisches Wissen. Das zwang zur ständigen Fortbildung. Und die Kleinstadtsituation, vor der ich anfangs Sorgen gehabt hatte, erwies sich beruflich als Segen. Zwar sollte bei jedem Arzt/jeder Ärztin die Praxis gut laufen, aber es war kein »Kampf im Haifischbecken«, wie ich das von KollegInnen aus größeren Städten gelegentlich gehört hatte. Es gab für alle genug zu tun, wir mussten uns die PatientInnen nicht abjagen. Vor allem kannte man sich untereinander, konnte sich fachlich gegeneinseitig einschätzen und kooperierte unkompliziert, quer durch die Arztgruppen. Wenn man für eine Patientin einen dringenden Termin brauchte, rief man einfach an und schilderte das Problem. Und wenn ich mir bei einem Ultraschallbefund unsicher war oder es bei einer Schwangeren akute Probleme gab, konnte ich die Frau jederzeit in der nahen Klinik mit dem Top-Ultraschallgerät und 24-Stunden-Labor vorstellen – ein Anruf genügte. Die Urlaubszeiten sprach ich mit einer befreundeten Kollegin in der Nachbarschaft so ab, dass immer eine von unseren Praxen für die Versorgung der Patientinnen geöffnet war. Natürlich gab es auch in »unserer kleinen Stadt« Konkurrenz und Missgunst. Aber in meiner Erfahrung stand die gute ortsnahe Betreuung der Menschen im Vordergrund für alle, die im Gesundheitsbereich tätig waren. Das Versorgungssystem mit seiner Diversität (Vielfalt) statt Zentrierung wirkte sich in den Jahren meiner Berufstätigkeit positiv aus.

So war die Praxisübernahme in der Kleinstadt ein guter Start, den ich nie bereut habe.

»Alles Psycho oder was?«

Im Dschungel von Psychotherapie, Psychologie, Psychiatrie und Psychosomatik

Frauenärztin/Psychotherapie

»Sie sind doch auch Psychologin?« ist oft der einleitende Satz, wenn mir eine Frau von ihren seelischen Problemen berichten will.

»Nein – aber Psychotherapeutin.«

»Ach so – aber das ist doch fast dasselbe, oder?«

Statt den Unterschied zwischen Psycho*logie* und Psycho*therapie* zu erklären, fand ich es dann meist einfacher, zu nicken und in das Gespräch mit der ratsuchenden Frau einzusteigen. Denn die Definitionen und Abgrenzungen im Psycho-Bereich des deutschen Gesundheitssystems sind für Nicht-Eingeweihte durchaus verwirrend. Es ist nicht leicht, sich in diesem über Jahrzehnte gewachsenen Dschungel zurechtzufinden; schon gar nicht, wenn man selbst Hilfe braucht. Nicht nur, dass seelische Erkrankungen in der Bevölkerung schlechter angesehen sind als körperliche, dass der Satz »Ich leide unter Depressionen« sich schwieriger sagt als »Ich hatte einen Herzinfarkt«. Auch die Wege zur Behandlung sind vielen unklar, und sie sind zudem oft verschlungen: Wer ist zuständig, wenn man starke Ängste oder Panikattacken hat, wenn man nicht mehr mit dem Alltag zurechtkommt oder scheinbar grundlos traurig ist? Zu wem geht man, wenn der Arzt/die Ärztin sagt: »Sie haben nichts, Ihre Organe sind gesund, das ist alles nur psychisch«?

Im Wissen um diese Probleme habe ich mir bei der Praxisgründung 1987 viele Gedanken über mein berufliches Konzept als Frauenärztin *und* Psychotherapeutin gemacht und mir in diesem Rahmen zunächst meine Außendarstellung überlegt. Am Ende habe ich mich für eine Art Doppelstrategie entschieden. Auf dem Praxisschild an der Hauswand firmierte ich nur als »Frauenärztin«, aber mit meinem Praxisstempel »Frauenärztin/Psychotherapie« gab ich meine Doppelqualifikation auf allen Rezepten und Flyern deutlich zu erkennen, wenn auch erst auf den zweiten Blick. Dahinter steht die Botschaft: Ich bin eine Ärztin, zu der man »ganz normal« gehen kann wegen einer Krankheit, aber ich kenne mich, wenn nötig, auch auf dem seelischen Gebiet aus. Verbunden damit war die Hoffnung, in dieser gestaffelten Selbstdarstellung besser als Mittlerin fungieren zu können zwischen dem noch weit verbreiteten »Entweder-oder«, also dem rein körperlichen bzw. rein seelischen Verständnis von Krankheit und Gesundheit. Gleichzeitig wollte ich die Furcht vor Stigmatisierung umgehen, die viele trotz seelischer Probleme den Weg in die psychiatrische oder psychotherapeutische Praxis scheuen lässt, weil sie sich damit als »verrückt« abgestempelt fürchten. Ich wollte mich als Lotsin anbieten, um zusammen mit der Patientin zu klären, ob überhaupt eine seelische Behandlung nötig ist, und wenn ja, bei wem: PsychologIn, PsychotherapeutIn, PsychiaterIn oder PsychosomatikerIn? Dazu muss man einiges wissen über die unterschiedlichen beruflichen Qualifikationen.

Psychologie – Psychiatrie – Psychotherapie – Psychosomatik: was bedeutet das?

Alle »Psychos« beschäftigen sich mit der »Psyche« (Seele). Sie unterscheiden sich aber deutlich in ihrer Ausbildung und im Tätigkeitsbereich.

Psychologische PsychotherapeutInnen haben zunächst Psychologie studiert, übersetzt die »Lehre von der Seele«. Die Psychologie beschäftigt sich mit dem Denken, Handeln, Erleben und Verhalten von Menschen, und wie man das erfassen, vergleichen und beeinflussen kann. Abgeschlossen wird das Studium mit einem Diplom oder dem Masterabschluss. PsychologInnen können in unterschiedlichen Bereichen tätig werden, unter anderem in der Werbung, der Wirtschaft und der Versorgung von Kranken. Wer sich vor allem für seelische Erkrankungen interessiert, belegt meist schon im Studium die Klinische Psychologie und erwirbt damit ein Grundwissen über psychische Störungen und deren Auswirkungen. Wer nach dieser theoretischen Grundlage als TherapeutIn (= in der Krankenbehandlung) arbeiten will, muss nach dem Studium noch eine mindestens dreijährige (ganztägige) bzw. fünfjährige (Teilzeit-) Ausbildung in einer staatlich anerkannten Ausbildungsstätte absolvieren. Der theoretische und praktische Inhalt ist im Psychotherapeutengesetz geregelt, das seit 1998 in Kraft ist, und in der auf ihm beruhenden Ausbildungs- und Prüfungsverordnung. Neu daran ist vor allem, dass PsychologInnen nach abgeschlossener Ausbildung die

Approbation erhalten, das heißt die staatliche Anerkennung, den Heilberuf eigenverantwortlich ausüben zu dürfen. Die Approbation ist außerdem eine der Bedingungen für den Zugang zur kassenrechtlichen Versorgung, die bis dahin den ÄrztInnen vorbehalten war. Bis zur Approbation müssen die sogenannten PIA (PsychotherapeutInnen in Ausbildung) ihre Behandlungen unter Aufsicht (Supervision) durchführen, das heißt, sie müssen sie mit erfahrenen TherapeutInnen regelmäßig besprechen. Nach Abschluss der Ausbildung können psychologische PsychotherapeutInnen selbstständig in der Klinik oder in einer Praxis arbeiten.

PsychiaterInnen haben, wie alle ÄrztInnen, nach ihrem Medizinstudium das Staatsexamen abgelegt und damit gleichzeitig die Approbation erlangt, das heißt die Befähigung zur selbstständigen Berufsausübung als Arzt/Ärztin. Während der anschließenden fünfjährigen Weiterbildung, die mit der Facharztprüfung abgeschlossen wird, behandeln sie PatientInnen mit allen Erkrankungen, die die Seele betreffen, unabhängig davon, ob sie einen körperlichen oder einen seelischen Ursprung haben. Typische Krankheitsbilder sind Persönlichkeitsstörungen, Depression, Schizophrenie, Demenz und Suchterkrankungen. Der Weiterbildungsschwerpunkt für PsychiaterInnen liegt auf dem körperlichen Gebiet, entsprechend sind sie die Spezialisten für die medikamentöse Behandlung. Seit 1994 gehört auch eine psychotherapeutische Qualifikation zur Weiterbildung; das bedeutet, dass PsychiaterInnen auch psychotherapeutisch tätig sein können.

Ärztliche PsychotherapeutInnen können wie geschildert zum einen PsychiaterInnen sein, die sich für den Schwerpunkt Psychotherapie entschieden haben. Seit 2003 gibt es noch einen weiteren Weg: die direkte Weiterbildung zum »Facharzt/zur Fachärztin für Psychosomatische Medizin und Psychotherapie« nach Abschluss des Medizinstudiums. Dabei geht es in Theorie und Praxis um die Diagnostik seelischer und psychosomatischer Erkrankungen und um spezifische Formen der Beratung und der Psychotherapie. Außerdem gehört zur Weiterbildung die angeleitete »Selbsterfahrung«, allein oder in einer Gruppe. Denn um andere zu verstehen, muss man sich selbst besser kennen und verstehen. Diese Voraussetzung gilt selbstverständlich für *alle* PsychotherapeutInnen.

Und noch einen dritten Weg gibt es im deutschen Gesundheitssystem: die Erlangung der ärztlichen *Zusatztitel* »Psychotherapie« und/oder »Psychoanalyse«. Darunter versteht man Psycho-Weiterbildungen zusätzlich zu einem anderen ärztlichen Fachgebiet (z. B. zur Allgemeinmedizin). Sie können nach Abschluss der fachärztlichen Weiterbildung oder parallel dazu gemacht werden. Diesen Weg, den es seit den 1970er Jahren gibt, habe ich beschritten. Dafür habe ich neben einer theoretischen Weiterbildung über Jahre an einer Selbsterfahrungsgruppe und zudem an einer Balint-Gruppe teilgenommen, Erfahrungen in der klinischen Psychiatrie gesammelt, psychisch kranke PatientInnen untersucht, Diagnosen gestellt und unter Supervision (Aufsicht) psychotherapeutisch behandelt. Das war spannend, anspruchsvoll und aufwändig zugleich; meine (berufsbegleitende) Weiterbildung lief insgesamt über sechs Jahre.

PsychotherapeutInnen unterscheiden sich aber nicht nur in ihrer Aus- und Weiterbildung, sondern auch in der Wahl der psychotherapeutischen Verfahren, die sie anwenden. Worauf man sich spezialisiert, ist den Einzelnen überlassen. Am bekanntesten sind die analytische Psychotherapie (Psychoanalyse), die tiefenpsychologisch fundierte Therapie und die Verhaltenstherapie. Die Kosten für diese Verfahren werden (auf Antrag) von den Krankenkassen übernommen. Auf die Unterschiede zwischen den Verfahren soll hier nicht näher eingegangen werden, das würde zu weit führen.

Was unterscheidet nun ärztliche von psychologischen PsychotherapeutInnen? Es sind keine Qualitätsunterschiede, sondern aus meiner Sicht der »andere« Zugriff. Stark verallgemeinernd lässt sich sagen: Das unterschiedliche Grundstudium – Psychologie oder Medizin – bedingt einen unterschiedlichen Blick auf seelische Krankheitsbilder, der eher seelisch oder eher körperlich geprägt ist. Außerdem haben alle ärztlichen PsychotherapeutInnen im Rahmen ihres Medizinstudiums gelernt, auch körperlich zu untersuchen und zu behandeln, während psychologische PsychotherapeutInnen nie diese direkte Körpererfahrung gemacht haben. Dafür haben sie oft mehr Hintergrundwissen über seelische Funktionen, über Testverfahren und über Methoden der Kommunikation erworben. Es gibt auch gesetzlich festgelegte Kompetenzunterschiede: Nur *ärztliche* PsychotherapeutInnen dürfen bislang Medikamente verschreiben, eine Arbeitsunfähigkeit bescheinigen und PatientInnen ins Krankenhaus einweisen. Derzeit wird darüber diskutiert, ob psychologische TherapeutInnen zumindest einen Teil dieser Befugnisse auch erhalten sollten. Welche Grundausbildung, welcher Blickwinkel und welche Therapieform für den/die einzelne PatientIn »besser« ist, kann je nach Erkrankung sehr unterschiedlich sein. Oft genug ist nicht die Therapieform entscheidend, sondern das »Zusammenpassen« von PatientIn und TherapeutIn.

Erwähnen möchte ich der Vollständigkeit halber noch, dass es seit 1993 das Berufsbild *Heilpraktiker für Psychotherapie gibt.* Voraussetzung für die »Erlaubnis zur berufsmäßigen Ausübung der Heilkunde beschränkt auf das Gebiet der Psychotherapie« ist eine schriftliche staatliche Prüfung, in der Grundkenntnisse in Psychologie, Psychiatrie und Psychotherapie nachgewiesen werden müssen. Die Ausbildung wird von privaten Instituten angeboten; der Nachweis von Selbsterfahrung wird nicht verlangt. Die HeilpraktikerInnen für Psychotherapie dürfen nicht die Berufsbezeichnung »Psychotherapeut« führen. Ihre fachliche Qualifikation entspricht bei Weitem nicht der von ärztlichen oder psychologischen PsychotherapeutInnen. Entsprechend stehe ich diesem Berufsbild skeptisch gegenüber, auch wenn einzelne HeilpraktikerInnen eine gute Behandlung leisten mögen.

Aus dem Dargestellten ist hoffentlich ersichtlich geworden, dass es sehr unterschiedliche Wege gibt, um professionell mit seelischen Problemen und Erkrankungen umzugehen, und dass man auf sehr unterschiedliche TherapeutInnen treffen kann. Eine ausführliche individuelle Klärung, was jemand überhaupt braucht und in welche Richtung es gehen soll, ist daher eine wichtige Bedingung für den guten Start in eine Behandlung.

Psychosomatik: Weiterbildung für einen besonderen Blick

Diese Klärung gilt ganz wesentlich für Krankheitsbilder, die im Grenzgebiet von Körper und Seele liegen, bei denen es darum geht, Zusammenhänge zwischen körperlichen Beschwerden und seelischen Bedingungen bzw. Folgen besser zu verstehen. Das ist das Gebiet der Psychosomatik. Sie ist keine »Sonderform« der Psychotherapie, sondern bietet ein besonderes Erklärungsmodell für unterschiedliche Beschwerden, verbunden mit einem eigenen therapeutischen Vorgehen. Die Psychosomatik ist Anfang des 20. Jahrhunderts aus der ärztlichen Tradition erwachsen, als Gegenimpuls zum naturwissenschaftlichen Leib-Seele-Dualismus, dem reinen Entweder-oder von körperlichen und seelischen Erkrankungen. Die Psychosomatik geht davon aus, dass bei Krankheit ebenso wie bei Gesundheit *immer* biologische, psychische und soziale Faktoren berücksichtigt werden müssen, die jeweils unterschiedlich stark wirken und sich auch gegenseitig beeinflussen können. Ein einfaches Beispiel mag das verdeutlichen: Angst kann den Blutdruck hochjagen und den Puls beschleunigen – umgekehrt kann aber auch ein plötzliches Herzjagen große Angst machen. Soziale Faktoren, wie zum Beispiel eine bevorstehende Prüfung oder ungewollte Einsamkeit, können seelische *und* körperliche Symptome bewirken. Entsprechend muss die Diagnostik ebenso wie die Behandlung auf *allen* Ebenen parallel und gleichzeitig ansetzen. ÄrztInnen können selbst körperlich wie seelisch wirken, in der Art, wie sie reden, zuhören und erklären. Nicht umsonst hat Michael Balint, ein bekannter Psychoanalytiker und gleichzeitig einer der Urväter der Psychosomatik, das Wort von der »Droge Arzt« geprägt.

Seit meiner Studienzeit, in der die Psychosomatik noch kaum eine Rolle spielte, hat sich im deutschen Ausbildungssystem zum Glück viel verändert. Heute werden die Studierenden schon an der Universität auf die seelisch-körperlichen Wechselwirkungen aufmerksam gemacht und üben sich in der speziellen Kommunikation zwischen ÄrztInnen und PatientInnen. Dass die Psychosomatik gerade für die Frauenheilkunde eine besondere Bedeutung hat, fand seinen Niederschlag in der gynäkologischen Weiterbildung: Seit 2006 müssen alle angehenden FrauenärztInnen einen Kurs »Psychosomatische Grundversorgung« absolvieren, der theoretische Grundlagen, spezielle Gesprächsführung und zusätzlich die Teilnahme an einer Balint-Gruppe beinhaltet. Diese Gruppen treffen sich regelmäßig in einem festen Kreis von acht bis zwölf KollegInnen, Ziel ist die bessere Kommunikation zwischen ÄrztInnen und PatientInnen und darauf fußend eine effektivere Behandlung. Das Prinzip wurde in den 1950er Jahren von Michael Balint entwickelt, nach seiner Emigration von Ungarn nach England. Es geht dabei nicht um die Erörterung von medizinischen Problemen, sondern um die gemeinsame Reflexion der geschilderten Beziehung mit dem Ziel, sie zu verstehen und zu verbessern. Die Gruppe beleuchtet mithilfe von entsprechend ausgebildeten LeiterInnen, was zwischen dem vortragenden Arzt/der Ärztin und dem/der PatientIn »geschehen« ist, was schwierig war. Dabei hilft die Gruppe dem Arzt/der Ärztin dabei, den eigenen »blinden Fleck« zu entdecken. Oder mit den Worten von Michael Balint: »Unser Hauptziel war die möglichst gründliche Untersuchung der ständig wechselnden Arzt-Patient-Beziehung, das heißt das Studium der Pharmakologie der ›Droge Arzt‹.«[1] Es ist immer wieder verblüffend, wenn plötzlich klar wird: *Daran* könnte es gelegen haben, *der* Ansatz könnte weiterhelfen. Auf den Erkenntnissen von Balint und seinen MitarbeiterInnen basiert das Buch *Fünf Minuten pro Patient*, das 1973 in Deutschland erschien und für mich ein besonders wichtiges Lehrbuch war. Darin wird plastisch dargestellt, dass auch sehr kurze »Arzt-Patient-Kontakte« therapeutisch wirksam und ausreichend sein können, und dass es nicht immer einer ausführlichen Psychotherapie bedarf. Es hat mir Mut gemacht, Psychosomatik in die tägliche Praxis zu integrieren.

Psychosomatik in der Praxis: Anerkennung mit Leib und Seele

Damit komme ich zurück zu meinem eingangs geschilderten Anliegen, Mittlerin sein zu wollen. Wie ließ sich das *inhaltlich* umsetzen? Meine Ausbildung hat sich

---

1 Balint, M. (1954). Training general practitioners in psychotherapy. *British Medical Journal, 1*, 115–120.

neben der geschilderten Außendarstellung auf meinen Arbeitsalltag ausgewirkt. Manche mir bekannte Kolleginnen mit der Zusatzqualifikation Psychotherapie teilen ihre Arbeitszeit auf; sie arbeiten vormittags »mit weißem Kittel« als Ärztin und nachmittags »ohne Kittel« als Psychotherapeutin. Eine häufig gehörte Begründung dafür ist, dass diese Abgrenzung die eigene innere Umstellung von der »tatkräftigen« Ärztin zur eher »abwartend-zuhörenden« Psychotherapeutin erleichtert; eine weitere, dass sie damit den unterschiedlichen Bedürfnissen der Patientinnen eher gerecht werden können. Ich habe mich für ein anderes, stärker integratives Modell entschieden: für eine »Praxis für psychosomatische Frauenheilkunde«. Das bedeutet: Ich nutze in meiner Sprechstunde in jedem Augenblick meine Doppelqualifikation als Frauenärztin und Psychotherapeutin, um *als Psychosomatikerin* Brücken zwischen den körperlichen und seelischen Bedingungen von Gesundheit und Krankheit zu bauen.

Was das im Einzelnen konkret bedeutet, wird in den nächsten Kapiteln noch ausführlicher dargestellt. Allgemein gesagt steht dahinter die Idee: Je nach aktuellem Anliegen der Frau ist der *Schwerpunkt* meiner Betreuung unterschiedlich, inhaltlich wie zeitlich. Er liegt mal mehr auf dem körperlichen Bereich, mal mehr auf den seelischen und psychosozialen Umständen. Das Spektrum der frauenärztlichen Praxis ist breit: So kommen zum Beispiel gesunde Schwangere, Frauen mit einer akuten Scheidenentzündung, mit Fragen zur Verhütung, nur zur Vorsorgeuntersuchung oder nach einer Krebserkrankung. Wenn dann, wie nicht selten, bei diesen »körperlichen« Themen zusätzlich seelische Probleme hochkommen, kann ich darauf direkt eingehen. Manchmal kommen aber auch Frauen mit zunächst ganz unklaren Beschwerden. Einige haben immer wieder Schmerzen ohne erkennbare körperliche Ursache, andere haben keinen Spaß mehr am Sex, wieder andere klagen über starke Stimmungsschwankungen im Zyklus bzw. in den Wechseljahren, oder junge Mütter fühlen sich nach einer Geburt grundlos tieftraurig. Das sind Situationen, in denen von Anfang an ein psychosomatisches Verständnis wichtig ist. Typisch ist, dass die Frau eine körperliche Ursache vermutet und deswegen zur Ärztin geht, nicht aber von sich aus eine Psychotherapeutin aufsuchen würde. Gerade weil ich als Ärztin zunächst körperlich untersuche, also erst die Hand anlege und dann ins Gespräch komme über die Be*hand*lung, fällt es leichter, gemeinsam darüber nachzudenken, wo die Ursachen liegen könnten. »Kann das eigentlich auch vom Stress kommen?«, kommt dann nicht selten als Frage. In anderen Fällen geht es nicht um die Ursache, sondern mehr um die Folgen einer Erkrankung, die sich körperlich wie seelisch auswirken können und entsprechend »doppelt« behandlungsbedürftig sind. Das kann für den unerfüllten Kinderwunsch ebenso gelten wie für die Diagnose Krebs, Situationen, in denen immer wieder längere Beratungen erforderlich sind. Der Preis für dieses zeitaufwändige Konzept war, dass nahezu kein Zeit-Raum blieb für Psychotherapie im eigentlichen Sinn, ich entsprechend kaum regelmäßige Sitzungen über einen längere Periode anbieten konnte.

Ich habe den Eindruck, dass mein Konzept für die Patientinnen ebenso aufging, wie es für mich passte. Die Frauen fühlten sich *mit Leib und Seele anerkannt und aufgehoben*. Manchmal reichten eine einfache Erklärung, ein klares Behandlungskonzept oder eine kurze Beratung, damit die Frau zufrieden die Praxis verließ. In anderen Fällen waren wiederholt mehrere intensive Gespräche notwendig, auch im Sinn einer Krisenintervention. Manchmal habe ich einer Frau einige »probatorische Sitzungen« angeboten, um in diesen Gesprächen herauszufinden: Ist eine längerfristige Psychotherapie angezeigt, eine Sexualtherapie, eine ambulante psychiatrisch-medikamentöse Behandlung oder eine stationäre Behandlung? Wer ist zuständig, wo ist *diese* Frau am besten aufgehoben, wie kann ich ihr auf dem Weg dahin helfen? Es war für mich sehr wichtig, mich auf dem körperlichen wie auf dem seelischen Terrain sicher zu fühlen, und es hat Freude gemacht, das Wissen aus beiden Gebieten kombiniert anwenden zu können. Die Tätigkeit als Vermittlerin im Feld der gynäkologischen Psychosomatik und zusätzlich als Lotsin bei psychotherapeutischem oder psychiatrischem Bedarf hat meinen Sprechstundenalltag über die Jahre bestimmt.

2. *Alltag in der Praxis*

»Was mach' ich eigentlich Tag für Tag?«

Sprechstundenalltag: Protokoll und Analyse

Protokoll einer Sprechstunde

Montagmorgen, viertel vor acht, ich betrete meine Praxis. Die beiden Mitarbeiterinnen sind schon da, überall Licht, der PC hochgefahren, noch ist alles leer. Was erwartet mich heute? Ein Blick auf den Terminplan, der ausgedruckt auf meinem Schreibtisch liegt, zeigt: ein Routinetag. Einige Frauen sind zur Krebsvorsorge eingetragen, andere zur Pillenkontrolle, dazwischen drei Schwangere, eine neue Patientin, drei Nachsorgeuntersuchungen nach Brustkrebs. Zwei Lücken sind noch offen, für akute dringende Probleme. Um 12 Uhr 30 ist die letzte Frau einbestellt, um 13 Uhr sollte ich also fertig sein. Wenn alles ganz nach Plan läuft, was bei uns eigentlich gut klappt, seit wir einen so ausgeklügelten Terminplan haben. Allerdings hat meine benachbarte Kollegin Urlaub, das kann zusätzliche Frauen in die Praxis bringen und den Plan verändern.

8 Uhr; es geht los.

Schon die erste Patientin beschäftigt mich mehr als geplant. Es ist Frau A., 23 Jahre alt, eine schmale, blasse, stille Frau. Sie bekommt das dritte Kind, Geburtstermin ist in fünf Wochen. Beim ersten Kind hat sie erst wenige Wochen vor der Geburt bemerkt, dass sie schwanger ist, beim zweiten etwas früher. Beide Male wurde sie in einer anderen Praxis betreut. Jetzt kam sie im vierten Monat der Schwangerschaft; ich kenne sie also noch nicht lange. Warum sie die Praxis gewechselt hat, weiß ich nicht. Sie ist verheiratet, ihr Mann, 24 Jahre alt, begleitet sie fast immer; er ist arbeitslos. Auch die beiden kleinen Kinder sind meist dabei, das Sprechzimmer ist voll und unruhig. Zu Beginn der Betreuung unterstellte ich, dass sie Unterstützung brauche, so jung mit zwei Kleinkindern und einer erneuten Schwangerschaft, und erwähnte das Angebot der »Frühen Hilfen«. Sie lehnt fast entrüstet ab, das habe sie nicht nötig, sie habe viel Unterstützung, die Schwiegereltern wohnen im selben Haus. Außerdem: »Das Kind ist gewollt!« Sie kommt häufig, auch ohne Termin, klagt immer wieder über »starken Druck nach unten«. Das ist ein Warnzeichen für eine drohende Frühgeburt. Der Kopf des Babys sitzt tatsächlich schon seit Wochen sehr tief, der Bauch ist öfter hart, aber der Gebärmutterhals wirkt bei der Untersuchung lang und fest. Deshalb mache ich mir keine Sorgen, dass das Kind zu früh kommen könnte und teile ihr das auch mit. Ich frage heute erneut nach Belastung bzw. nach den Möglichkeiten der Entlastung. Kopfschütteln, es klappe alles gut, Probleme gebe es nicht. Auffällig ist für mich, dass sie fast an jedem Wochenende als »Notfall« wegen unklarer Schmerzen ins Krankenhaus geht. Jedes Mal wird sie untersucht, aber gefunden wird nie etwas Rechtes, sie geht immer wieder nach Hause. Was ist mir ihr wohl los? Sie ist verschlossen, ein richtiges Gespräch ist nicht möglich. Ob sie noch mehr Kinder will?

»Nur, wenn ich wüsste, es wäre endlich ein Junge.«

Sie bekommt das dritte Mädchen. Besteht da ein Zusammenhang zu ihren vielen Klagen und Beschwerden? Froh wirkt sie jedenfalls nie, eher in ihr Schicksal ergeben.

Während ich Familie A. aus dem Untersuchungszimmer verabschiede, hat meine Mitarbeiterin schon Frau B. nebenan ins Sprechzimmer gesetzt. Sie ist schlank, graumelierte Haare, 54 Jahre alt, bei ihr wurde vor eineinhalb Jahren die Diagnose Brustkrebs gestellt. Das hat sie, eine erfolgreiche Steuerberaterin, völlig aus dem Konzept gebracht. Der Tumor war aggressiv, die nach der Operation notwendige starke Chemotherapie hat sie extrem schlecht vertragen, immer wieder traten massive Beschwerden auf, die sie stark beunruhigten und sogar zwei Mal in die Notaufnahme führten. Sie hat sich intensiv über ihren Krebs belesen und weiß, dass die Rückfallgefahr groß ist. Jetzt hat sie ihr Leben völlig geändert, den Beruf an den Nagel gehängt: »Dolcefarniente ist jetzt meine Devise.« Sie hat, wie sie selbst spöttisch-lächelnd sagt, »bei jedem Zipperlein« Angst, dass es ein Signal für eine Metastase sein könnte. Ihr vieles Wissen bereitet ihr schlaflose Nächte. Von mir erwartet sie, dass ich ihr Sicherheit gebe und ihre Schmerzen erkläre, die immer wieder auftauchen – abwechselnd in Schulter, Knie und Hüfte – und dann wieder verschwinden. Außerdem soll ich entscheiden, ob weitere Untersuchungen erforderlich oder überflüssig sind. Ein permanenter Drahtseilakt! Kein Röntgen heißt: »Die Ärztin meint, es ist nichts Schlimmes.« Es beinhaltet aber zugleich die Gefahr, eine beginnende Metastasierung zu übersehen und später von der Patientin berechtigte Vorwürfe zu bekommen. Den Dingen weiter nachzugehen hieße, sie von einer Untersuchung zur nächsten zu schicken, mit eventuell immer nur kurzer Beruhigung. Ich spüre die hohe Verantwortung. Heute schmerzt die Hüfte wieder stärker, allerdings war sie wandern, den Schmerz kennt sie von früher. Ich taste alles ab, finde nichts Verdächtiges. Die letzte Röntgenaufnahme liegt vier Monate zurück. Wir einigen uns darauf, dass sie zunächst abwartet. Und sich meldet, wenn die Schmerzen nicht von allein nachlassen, oder wenn ihre Sorgen zunehmen.

Dann kommt Frau C., eine dickliche Frau Ende 60, ehemals Verkäuferin. Sie hatte vor drei Jahren Brustkrebs, es geht ihr gut. Bislang hat sie alles gut gemeistert, auch wenn das viele Alleinsein sie belastet; sie ist seit vielen Jahren verwitwet. Allerdings hat sie schon wieder eine schmerzhafte Rötung in der bestrahlten Brust bemerkt. Ist das wirklich eine späte Strahlenfolge, wie vor drei Monaten von der Klinik diagnostiziert? Oder doch ein Hinweis auf erneute Krebszellen? Ich mache mir Sorgen. Der Befund ist in meinen Augen etwas suspekt, kann aber auch völlig harmlos sein. Soll ich sie heute noch einmal in die Brustsprechstunde schicken, zur Sicherheit? Am Mittwoch will sie zu ihrer Schwester fahren, darauf freut sie sich: »Nicht schon wieder in die Klinik, ich muss noch so viel erledigen!« Ich entscheide mich mit ihr fürs Abwarten, aber sie soll zur Vorsicht schon in zwei Wochen wieder kommen.

Erst drei Frauen, aber schon habe ich den Zeitplan gesprengt; und habe Probleme im Hinterkopf, die mich unterschwellig weiter beschäftigen.

Es geht weiter. Endlich etwas Einfaches: Ein junges Mädchen kommt zur zweiten HPV-Impfung (s. Kap. Mädchensprechstunde S. 148); die erste hat sie gut vertragen, Fragen gibt es keine. Sie hat ein bisschen Angst vor dem Einstich, da reichen ein paar Worte, ein beruhigendes Lächeln, eine routinierte Spritze, und fertig.

Ein Notfall wird eingeschoben. Frau D., Mitte 40, kommt wegen Unterleibsbeschwerden. Sie war lange Patientin in meiner Praxis, hat aber vor zwei Jahren gewechselt in die Praxis der Kollegin, die ich heute vertrete. Ich untersuche sie gründlich; der Bauch ist weich, beim Abtasten tut ihr nichts weh, Ultraschall unauffällig. Ich finde keine organische Erklärung auf dem gynäkologischen Gebiet, sie wirkt insgesamt nicht krank. »Dann ist es ja gut – ich war nur unsicher, wir fliegen morgen nach Kreta« – und weg ist sie. Warum sie wohl damals die Praxis gewechselt hat? Ich frage sie nicht, obwohl es mich reizt.

Frau E. ist die Nächste, resolut, Anfang 50; sie war schon öfter da wegen einer Scheideninfektion. Jetzt brennt es wieder massiv, vor allem nach dem Verkehr. »Dagegen muss es doch etwas geben!« Bei der Untersuchung finde ich eine starke Pilzentzündung. Ich schlage ihr vor, nach der erneut erforderlichen Pilzbehandlung eine spezielle Vaseline-Gleitcreme anzuwenden vor dem Verkehr, damit die Scheide etwas geschützt und weniger empfindlich ist. Sie lehnt ab, nachdem ich ihr ein Muster gezeigt habe: »Da ist ja Paraffin drin, das ist ein Motoröl, das kann doch nicht gut sein! Ich kenne mich aus, ich mache gerade eine Aromatherapie-Ausbildung.« Aha?!

Frau F., 65 Jahre alt, vor zehn Jahren Brustkrebs, kommt auf ihren Wunsch noch alle sechs Monate zur Nachsorge und nicht nur einmal im Jahr, wie im Nachsorgeprogramm vorgesehen. Bei ihr ist alles gut gelaufen; bis auf einen gelegentlichen Schmerz im Arm der betroffenen Seite merkt sie nichts mehr. Allerdings sei sie oft einfach sehr niedergeschlagen, diese Phasen dauern länger als früher. Nach der körperlichen Untersuchung reden wir ausführlich über diese »depressiven Wellen«, darüber, wie man sie annehmen kann, auch über die Möglichkeiten einer medikamentösen Behandlung. Das will sie auf keinen Fall: »So schlimm ist es nicht.« Es sei weniger der Krebs, »mehr das Alleinsein, seit mein Mann verstorben ist«. »Was tut Ihnen denn gut?« Da fällt ihr eine Menge ein: im Garten arbeiten, den Enkelkindern vorlesen, eine Freundin anrufen und sich mit ihr verabreden, ein Einkaufsbummel. Ich schlage ihr vor, eine »Freuden-Liste« zu machen und sie zu nutzen, wenn die Traurigkeit kommt. Sie hat gehört, dass ich in absehbarer Zeit mit der Praxis aufhören werde, und sagt zum Abschied: »Sie werden mir fehlen.«

Frau G., Mitte 40, will nur eine Krebsfrüherkennungsuntersuchung, keine Beschwerden. »Aber besser ich komme regelmäßig – man weiß ja nie.« Alles ist in Ordnung; es bleibt Zeit für ein paar Sätze über die Kinder, bei denen ich sie in der Schwangerschaft betreut hatte.

Auch die nächsten Frauen kommen zur Routineuntersuchung. Manche nehmen die Pille. Sie wollen nur eine Bestätigung, dass alles »okay« ist und sie die Pille weiter nehmen können. Aber auch von ihnen sind viele durchaus angespannt: »Hinterher ist man immer erleichtert.« Ich habe die Zeit wieder aufgeholt, eine angemeldete Patientin ist zudem nicht erschienen. Das ist gut, denn viele Frauen im Wartezimmer bedeuten immer auch Druck für mich.

Dann wieder eine ältere Dame: Frau H., zum ersten Mal in der Praxis, zugezogen aus Berlin, lebt jetzt hier bei ihrem Sohn, sehr freundlich und wach, aber: »Das Gehen fällt mir immer schwerer; vor einem Jahr bin ich noch gewandert, jetzt kann ich mich kaum noch selbst versorgen.« Sie ist 83 Jahre alt, hatte vor fünf Jahren Brustkrebs, ein ganz kleiner Tumor ohne Befall der Lymphknoten. Nach der Operation wurde eine Chemotherapie begonnen, die nach drei Zyklen wegen Unverträglichkeit abgebrochen werden musste. Im mitgebrachten Arztbrief des Neurologen lese ich, dass ihre zunehmenden Nervenschmerzen (Polyneuropathie) der Grund für ihr schlechtes Gehen und wohl auf diese Chemotherapie zurückzuführen seien. Machen könne man nichts. Ihr selbst ist es wohl nicht so klar gesagt worden oder sie hat es nicht so verstanden, sie schiebt es auf eine »falsche Cortison-Spritze«. Soll ich ihr das jetzt noch sagen? Was hilft ihr das? Und ich denke weiter: Warum hat man ihr die Chemotherapie überhaupt angetan, trotz gutem Anfangsbefund und in dem hohen Alter? Müsste ich diesen Verlauf nicht rückmelden an die damals behandelnde Klinik? Aber an wen sollte ich mich wenden, wer will das wissen?

Noch eine Frau als Urlaubsvertretung; sie will nur schnell ein Rezept für ihre Hormone, mit 65 Jahren! Ich spreche kurz an, dass Hormone in ihrem Alter auch Risiken darstellen können für die Gesundheit, und dass ich kein »Aut-idem-Kreuz« auf das Rezept setzen werde, wie sie es gerne möchte, damit das Medikament in der Apotheke nicht gegen ein günstigeres ausgetauscht werden kann. Sie schaut mich nur vorwurfsvoll an: »Ich weiß ja, dass Sie gegen Hormone sind.« Damit lässt sie mich unzufrieden zurück: Warum habe ich mir die Mühe eigentlich gemacht? Beides hätte ich mir doch auch sparen können. Andererseits: Ein Rezept zu unterschreiben bedeutet eine ärztliche Verordnung. Ich trage die Verantwortung, für sie, aber auch für die Versichertengelder.

Frau I., Anfang 60, Frührentnerin, klein und übergewichtig, kommt zur ersten postoperativen Nachuntersuchung. Vor vier Monaten wurde überraschend beim Ultraschall ein Gebärmutterkrebs im Anfangsstadium entdeckt und daraufhin die Gebärmutter entfernt. Dann war sie zur Kur. Das hat sie sehr genossen. Sie gilt als geheilt. Manchmal hat sie noch Bauchschmerzen, aber eigentlich geht es ihr gut. Ich finde mit dem Ultraschall wieder etwas »nicht Erwartetes«, eine dunkle runde Stelle, Durchmesser vier Zentimeter.

Sie sieht es auch: »Was ist das?« Ich kann es mir selbst nicht erklären, es wirkt allerdings eher harmlos; vielleicht eine geblähte Darmschlinge oder ein vorübergehender Lymphstau? Obwohl ich nicht genau weiß, was das sein könnte, spiele ich ihr gegenüber auf Sicherheit: »Das kommt wohl noch von der Operation, wahrscheinlich geht es von allein wieder weg«, und bestelle sie in vier Wochen wieder ein. Ich will sie nicht unnötig beunruhigen; nach meinem ärztlichen Ermessen kann sie da nichts »Schlimmes« haben. Oder doch? Daher die schnelle Entscheidung: nur Kontrolle, abwarten, in der Hoffnung, dass meine Einschätzung stimmt.

Noch ein Notfall, wieder eine Frau, die ich nicht kenne. Sie hat angerufen aus Angst vor einer Schwangerschaft, das Kondom sei nachts geplatzt. Natürlich soll sie sofort kommen, meine Mitarbeiterinnen kennen sich aus. Verlegen sitzt Frau K. jetzt am Schreibtisch: eine gepflegte Frau Mitte 20, Bankkauffrau. Ich bespreche mit ihr die Situation, versuche, ihre Scham zu zerstreuen. »Jede Woche sitzt mindestens einmal eine Frau so vor mir, das ist eben so mit der Verhütung, da kann etwas schiefgehen – und Sie als Frau müssen das jetzt ausbaden – eigentlich ungerecht.« Da kann sie lächeln, nimmt ihr Rezept für die Pille danach und geht. Und ich wünsche mir, diese Notfallverhütung sei endlich rezeptfrei, damit Frauen sie sich einfach direkt aus der Apotheke holen können und sich solche Situationen ersparen. (Inzwischen ist das so: Seit März 2015 gibt es die Pille danach ohne Rezept in der Apotheke.)

Frau J. sitzt vor mir, Anfang 50, Altenpflegerin, seit 20 Jahren Patientin in meiner Praxis. Sie kommt regelmäßig. Die Gebärmutter sitzt sehr tief, das ist seit Jahren bekannt. Jetzt nimmt der Druck nach unten doch zu, fast als ob etwas rausfällt. Auch beim Sex hat sie manchmal Probleme. Bei der Untersuchung kann ich den Muttermund schon im Scheideneingang sehen: die Senkung hat deutlich zugenommen. Wir sprechen über eine Operation, die doch allmählich ansteht. Sie hat es lange hinausgezögert, aber jetzt ist sie dazu bereit; alles andere (Beckenbodentraining, Einsatz eines Pessars) hat auf Dauer nicht viel gebracht. Operation bedeutet Entfernung der Gebärmutter und Raffen der Scheidenwände. Ich erkläre es ihr mit einer kleinen Skizze. Wo soll sie es machen lassen? Wie lange wird sie beruflich ausfallen, was für Probleme kann es geben? Wie wird Sex danach sein? Ein komplexes, aber doch »einfaches« Beratungsgespräch, weil die Situation so klar ist. Sie will es sich noch einmal überlegen, außerdem muss der Garten noch versorgt werden, die Enkelkinder wollen kommen, vielleicht im Herbst ... Ich bestätige, dass nichts Schlimmes passieren kann, und dass sie sich für die Entscheidung Zeit nehmen soll.

Frau M. kommt zur Kontrolle der Spirale, die ich ihr vor zwei Wochen gelegt habe. Sie hat keine Beschwerden, die Spirale liegt regelrecht bei der Ultraschalluntersuchung. »Alles perfekt – wir sehen uns in einem Jahr wieder, das reicht.«

Zuletzt noch ein Notfall: Frau X., eine junge Chinesin Mitte 20. Die Unterhaltung läuft etwas mühsam auf Englisch: »I have pain, itching, vaginal fluid« (Schmerz, Juckreiz, Ausfluss). Sie hat einen Bericht dabei von ihrer letzten Untersuchung, vor einem halben Jahr in China. Zwischen chinesische Schriftzeichen sind englische Wörter eingestreut, übersetzt lese ich »Pilz«, »Trichomonaden«. So genau soll ich nicht hinsehen, nicht auf die Worte »Schmerz beim Geschlechtsverkehr« und »Kondome«, das ist ihr alles sehr peinlich. Die Beschwerden seien wieder stärker, sie waren nie völlig weg, ob man da nicht etwas machen könne, etwas Endgültiges? Ungläubig schüttelt sie den Kopf, als ich ihr erkläre, dass Ausfluss und eine Scheideninfektion immer wieder kommen können – so wie eine Erkältung. Sie ist Chemikerin, wirkt sehr angespannt, eine ernste junge Naturwissenschaftlerin mit dem entsprechend distanziert-rationalen Blick auf ihren

Körper. Es ist ihr entsetzlich unangenehm, dass ich sie noch einmal untersuchen möchte und dass sie sich dafür auskleiden soll: »You need really?« (wirklich notwendig?) Nach der Untersuchung, bei der ich eine ausgeprägte Pilzinfektion der Scheide feststelle, ist sie ganz verändert. Das sei ja völlig anders gewesen als in China in der Klinik, der Arzt dort habe kein Wort gesagt und nur stumm einen Abstrich entnommen, es habe sehr weh getan – und heute war es nicht schmerzhaft! Sie lächelt: Alle ihre chinesischen Freundinnen hätten so viel Angst vor dem Frauenarzt, aber sie sei jetzt erleichtert, dass sie sich heute hierhin getraut habe. Ich verstehe ihr anfängliches Zögern jetzt besser, und freue mich, dass ich ganz einfach durch eine zugewandte Untersuchung so viel erreicht habe.

Am Ende waren es 30 Frauen, die ich an diesem Tag gesehen habe, inklusive der Frauen, die nur schnell ein Pillenrezept brauchten. Die letzte ging kurz nach 13 Uhr. In meinen Aufzeichnungen steht: ein normaler, angenehmer Tag.

Charakteristik meiner Arbeit

Was heißt »angenehm«?

Meine Arbeit macht mich zufrieden. Ich bin an diesem Vormittag mit vielen unterschiedlichen Frauen intensiv in Kontakt gekommen, habe viel gehört, erfahren, erklärt und entschieden. Nach den jeweils vier bis fünf Stunden Sprechstunde habe ich das Gefühl, dass ich etwas geleistet habe. Manches Mal bin ich richtig erfüllt. Der Beruf ist meine Berufung.

Woraus besteht meine Arbeit? Abstrakt gesagt: aus Diagnose und Therapie.

Konkret bedeutet das: zuhören, nachfragen, ein Problem verstehen, klären, erklären, Verantwortung übernehmen, Angst aushalten, Weichen stellen, entlasten, stärken, begleiten bei den nächsten Schritten, zu mehr Gesundheit verhelfen, beistehen in der Krankheit, trösten ... immer wieder ist anderes gefragt. Und gerade der übliche Ablauf in der frauenärztlichen Sprechstunde – erst miteinander sprechen und einen Eindruck bekommen, dann körperlich untersuchen, abtasten mit beiden Händen, dann wieder sprechen – demonstriert die unterschiedlichen Kommunikationsebenen der Be*hand*lung. Im Gegenzug zu dem, was ich tue und vermittle, bekomme ich viel zurück an Anerkennung, an Vertrauen, auch an Dank. Natürlich läuft es nicht immer so gut. Neben den positiven Aspekten gibt es auch immer wieder negative Erfahrungen und Gefühle: unrealistische Anspruchshaltungen von Frauen, eigene Unsicherheit, Überforderung, Zeitdruck, Unmut und Ärger. Wenn sich die positiven Gefühle mit den eher negativen die Waage halten, war es ein guter Tag.

Analyse meiner frauenärztlichen Tätigkeit

Aber passt meine lange Ausbildung zu dieser Tätigkeit, stimmt das Gleichgewicht zwischen Lernen und Beruf? Immerhin liegen sechs Jahre Studium hinter mir, dann fünf Jahre Facharztausbildung in der Klinik mit zig Operationen und Entbindungen, begleitet von der psychotherapeutischen Zusatzausbildung. War das notwendig, braucht man das für so eine kleinstädtische »Feld-Wald-Wiesen-Praxis«?

Nach den ersten zehn Jahren der Niederlassung habe ich mir solche Fragen gestellt und genauer wissen wollen, was von meiner Ausbildung tatsächlich in der Praxis gebraucht wird und zum Tragen kommt. Daraus entstand eine kleine Studie. Fünf Wochen lang habe ich eine »Arbeitsplatzbeobachtung« an mir selbst durchgeführt, angeregt und angeleitet von meinem Mann, seines Fachs Soziologe, der viele Geschichten von mir gehört und mir Mut gemacht hatte für diese empirische Untersuchung. Dafür habe ich täglich während der Sprechstunde Protokoll geführt: Warum kommt die Frau? Wie stark wird meine gynäkologische Kompetenz gefordert, wie stark mein psychosomatisches-psychotherapeutisches Wissen? Für die Auswertung habe ich für beide Fachgebiete jeweils vier Kompetenz-Kategorien gebildet, in die ich jede einzelne Begegnung mit den knapp 450 Patientinnen eingeordnet habe:

- *Gynäkologische Routine-Kompetenz:* gesunde Frauen, die »nur zur Kontrolle« kamen, sei es wegen der Pilleneinnahme, zur Krebsvorsorge oder zur Betreuung in der Schwangerschaft. Darunter fielen 40 Prozent der Frauen. In diesen Situationen ist eine permanent wache Präsenz erforderlich, um keinen Hinweis auf eine Gefährdung zu übersehen. Ein Beispiel: Ist der von der Frau geschilderte gelegentliche Kopfschmerz akzeptabel oder ein Grund, die Pille abzusetzen bzw., falls es sich um eine Schwangere handelt, weitere Untersuchungen anzuschließen? Die Frau will sicher sein, dass sie tatsächlich so gesund ist, wie sie sich fühlt, und sie sollte andererseits nicht unnötig verunsichert werden.
- *Allround- Gyn-Kompetenz:* Frauen mit mäßigen Beschwerden oder Problemen, die aufgrund meiner jahrelangen Erfahrung mit relativ wenig Mühe zu klären waren. Typische Beispiele dafür sind eine Scheidenentzündung, Zwischenblutungen, eine vergrößerte Gebärmutter, Blasenschwäche, Auffälligkeiten in der Schwangerschaft oder bei der Krebsnachsorge. Die sehr unterschiedlichen Problemstellungen verlangen ein *besonders breites* frauenärztliches Wissen, daher »Allround«-Kompetenz: Was wirkt am besten bei dieser Scheidenentzündung? Wie viel Diagnostik ist nötig bei

Zwischenblutungen, um einen Krebsverdacht auszuschließen? Welche Alternativen gibt es im Umgang mit einer Gebärmuttervergrößerung? Ist diese Art der Blasenschwäche besser mit Beckenbodengymnastik, mit Tabletten oder mit einer Operation zu behandeln? Welche Impfungen sind in der Schwangerschaft möglich, welche verboten, welche empfehlenswert? Was tun, welche Hormonwerte bestimmen, wenn eine junge Frau nur alle drei Monate ihre Blutung hat? Welcher Hinweis einer Frau, die früher Brustkrebs hatte, ist ein Warnzeichen für eine Metastasierung? Bedeutet es etwas, dass diese Schwangere so viel zugenommen hat? Sollte ich ihr zum Kaiserschnitt raten, weil ihr Kind so groß ist? In diese Kategorie fielen 55 Prozent der Patientinnen; sie machen den Großteil der Arbeit aus.

- *Komplexe gynäkologische Kompetenz:* Frauen mit schwerer und/oder komplizierter Erkrankung. Darunter fielen zum Beispiel die mehrstufige Diagnostik bei lange unerfülltem Kinderwunsch, die Abklärung stärkerer Beschwerden bei der Krebsnachsorge, schwerwiegende Komplikationen in der Schwangerschaft. In diese Kategorie habe ich 19 der 433 Frauen, das heißt nur vier Prozent, eingestuft. Diese seltenen Situationen, die dennoch fast einmal pro Tag vorkommen, verlangen ein noch spezielleres gynäkologisches Wissen, basierend auf dem aktuellen Stand der Forschung. »Zusätzlich zur Bedrohung durch die Erkrankung belastet die Angst vor einer Fehlentscheidung« – so habe ich das betont in dem Artikel, den ich als Ergebnis meiner Untersuchung 1998 in der Fachzeitschrift *Frauenarzt* veröffentlich habe. Die Studie wurde damals außerdem mit dem Forschungspreis der DGPFG (Deutsche Gesellschaft für Psychosomatische Geburtshilfe und Frauenheilkunde) ausgezeichnet, was mich als »Praktikerin« besonders stolz gemacht hat.
- *Fachübergreifende Spezialisten-Kompetenz:* schwerkranke Frauen mit hochakuter oder hochkomplexer Erkrankung. Das waren nur vier Frauen während dieser fünf Wochen, darunter eine junge Frau mit frischoperiertem Brustkrebs, bei der die Empfehlung zur Chemotherapie gegensätzlich diskutiert wurde und die zudem eigentlich dringend schwanger werden wollte.

Ähnlich wie bei den medizinischen Fragen habe ich für die psychische Betreuung vier Kategorien gebildet. Der Maßstab war schwerer zu finden als bei den medizinischen Kategorien. Entschieden habe ich mich für eine sehr subjektive Einordnung, nämlich die gefühlte Intensität meiner Beanspruchung im psychosomatisch/psychotherapeutischen Bereich. Das habe ich jeweils direkt registriert, wenn die Frau den Raum verließ.

- *Psycho-Routine-Kompetenz:* Angekreuzt habe ich das in 45 Prozent der Begegnungen. Dabei ging es »nur« um das Herstellen einer respektvollen Atmosphäre, um Zuhören und Wahrnehmen. Es waren meist gynäkologisch einfache Themen; die Frauen fühlten sich gesund, waren glücklich schwanger oder hatten nur geringe Probleme, sie waren nicht weiter beunruhigt.
- *Psychosomatische/Psychosoziale Grundkompetenz:* Immerhin bei jeder zweiten Frau (50 Prozent) brauchte ich mehr Professionalität in der Zuwendung, mehr Wissen um die Grundlagen von Kommunikation und um das Zusammenspiel von Körper und Seele. Typische Beispiele dafür: Probleme in den Wechseljahren, Einfluss der Pille auf die Sexualität, stärkende Betreuung nach (wiederholter) Fehlgeburt, Auffangen von Ängsten bei der Krebsnachsorge, Unterstützung bei der Entscheidung für oder gegen Pränataldiagnostik (PND).
- *Kompetenz der psychotherapeutischen Zusatzausbildung:* Das wurde aus meiner Sicht zwar nur von 20 Frauen (fünf Prozent) benötigt, das heißt aber fast täglich von einer Patientin. Dazu gehörten eine Frau mit schwerer chronifizierter Magersucht, eine andere mit Wochenbettdepression, eine dritte mit chronischen Unterleibsbeschwerden, hinter denen sich eine Gewalterfahrung verbarg.
- *Psychotherapeutische/Psychiatrische Spezial-Kompetenz:* Noch seltener, bei nur drei Frauen innerhalb dieser fünf Wochen, kamen extreme Krisensituationen vor, die meine Psycho-Kompetenz besonders stark herausforderten. Eine Frau brach bei der Erstdiagnose Brustkrebs in Panik zusammen, eine Schwangere bei der völlig unerwarteten Ultraschalldiagnose einer schweren Fehlbildung des Kinds. Bei einer dritten brach der Kontakt plötzlich während der Untersuchung ab, sie versteinerte, halluzinierte, war nicht mehr erreichbar: Die Untersuchungssituation hatte alte Affekte »getriggert« (zum Vorschein gebracht), die sie verdrängt hatte. In diesen Situationen war es wichtig, auf der Basis von gesichertem Wissen die Überflutung von Angst und Trauer mit der Patientin auszuhalten und die Weichen für die weitere Behandlung richtig zu stellen.

Auch wenn das nur eine begrenzte Fallstudie aus meiner Praxis ist, bestätigen Erfahrungsberichte von KollegInnen dieses Bild: Für die *gynäkologische* Diagnostik und Therapie reicht in der großen Mehrzahl der Begegnungen (80–90 Prozent) eine solide gynäkologische Ausbildung in Kombination mit Erfahrung und ständiger Weiterbildung über die aktuellen Entwicklungen im Fachgebiet. Die Arbeit ist dennoch *medizinisch anspruchsvoll* wegen der erforderlichen breiten Kompetenz auf dem weiten Gebiet der Frauenheilkunde, auch wenn sie aus Sicht der Klinik einfach wirken mag, da weder operatives noch geburtshilfliches Können erforderlich ist. Für die ständig erforderliche Differenzialdiagnostik (Abgrenzen unterschiedlicher Erkrankungen mit ähnlichen Symptomen) müssen die FrauenärztInnen in der Praxis besonders gut gewappnet sein, denn sie stellen die Weichen, wie in den nächsten Kapiteln noch ausführlicher zur Sprache kommt. Dazu gehört auch die Weiterverweisung an SpezialistInnen, denn natürlich kann man nicht alles aktuelle Wissen ständig parat haben. Aber man muss wissen, wer zuständig ist, und man muss gute Verbindungen haben.

Auf der *Kommunikationsebene* sieht die Aufteilung anders aus: Nur für knapp die Hälfte (45 Prozent) genügt das routinierte »gute Zuhören« des Arztes/der Ärztin. Für mindestens jede zweite Patientin ist nach meiner Einschätzung zusätzlich eine *psychosomatische Grundausbildung* erforderlich, um die Frauen angemessen zu begleiten. Dem trägt die Tatsache Rechnung, dass alle angehenden FrauenärztInnen (wie schon erläutert) während ihrer Weiterbildung einen Kurs zur »Psychosomatischen Grundversorgung« belegen müssen. Meine spezielle *psychotherapeutische* Weiterbildung wurde nur selten benötigt, bei schwereren psychischen Krankheitsbildern; gerade für Frauen in diesen Ausnahmesituationen ist es aber wichtig, dass sich jemand im Grenzgebiet zwischen seelischer und körperlicher Erkrankung sicher fühlt (s. vorhergehendes Kapitel.).

Mein persönliches Fazit: Die von mir absolvierte breite Ausbildung – Städtische Klinik/Kreiskrankenhaus/psychotherapeutische Zusatzqualifikation – war eine notwendige und gute Qualifikation für das breite Spektrum der täglichen Anforderungen in der Praxis. Sie hat mir die nötige Sicherheit gegeben. Der Blick auf die Möglichkeiten ebenso wie auf die Grenzen meiner Tätigkeit hat mich zudem vor der eigenen Überforderung geschützt, dem typischen Beginn des »Burn-out«.

»Erst untenrum?«

Die frauenärztliche Untersuchung: Umgang mit dem *Eingriff*

Begrüßung und Gespräch beendet, Übergang vom Sprechzimmer in den Untersuchungsraum. Aus der Umkleidekabine kommt die Frage: »Erst untenrum?« – und wir wissen beide, was gemeint ist: dass jetzt die Untersuchung auf dem Stuhl ansteht und die Frau sich dafür Hose bzw. Strumpfhose und Unterhose ausziehen muss und gleich mit nacktem Unterleib die Schritte zwischen der Kabine und dem Stuhl zurücklegen wird. Sie zeigt sich mir ohne Hülle, ich werde sie ansehen und abtasten. Sie liefert sich meinem kritischen Auge und Urteil aus. Dabei behält sie wenigstens den Oberkörper bedeckt, »obenrum« kommt danach dran.

Die gynäkologische Untersuchung: eine Zumutung

Die weiblichen Geschlechtsorgane liegen tief innen verborgen: Gebärmutter und Eierstöcke sind im Unterleib, dem kleinen Becken, gut geschützt. Da kann ein Kind ungestört entstehen und wachsen. Dieser Vorteil hat aber einen Nachteil: Man kann Veränderungen nicht von außen sehen oder fühlen. Es ist bei Unterleibsschmerzen deshalb oft schwierig zu unterscheiden, woher sie kommen, denn im Becken liegen auch Harnblase und Darmschlingen, große Blutgefäße und Nervenstränge. Nur durch Abtasten von außen lässt sich nicht feststellen, was da weh tut und was man eventuell tun muss. Dass man auch von innen untersuchen kann, weiß und macht man erst seit dem 19. Jahrhundert. Dabei nutzt man als »Eintrittspforte« für das Fühlen die Scheide, die als flacher, schlauchförmiger Hohlraum acht bis zehn Zentimeter weit in den weiblichen Körper hineinführt. Diese zusätzliche Körperöffnung zwischen Blase und Enddarm haben nur Frauen, bei Männern geht es an dieser Stelle »nach außen«: die männlichen Geschlechtsorgane (Penis und Hoden) sind im Gegensatz zu den weiblichen gut sichtbar. Die Scheide ist zum Bauchinnenraum hin durch die Gebärmutter begrenzt; der Muttermund, das heißt der schlanke unterste Teil der birnenförmigen Gebärmutter, ragt in die Scheide hinein. Bei der Geburt öffnen sich Muttermund und Gebärmutterhals, während sich der Gebärmutterkörper rhythmisch zusammenzieht. Durch die weit aufgedehnte Scheide gelangt das Kind hinaus in die Welt.

Bei der gynäkologischen Untersuchung wird die Scheide mithilfe von flachen Untersuchungsinstrumenten, den Spekula, etwas aufgespreizt, um den Muttermund zu sehen und bei Bedarf einen Zellabstrich zu entnehmen. Wenn man im nächsten Untersuchungsschritt den ausgestreckten Zeige- und/oder Mittelfinger in die Scheide hineinführt, kann man den kugeligen Muttermund direkt spüren. (Das kann jede Frau auch selbst ausprobieren, sie muss nur ihre Finger tief in die Scheide einführen; das gelingt am besten in Hockstellung.) Durch gleichzeitiges Auflegen der anderen flachen Hand auf den Bauch lassen sich zwischen den beiden Händen die Größe und Lage von Gebärmutter und Eierstöcken beurteilen, ebenso wie deren Schmerzempfindlichkeit. Für diese typische gynäkologische Untersuchung braucht man einige Erfahrung, das »Fingerspitzengefühl« muss trainiert werden. Was man fühlt, muss dann umgesetzt werden in eine Diagnose: »Alles in Ordnung« oder »Gebärmutter vergrößert« oder »Eierstockentzündung«. Diese Untersuchung ist heute für die meisten Frauen in unserem Land normal, war aber noch vor 200 Jahren sittenwidrig und unvorstellbar. Letzteres ist sie eigentlich noch immer. Das merke ich, wenn junge Mädchen zum ersten Mal den Untersuchungsstuhl sehen. »Da soll ich mich drauflegen, mit nacktem Po, die Beine auseinander – und Sie schieben dann dieses Instrument in mich rein?« – erkenne ich in ihren bangen Augen.

»Das tut doch weh«, sagen sie zögerlich.

Auch wenn es mein Alltag ist, ich täglich mehr als 20 nackte Frauenunterkörper mit weit gespreizten Beinen vor mir sehe, dabei die Lampe auf die Klitoris und die großen Lippen richte, den Scheideneingang auseinanderziehe und in die Scheide fasse – meine Routine ist für jede Frau ein *Eingriff*, für die meisten mit einiger Überwindung verbunden. Es ist eine intime Situation. So nackt zeigt sie sich nur ihrem Partner/ihrer Partnerin. »Die Beine breit machen« – das tut man nur beim Sex, meist im Dunkeln. Etwas anderes kommt dazu: Viele Frauen kennen sich selbst nicht, haben sich »da unten« noch nie angeschaut, das »Untenrum« ist fremd. Das Postulat der Selbstuntersuchung mit Plastik-Spekula, propagiert von der Frauenbewegung in den 1970er Jahren des letzten Jahrhunderts, hat sich nicht breit durchgesetzt. Gefühle von Scham und Unsicherheit sind oft spürbar:

Sieht das auch alles gut und richtig aus? Sauber? Oder eklig? Wie findet mich die Ärztin/der Arzt?

Untersuchung mit Einfühlung

Wie die Situation erleichtern? Das Wichtigste ist meine Haltung: Ich versuche immer wieder, die Sondersituation der Frau zu realisieren und ihr gleichzeitig zu signalisieren, dass es für mich beruflicher Standard ist, losgelöst von Bewertung und Gefühlen. Das bedeutet: sachlich sein, behutsam, sorgfältig, respektvoll, konzentriert, mit Anerkennung gegenüber ihrer stillen Überwindung.

Auch das Instrumentarium ist von Bedeutung. Natürlich sind die stählernen Spekula angewärmt und ich benetze sie vor der Untersuchung mit etwas Wasser, damit es beim Einführen nicht reibt. Die Lage auf dem Stuhl bleibt unangenehm, aber auch da gibt es Verbesserungen. Nach 20 Jahren Praxis habe ich einen Untersuchungsstuhl entdeckt und gekauft, der fast elegant aussieht, aber vor allem komfortabler ist und den Frauen bei der Untersuchung mehr Bewegungsfreiheit gibt. Sie setzen sich einfach drauf, dann fährt der Sitz auf Knopfdruck langsam nach oben und die Rücklehne bewegt sich etwas nach hinten. Am Ende liegen sie relativ bequem halb zurückgelehnt, die Beine im Knie leicht gebeugt und abgestützt auf seitlichen Fußhaltern. So können sie mein Gesicht sehen, wenn ich vor ihnen sitze zwischen ihren Beinen, und sie können vor allem selbst entscheiden, wie weit sie die Knie auseinander nehmen. Das war beim gängigen Vormodell anders: Da mussten sie erst auf ein Podest steigen, sich dann umdrehen, hinsetzen und die Beine in feste Kniehalter legen, die die Spreizung vorgaben und fixierten. Kaum eine Änderung in der Praxis hat so viel Aufmerksamkeit erregt wie diese neue Errungenschaft. »Sie sollen ja einen neuen Untersuchungsstuhl haben, viel bequemer.« Und hinterher: »Das war wirklich viel besser, das ging einfacher für mich.«

Während der Untersuchung informiere ich die Frau immer über jeden Schritt, um sie so in den Ablauf einzubeziehen und um der Situation eine Normalität zu geben, sie weit von aller Peinlichkeit zu entfernen. »Ich ziehe jetzt die äußeren Lippen etwas auseinander – führe das Spekulum ein – der Muttermund sieht gut aus – jetzt entnehme ich den Abstrich, das kann etwas pieken – fertig!« Falls die Frau/das Mädchen noch nie gynäkologisch untersucht wurde, nehme ich mir bewusst noch mehr Zeit und demonstriere manchmal vorab das Aufspreizen der Spekula, damit sie es sich vorstellen kann. Wenn etwas Besonderes zu sehen ist, biete ich der Frau eine Demonstration mithilfe eines Spiegels an.

Dann kommt das Abtasten von innen. Die Situation ist noch intimer, die Assoziation zum Sex noch näher. Wann sonst wird etwas – Finger, Penis, Dildo – in die Scheide eingeführt? Klitoris und Scheide sind empfindlich, sie sind Lustorgane, verknüpft mit Gefühlen, mit sexueller Erregung. Aber jetzt und hier soll die Frau nicht aufgeregt, sondern entspannt sein, sonst kann ich sie nicht gut untersuchen. Nicht umsonst gilt als Standard, dass männliche Frauenärzte immer eine Arzthelferin bei der Untersuchung dabei haben, die diese Mann-Frau-Zweiersituation durch ihre Anwesenheit neutralisieren soll. Wieder hilft informieren: »Sie spüren jetzt, wie ich mit dem Finger an die Gebärmutter komme – jetzt drücke ich die Gebärmutter von unten etwas gegen die Bauchdecke und kann sie so zwischen meinen beiden Händen abtasten, das kann ein bisschen unangenehm sein.« Ich halte Blickkontakt mit der vor mir liegenden Frau; teile ihr mit, wenn ich etwas Unerwartetes ertaste, reagiere auf ihren Gesichtsausdruck und ihre Äußerungen. Über dem Stuhl hängt ein buntes Mobile aus Vögeln, mitgebracht aus Bali. Junge Mädchen können beim »ersten Mal« den Blick daran festmachen und sich so ablenken.

Die Assoziation zum Sex drängt sich noch mehr auf beim vaginalen Ultraschall, bei dem eine gut fingerdicke längliche Sonde in die Scheide eingeführt wird, um mit dem darin integrierten Schallkopf die inneren Organe auf dem Bildschirm darzustellen. Ich erinnere mich noch gut, dass ich bei der Einführung dieser Methode in den 1980er Jahren unsicher war, ob ich das den Frauen zumuten könne. Es kam mir fast wie eine Penetration vor. Inzwischen gehört diese Untersuchung zum Standard, sie verbessert die diagnostische Schärfe und wird oft zusätzlich zur Tastuntersuchung eingesetzt.

Exkurs: die Krebsfrüherkennungsuntersuchung

»So schlimm war es ja gar nicht«, ist das höchste Lob nach Abschluss der Untersuchung. »Wie oft sollte man denn kommen?« Frauen in Deutschland sind daran gewöhnt, sich auch ohne Beschwerden regelmäßig untersuchen lassen. Das hat historische und medizinische Gründe. (Nebenbei: Welcher Mann käme auf die Idee, seine Genitalien jährlich einem Arzt/einer Ärztin zu zeigen?) Weil man manche bösartigen Erkrankungen früh erkennen kann, wurde in den 1970er Jahren die jährliche »Krebsvorsorge« als Kassenleistung eingeführt, inzwischen ist sie fast ein Mantra. Frauen entschuldigen sich, wenn sie erst nach zwei Jahren kommen: »Jetzt schimpfen Sie sicher?!« Dabei wissen sie meist nicht um die beschränkte Aussagekraft der »vorsorglichen« Untersuchung, das heißt bei Frauen ohne Beschwerden. Wirklich gut beurteilen kann man nur Veränderungen an Scheide und Muttermund; da können Krebsvorstufen durch einen Zellabstrich festgestellt und es kann darauf reagiert werden. Aber weder an den Eierstöcken noch am Gebärmutterkörper gibt es ähnlich sichere Warnhinweise. Die Hoffnung, dass man durch eine routinemäßige zusätzliche Ultraschalluntersuchung die Aussagekraft bei der sogenannten Krebsvorsorge entscheidend erhöhen könnte, wurde durch mehrere große Studien entkräftet: Auch wenn in Einzelfällen eine frühe Entdeckung möglich ist, kann man damit weder Eierstocks- noch Gebärmutterkrebs *verlässlich* früher erkennen bzw. *gesichert* bessere Behandlungsergebnisse erzielen Zudem können harmlose Veränderungen zu unnötiger Beunruhigung der betroffenen Frauen und zu weiteren Untersuchungen bzw. sogar zu unnötigen Operationen führen. Entsprechend ist der präventive Ultraschall keine Kassenleistung. Dass sich das manche FrauenärztInnen trotzdem als »Krebsvorsorge Plus« gut bezahlen lassen, sehe ich eher kritisch.

Auch wenn das jährliche Ritual nur eingeschränkt der Krebsfrüherkennung dient, teile ich die Einschätzung der meisten FrauenärztInnen, dass dieses Angebot sinnvoll ist. Nicht selten nutzen Frauen diesen Termin wie eine Eintrittskarte, um nebenbei andere Themen anzuschneiden, die ihnen wichtig sind: Verhütung, Kinderwunsch, Sexualität, Probleme mit dem Zyklus, körperliche Veränderungen, Wechseljahre. Dafür würden sie sich nicht extra einen Termin geben lassen. Sie haben ja keine richtige Krankheit – aber eben Fragen, die sie beschäftigen.

»Obenrum« und fertig

»Untenrum« ist erledigt, und damit der schlimmere Teil. Und dann kommt »Obenrum«: Oberteil und BH ausziehen, damit ich die Brüste anschauen und abtasten kann. Diese Untersuchung ist für die meisten weniger belastend. Allerdings höre ich oft abschätzige Selbsturteile wie: »Die hängen ganz schön« oder »Die sind viel zu groß/zu klein«. Dem versuche ich etwas Positives entgegenzusetzen oder es zu relativieren: »Das ist bei uns Frauen so, wenn man älter wird« oder »Sie haben sicher gut stillen können«. Größer als die Scham ist die Angst, ich könnte etwas finden, einen Knoten, ein Zeichen für Brustkrebs, auch wenn da ebenfalls gilt: Die Effektivität des »Abtastens« ist nicht bewiesen, Krebs im frühen Anfangsstadium lässt sich so nicht feststellen.

Nach der Untersuchung und meiner Bestätigung – »Ich habe nichts Auffälliges gefunden« – kommt das große Aufatmen: »Wieder mal geschafft – TÜV erledigt – wann muss ich wieder kommen?«

»Sicher und gut durch die Schwangerschaft – aber wie?«

Konzept der gemeinsamen Betreuung

Die frühe Schwangerschaft: Freude und Unsicherheit

»Der Test ist positiv – wann kann ich kommen?«

So meldet sich Frau Jung telefonisch in der Praxis, kaum ist die Regelblutung ausgeblieben. Sie hat zwar keine Beschwerden, wirkt aber beunruhigt.

»Ich habe schon drei Tests gemacht, ich kann es kaum glauben: Bin ich wirklich schwanger? Kann man schon etwas sehen?« – so sitzt sie kurz darauf vor mir. Sie ist aufgeregt, für sie ändert sich, gerade beim ersten Kind, die ganze Welt. Zumal sie schon seit einem halben Jahr ungeduldig darauf wartet, wie ich weiß.

Früher waren die Frauen »guter Hoffnung«. Der Ausgang der Schwangerschaft war ungewiss. Heute haben viele den Eindruck, es hänge vor allem von ihnen ab und zusätzlich von der medizinischen Betreuung, ob alles gut geht. Es müsse nur alles richtig gemacht werden, dann erhalten sie ein gutes Ergebnis, ein gesundes Kind. Darauf muss ich mich als begleitende Frauenärztin einstellen. Die Schwangerschaft soll schön und gleichzeitig sicher sein, ein *»Event unter Aufsicht«*. Und was für die Schwangere eine Sensation ist, sie überwältigt – das ist für mich beruflicher Alltag. Es ist manchmal gar nicht so einfach, sich auf diese intensive Situation empathisch-freudig einzulassen, nach vielen Jahren Praxis und hunderten Schwangeren.

»Ich kann mir gut vorstellen, wie aufregend das jetzt alles für Sie ist. Wie fühlen Sie sich, merken Sie Veränderungen? Müde? Spannt die Brust etwas? Und so ein kleines seltsames Ziehen im Bauch?« Frau Jung nickt. »Dann spricht alles dafür, dass Ihre Tests stimmen, dass Sie tatsächlich schwanger sind. Gratulation! Sehen kann man allerdings jetzt, so früh, noch nichts. Deshalb macht heute auch eine Ultraschalluntersuchung keinen Sinn.« Die darauf folgende Enttäuschung kenne ich, auch Frau Jung möchte es gerne »schwarz auf weiß« haben: Sie will ein Bild haben, um sich ein Bild machen zu können. Ein Resultat unserer Gewöhnung an Visualisierung? »Beim nächsten Mal schaue ich, dann kann man wahrscheinlich schon den Herzschlag sehen.«

»Und wie geht es jetzt weiter? Was muss ich tun?«

Mir ist wichtig, schon am Anfang den Druck herauszunehmen und ihr Vertrauen zu geben in sich, ihren Körper und die Entwicklung – gemäß dem Motto unserer Praxis-Schwangerschaftsbroschüre:

Die Schwangerschaft ist eine Zeit voller Veränderungen und Aufregungen, die nicht mit unvernünftiger Vorsicht, aber mit vernünftiger Umsicht gelebt werden sollte.

Entsprechend läuft die erste kurze Beratung: »Am besten Sie machen alles weiter wie bisher, leben weiter wie bisher, essen möglichst gesund, dazu weiter die Folsäure-/Jodtabletten. Rauchen tun Sie ja nicht, keinen Alkohol – auf viel mehr brauchen Sie eigentlich nicht zu achten. Sie arbeiten im Büro? Von der Seite dürfte es keine Probleme geben. Die Müdigkeit kommt daher, dass Ihr Körper sich umstellt und schon jetzt extrem viel leistet, auch wenn man noch nichts sieht. Keine Sorge: Sie spüren die Signale, wenn Sie Ruhe brauchen oder es zu viel wird, auch beim Sport. Wichtig ist, dass Sie darauf hören und dann eben einen Gang runter schalten. Auch das leichte Ziehen im Unterleib ist typisch, es ist ein Zeichen, dass die Gebärmutter sich dehnt. Wenn Ihnen etwas ganz seltsam vorkommt, Sie beunruhigt sind oder Fragen haben, können Sie sich natürlich immer hier melden. Das ist beim ersten Kind ganz normal, dass einem da viel durch den Kopf geht.«

»Stimmt – ich merke schon ganz schön, dass sich da etwas tut. Und ich will ja auch nichts falsch machen. Aufregend! Obwohl – eigentlich hätte es jetzt auch noch ein bisschen dauern können, mein neuer Chef wird nicht begeistert sein. *Muss* ich es gleich sagen?«

»Nein, *Sie* können entscheiden, wann Sie es auf der Arbeit mitteilen. Viele Frauen behalten es erst einmal für sich, dass sie schwanger sind, bis sie sich selbst damit sicherer fühlen. Allerdings spricht nichts dagegen, ihre Freude bald mitzuteilen. Auf der Arbeit gelten zudem dann die Regelungen des Mutterschutzes für Sie, Sie können öfter Ruhepausen einlegen und müssen nichts erfinden, wenn Sie morgens wegen der Übelkeit vielleicht etwas später kommen.«

»Aber sagt man nicht, dass es in den ersten zwölf Wochen noch ganz unsicher ist?«

»Ja, es gibt tatsächlich viele Fehlgeburten am Anfang. Aber selbst wenn das passiert, was ich nicht hoffe, kann es ja hilfreich sein, wenn andere von dem Verlust wissen und Sie dann vielleicht trösten. Oder?«

Ein anderes Thema spreche ich von mir aus an: die typische Ambivalenz (Zwiespältigkeit) zwischen Freude und Sorgen. Ich erlebe es immer wieder, dass eine Frau erst dann merkt, was sich alles für sie ändern wird, wenn der Wunsch nach einem Kind zur Realität wird: » Dass man sich nicht nur freut, sondern auch mal zweifelt, wie man das alles schaffen soll – das geht vielen so, gerade am Anfang der Schwangerschaft, auch wenn man es sich noch so sehr gewünscht hat.« Sie nickt erleichtert. Zum Abschluss gebe ich ihr die gelungene Broschüre *Rundum*[2] der BZgA (Bundeszentrale für gesundheitliche Aufklärung) mit, die pharma-unabhängig fundierte und aktuelle Informationen rund um die Schwangerschaft enthält, und verweise auch auf die entsprechende Homepage, denn ich weiß, wie viele Fragen noch kommen und wie verwirrend und oft widersprüchlich die im Internet gefundenen Informationen sind, ebenso wie die von Familie und Freundinnen.

»Und wann soll ich wiederkommen?«

»Wenn nichts Besonderes passiert, reicht es in etwa drei Wochen. Meine Mitarbeiterin wird Ihnen heute noch ein bisschen mehr zur Ernährung sagen. Beim nächsten Mal kann Ihr Mann gerne mitkommen, zum ersten Ultraschall. Dann gehe ich mit Ihnen den Mutterpass durch und wir haben Zeit für eine ausführlichere Besprechung. Bringen Sie ruhig ihre Fragen mit!«

Ärztliche Mutterschaftsrichtlinien: Ziele und Probleme

Im Gegensatz zur Situation noch vor 50 Jahren, als Schwangere überwiegend von Hebammen betreut wurden, ist heute die frauenärztliche Praxis völlig selbstverständlich die erste Anlaufstelle für eine Schwangere. Und für die meisten bleibt sie die zentrale Betreuungsinstanz während der Schwangerschaft. Ursächlich dafür ist vor allem die in den 1960er Jahren etablierte ärztliche Schwangerenvorsorge als Kassenleistung. Damals wurden der Mutterpass (1961) und die Mutterschaftsrichtlinien (1966) eingeführt, um Standards für die Betreuung festzulegen, verbunden mit der Erwartung, damit die Säuglingssterblichkeit zu verringern. Ich erinnere mich noch gut, dass ich nach der Geburt meines ersten Sohns (1981) einen finanziellen Bonus von 100 D-Mark bekam, weil ich die vorgesehenen zehn Untersuchungstermine im Mutterpass vorweisen konnte. Dieser finanzielle Anreiz ist schon lange nicht mehr nötig, er wurde 1993 abgeschafft. Inzwischen

2 Bundeszentrale für gesundheitliche Aufklärung (BZgA) (Hrsg.). (2016). *Rundum – Schwangerschaft und Geburt.*

kommen die meisten Frauen häufiger als geplant, der blaue Mutterpass wird früh verlangt wie ein Ausweis: Ich bin schwanger!

In den Mutterschaftsrichtlinien[3] ist exakt festgehalten, worüber ÄrztInnen beraten müssen, was wann untersucht wird, wie oft Ultraschall gemacht und wonach jeweils geschaut wird. Es gibt einen Standard und es gibt Zusatzuntersuchungen (zum Beispiel die Wehenschreibung/CTG), die nur bei bestimmten Indikationen (medizinischen Gründen) gemacht bzw. als Kassenleitung abgerechnet werden dürfen. Diese Richtlinie ist ein im Laufe der Jahre immer wieder ergänzter und verbindlicher »Fahrplan durch die Schwangerschaft«. Schwangere haben ein einklagbares Recht auf alles, was darin aufgeführt ist. Erklärtes Ziel ist das Erkennen von potenziellen Risiken: »Durch die ärztliche Betreuung während der Schwangerschaft und nach der Entbindung sollen mögliche Gefahren für Leben und Gesundheit von Mutter oder Kind abgewendet sowie Gesundheitsstörungen rechtzeitig erkannt und der Behandlung zugeführt werden« (Mutterschafts-Richtlinie, Allgemeines, 1.1).

Von kritischen Stimmen wird das deutsche arztzentrierte Konzept als *Medikalisierung* der Schwangerschaft angegriffen. Damit trete in den Hintergrund, dass Schwangerschaft ein natürlicher Vorgang und keine Erkrankung ist. Eine schwangere Frau sei keine *Patientin*, sie brauche nicht von vornherein eine *ärztliche* Versorgung. Durch diesen ärztlichen *Risiko*blick werde manche Schwangere eher verunsichert als gestärkt, sie werde krank gemacht. Hebammen könnten diese Betreuung genauso gut oder sogar besser leisten, ihr Blick auf das *Normale* sei hilfreicher für die Frau und fördere deren eigene Kräfte (Empowerment).

Wie wichtig das Thema Schwangerschaft ist, zeigt sich auch darin, dass die »Gesundheit rund um die Geburt« als einer von bislang zehn Bereichen in den Kreis der »Nationalen Gesundheitsziele« aufgenommen wurde. Was bedeutet das? Die mehr als 140 (!) Akteure des deutschen Gesundheitswesens, die sich im »Kooperationsverbund gesundheitsziele.de« engagieren, einigen sich zunächst jeweils darauf, welches Thema bzw. Ziel vorrangig zu bearbeiten ist, und sie entwickeln dann im Konsens konkrete Empfehlungen »an die Politik und andere Akteure«, auf die man sich berufen kann. Bei der langwierigen Bearbeitung des Themenbereiches Schwangerschaft, in die ich als Vertreterin der DGPFG einge-

3 Richtlinien des Gemeinsamen Bundesausschusses über die ärztliche Betreuung während der Schwangerschaft und nach der Entbindung (»Mutterschafts-Richtlinien«) in der Fassung vom 10. Dezember 1985 (veröffentlicht im *Bundesanzeiger* Nr.60a vom 27. März 1986), zuletzt geändert am 21. April 2016, veröffentlicht im *Bundesanzeiger AT* am 19. Juli 2016 B5, in Kraft getreten am 20. Juli 2016.

bunden war, gab es durchaus kontroverse Diskussionen zur *richtigen* Betreuung in der Schwangerschaft. Als zentrale Aussage wurde letztlich festgehalten: »Die Stärkung des Verständnisses der Schwangerschaft als *natürlicher Prozess* und die Förderung der Gesundheit und des Wohlbefindens von Mutter und Kind sind zentrale Aspekte des Gesundheitsziels.« Die Fachleute – darunter ÄrztInnen, Hebammen, PolitkerInnen, VertreterInnen der Krankenkassen und WissenschaftlerInnen – waren sich darin einig, dass in der Schwangerschaft Weichen gestellt werden und die Entwicklung des Ungeborenen geprägt wird, mit wichtigen Auswirkungen für seine Zukunft. Zwar wird diese Lebensphase von den meisten Frauen »gut bewältigt«, aber es können jederzeit medizinische Probleme auftreten, die die Gesundheit von Mutter und Kind gefährden können. Deshalb brauchen Schwangere eine angemessene professionelle Begleitung und Betreuung.

Die Ergebnisse der Diskussionen wurden im Februar 2017 veröffentlicht.[4] Die ersten beiden Ziele sind für die frauenärztliche Praxis besonders relevant, sie betonen den Blick auf die Unterstützung der natürlichen Prozesse: »Eine gesunde Schwangerschaft« (Ziel 1) bzw. »eine physiologische Geburt« (Ziel 2) werden »ermöglicht und gefördert«. Die Ermächtigung der Frauen steht im Vordergrund und nicht, wie sonst oft üblich, die Definition über Risiko und Krankheitsgefährdung. Auf diese zentralen Grundgedanken haben sich alle Beteiligten aus Politik, Fachverbänden und Krankenkassen geeinigt.

Als nächstes steht die Umsetzung an. Für Interessierte lohnt es sich, die Veröffentlichung zu lesen, sie enthält eine Fülle von Fakten und konkreten Maßnahmenempfehlungen.

Feste Kooperation von Ärztin und Hebamme

Es bleibt die Frage: Wie ist das »Ziel 1« (siehe oben) am besten umzusetzen? Wer ist zuständig für die Betreuung von Schwangeren, ÄrztInnen und/oder Hebammen? Was ist notwendig, genug, zu viel? Diese Überlegungen haben mich über Jahre beschäftigt. Entstanden ist, unterstützt durch Diskussionen mit Kolleginnen aus dem AKF (Arbeitskreis Frauengesundheit in Medizin, Psychotherapie und Gesellschaft – s. Abschlusskapitel S. 190) ein eigenes Betreuungskonzept, das in fester Kooperation mit einer Hebamme in meiner Praxis umgesetzt und im Lauf der Zeit immer konkreter ausgearbeitet wurde. Dieses Angebot an alle Schwan-

4 Nationales Gesundheitsziel. Gesundheit rund um die Geburt. Kooperationsverbund. www.gesundheitsziele.de. www.bundesgesundheitsministerium.de (13.07.2017).

geren, das natürlich alle Inhalte der Mutterschaftsrichtlinien enthält, weist eine wichtige Besonderheit auf: die Empfehlung, für die empfohlenen Untersuchungen *im Wechsel* entweder zu mir, der Frauenärztin, oder zur Hebamme zu gehen. Den Schwangeren stehen so zwei »Vertraute« zur Seite mit unterschiedlicher Ausbildung, unterschiedlichem Blick und unterschiedlicher Berufserfahrung, die eng miteinander kooperieren. Unser jeweils fachspezifisch geprägter *Zugang* zu Schwangerschaft und Geburt schlägt sich im *Umgang* mit den Frauen nieder. Die Hebamme und ich haben die Erfahrung gemacht, dass wir nicht selten Vorkommnisse unterschiedlich bewerten und dass die Frauen uns auch andere Dinge erzählen und andere Fragen stellen. Auch der Kontakt kann unterschiedlich sein: Gelegentlich kommt die eine von uns mit einer Schwangeren nicht so gut zurecht, während die andere sie »eigentlich sympathisch« findet. Unsere Beobachtungen und Eindrücke tauschen wir, wenn die Frau dem zustimmt, regelmäßig aus und besprechen die weitere Betreuung. Bei Auffälligkeiten bzw. in bedrohlichen Situationen zieht mich die Hebamme, Frau Laß, so bald wie möglich zu Rate. Die Arzthelferinnen (= MFA, medizinische Fachangestellte) spielen eine wichtige Rolle in diesem Konzept. Dass auch sie voll dahinter stehen, ist wichtig für die Akzeptanz der anfangs oft skeptischen Patientinnen. Neben der komplizierten Terminkoordination achten die MFA verlässlich darauf, dass alle Laboruntersuchungen zur vorgesehen Zeit erfolgen und alles verlässlich dokumentiert wird. Außerdem übernehmen sie weitgehend die Ernährungsberatung und sind geschult für die vielen kleinen Fragen zu Sport, Sauna und Friseur. Dabei nehmen sie viel wahr und hören manches »nebenbei«, was dann in die Betreuung einfließen kann. Denn die Schwelle für das Ansprechen ist unterschiedlich hoch. Eine ärztliche Kollegin hat das einmal treffend so beschrieben: »Die Arzthelferin ist für die Schwangere wie die gute Nachbarin, die Hebamme ist wie die Schwester, die Ärztin wie die Mutter.«

Diese gemeinsame Begleitung hat sich aus unterschiedlichen Gründen als sehr vorteilshaft erwiesen. Zum einen ist für uns als Betreuende der geschilderte ständige Austausch hilfreich für die Einschätzung von Situationen, zudem ist so für die Schwangeren die Kontinuität der Begleitung gewährleistet, gerade auch in Urlaubszeiten. Dabei prägt eine *gemeinsame* Grundlage jeden Termin und jede Beratung: der psychosomatische Blick in Verbindung mit dem Ziel, jede Frau für ihren eigenen Weg stark zu machen. Wir nehmen uns Zeit und beziehen die Schwangere ein in die jeweils anstehenden Untersuchungen. Dabei gibt es Schwerpunkte, je nach fachlicher Kompetenz: Als Frauenärztin bin ich zuständig für die Ultraschalluntersuchungen, die ausführliche Information und Beratung zur Pränataldiagnostik (s. S. 63), die Interpretation von auffälligen Untersuchungs-

und Laborbefunden bzw. für die Entscheidung über eine eventuell erforderliche weiterführende Diagnostik oder eine medikamentöse Behandlung. Die Hebamme übernimmt eher die Beratung über die vielen »normalen« Veränderungen während der Schwangerschaft, die spezielle Ernährungsberatung (z. B. bei Wassereinlagerung) und die Vorbereitung auf die Geburt inklusive Akupunktur (wenn gewünscht). Da die Hebamme selbst als Geburtshelferin tätig ist, betreut sie manche Schwangere vor, während und nach der Geburt – eine ideale Kombination!

Für die werdende Mutter ist allein schon die Kombination aus Ärztin und Hebamme in der Praxis ein Signal: Schwanger zu sein ist nicht per se ein Risiko, sondern ein Lebensübergang. Die Schwangeren profitieren vom medizinischen Wissen wie von der Hebammenkunst, und das nicht als Entweder-oder, sondern in einer funktionierenden Kooperation. So können gerade Frauen in »Grenzbereichen« gut begleitet werden. Es kommt nicht selten vor, dass es Hinweise auf eine mögliche Komplikation gibt wie zum Beispiel einen mäßigen Blutdruckanstieg, ohne dass schon eine akute Gefahr besteht. Und da wir beide die Schwangere kennen, können wir zusammen einschätzen, ob eine medikamentöse Behandlung oder sogar eine stationäre Einweisung erforderlich ist oder ob andere Maßnahmen (z. B. Arbeitsentlastung, Klären von sozialen Problemen) und aufmerksames Beobachten ausreichen.

Mehr Sicherheit durch Ultraschall?

Frau Jung reagiert etwas verblüfft auf dieses für sie unbekannte Angebot der *gemeinsamen* Betreuung, das ich ihr beim zweiten Termin in den Grundzügen erläutere. »Und nach der Hebamme – komme ich dann noch einmal zu Ihnen, zur *richtigen* Untersuchung?«

»Nein, das ist nicht notwendig. Die Hebamme ist gut ausgebildet für die Begleitung von Schwangeren. Wenn ihr etwas Besonderes auffällt, zieht sie mich natürlich zu Rate. Bei jedem Besuch in der Praxis wird es darum gehen, zu erfahren, wie es Ihnen geht und vor allem, wie das Baby sich entwickelt. Das kann man durch Abhorchen der Herztöne und Abtasten des Bauchs gut beurteilen. Da merkt man, wie das Baby wächst und wie es liegt im Bauch; das können Sie später auch selbst spüren.«

»Und der Ultraschall? Meine Freundin hat ein ganzes Buch mit Bildern!«

Das Übliche: Die meisten Schwangeren hätten am liebsten bei jedem Praxisbesuch eine Ultraschalluntersuchung, bei der sie ihr Kind sehen können. Das ist auch nachvollziehbar, die Bilder des Ungeborenen sind schön und rühren an.

Dieser Wunsch wird aufgegriffen und auch verstärkt durch das Angebot mancher Praxen für eine »Ultraschall-Flatrate«, mit der Schwangere sich vorab eine Ultraschalldarstellung bei jedem Praxisbesuch erkaufen. Ich habe das nie gemacht, aus verschiedenen Gründen. Ultraschall hat eine sehr wichtige Funktion bei Problemen in der Schwangerschaft und ist hilfreich bei der Festlegung des wahrscheinlichen Geburtstermins. Aber das damit verbundene häufige Hinschauen kann Frauen auf die technischen Apparate fixieren und sie vom inneren und äußeren Fühlen ablenken. So habe ich zum Beispiel erlebt, dass eine Schwangere dringend eine Ultraschalluntersuchung wünschte, »um zu sehen, ob es lebt«, obwohl man die kindlichen Bewegungen sogar von außen schon deutlich spüren konnte. Die produzierten Bilder können zudem die Vorstellung vom Kind und die Aufnahme der Beziehung stark beeinflussen, wie die Historikerin Barbara Duden es in ihren Schriften eindringlich dargestellt hat.[5] Außerdem liegt es in der Natur der Untersuchungsmethode, dass die Messungen oft nicht exakt den »Normwerten« entsprechen, auch wenn das Baby völlig in Ordnung ist. Die dann notwendigen Kontrollen und vor allem die Zeit bis dahin können sehr belastend sein.

Ich versuche Frau Jung das zu erklären, ohne sie zu brüskieren: »Ich weiß, dass es ein tolles Gefühl sein kann, das ungeborene Kind zu sehen! Dennoch: Ultraschall ist eine medizinische Untersuchungsmethode, kein Baby-Fernsehen. Nach jetzigem Wissen sind die drei bei uns vorgesehenen Ultraschalluntersuchungen sinnvoll und ausreichend, um die Entwicklung Ihres Babys zu überwachen. Nur diese Untersuchungen gehören deshalb zur normalen Vorsorge und werden von der Krankenkasse übernommen. Ich sage Ihnen gerne vorab, wann der nächste Ultraschall dran ist, damit Ihr Mann mitkommen kann. Falls dann doch etwas Auffälliges entdeckt wird, wird natürlich weiter untersucht, hier oder bei einem Spezialisten. Wenn Sie gerne zwischendurch mal Ihr Kind sehen wollen und ich Zeit habe, kann ich zusätzlich einen Ultraschall machen – den Sie dann allerdings selbst zahlen müssen, weil es keine Kassenleistung ist.«

Betreuung in der Praxis

Der nächste Termin wird bei der Hebamme vereinbart. Die Untersuchung und die ausführliche Beratung gefallen ihr sehr gut, sie will das gerne so weiter ma-

5 Z.B.: Duden, B. (2002). *Die Gene im Kopf – der Fötus im Bauch. Historisches zum Frauenkörper.* Hannover: Offizin-Verlag.

chen. Diese positive Reaktion auf unser Konzept habe ich immer wieder erlebt. Sie hat sich auch in einer Praxisumfrage bestätigt, die ich nach einigen Jahren Erfahrung durchgeführt und unter der Überschrift »Neue Wege beschreiten« im Deutschen Ärzteblatt veröffentlicht habe. Beim zweiten Kind fragen viele Frauen schon: »Ist die Hebamme noch da, kann ich wieder zu ihr gehen?«

Auch im weiteren Verlauf der Schwangerschaft gilt es immer wieder, auf dem schmalen Grat zwischen »schöner und ungestörter Zeit der Hoffnung« und »Verunsicherung durch medizinische Betreuung« zu balancieren. Auch bei Frau Jung, die völlig gesund, ohne familiäre Vorbelastung und mit einer intakten Partnerschaft in eine gewünschte Schwangerschaft geht, alles ideale Voraussetzungen, weiß zu Beginn der Schwangerschaft niemand, ob alles gut laufen wird oder ob doch Probleme auftreten. Und es zeigt sich erst nach und nach, welchen Einfluss ihre Erwartungen, Vorerfahrungen und vielleicht auch Ängste haben werden. Alle im Praxis-Betreuungsteam müssen immer wachsam sein und auf etwaige Signale achten. Dazu gehört die strikte Anweisung für die MFA, dass jede Schwangere, die sich mit Beschwerden meldet, noch am selben Tag einen Termin in der Praxis bekommt. Es wird nie telefonisch »beruhigt«, denn man kann aus der Ferne nie abschätzen, ob zum Beispiel das »Ziehen im Bauch« oder die starken Kopfschmerzen harmlos oder Zeichen einer Komplikation sind.

Bei Frau Jung läuft alles glatt. Sie wird zunehmend sicherer als Schwangere, genießt den dicker werdenden Bauch und das Strampeln darin und nimmt liebevoll Kontakt mit ihrem ungeborenen Baby auf. Ultraschall wird unwichtiger, »ich spüre es ja und sehe es bald«. Kurz vor dem errechneten Geburtstermin kommt das Fax aus der Klinik: »Frau Jung hat gerade ihr Kind bekommen, spontane Geburt, Tobias ist da, 3.550g, 51cm«. Das ist immer eine große Freude und Erleichterung für uns alle, die wir nur zu gut wissen, dass noch bis zuletzt Probleme auftreten können. Es ist das Signal für unsere Praxis-Gratulationskarte an die junge Familie: »Wir freuen uns mit und gratulieren!«

»Wie sage ich es ihr?«

Überbringen einer schlechten Nachricht

Diagnose: verhaltene Fehlgeburt

Frau Meier kommt fröhlich ins Untersuchungszimmer. Die lästige Übelkeit ist endlich weg, die sie seit Beginn der Schwangerschaft geplagt hat: »Ich fühle mich richtig wohl!« Noch während sie das sagt, schießt mir durch den Kopf: Hoffentlich ist das kein schlechtes Zeichen! Denn manchmal hört die Übelkeit plötzlich auf, wenn die Schwangerschaft sich nicht weiter entwickelt. Frau Meier ist in der neunten Woche schwanger. Beim letzten Besuch vor einer Woche sah man zwar schon das Herz pulsieren, aber das Kind war etwas kleiner als für diese Zeit erwartet. Das war schon ein Warnzeichen. Deshalb hatte ich ihr einen kurzfristigen Kontrolltermin mit Ultraschall gegeben, in der Hoffnung, dass sie einfach einen späten Eisprung hatte und wir nur den berechneten Geburtstermin korrigieren müssten. Sie setzt sich auf den Untersuchungsstuhl und freut sich darauf, gleich wieder im Ultraschall ihr Baby zu sehen. Ich führe die Ultraschallsonde in die Scheide ein, schaue, und schaue ... und finde keinen Herzschlag mehr.

Frau Meier fragt ängstlich: »Alles in Ordnung?«, als ich so lange konzentriert auf den Bildschirm blicke.

»Ich kann das Herzchen nicht mehr puckern sehen – etwas stimmt nicht.«

»Aber – beim letzten Mal ...« Sie wird blass und ernst.

Ich bitte sie, sich erst wieder anzukleiden, bevor wir weiter darüber reden. Während sie in der Umkleidekabine verschwindet, sorge ich mich: Wie wird sie es aufnehmen, wie kann ich es gut vermitteln?

Jetzt sitzt sie mir gegenüber, angespannt: »Was bedeutet das?«

»Ich habe keinen Herzschlag mehr sehen können, das Kind ist auch kaum gewachsen im Vergleich zum letzten Mal. Es tut mir sehr leid, aber die Schwangerschaft ist leider nicht mehr in Ordnung; das Kleine lebt nicht mehr.«

Sie sieht mich ungläubig an: »Aber es geht mir doch gut, ich habe keine Schmerzen, keine Blutung – das kann doch nicht sein. Habe ich etwas falsch gemacht? … Und wenn Sie doch noch einmal schauen?«

Die traurige Nachricht dringt nur langsam in sie ein. Es ist unfassbar. Eben noch freudige Erwartung – und jetzt ohne Vorwarnung der Schock: kein Leben mehr in ihr. Dann ein Schluchzen, das den ganzen Körper durchfährt, lautes Weinen.

»Das ist jetzt eine fürchterliche Situation für Sie.« Ich setze mich neben sie, lege ihr vorsichtig die Hand auf die Schulter, streichle ganz sanft den Rücken »Das tut entsetzlich weh, erst die Freude, und jetzt so plötzlich die traurige Mitteilung.« Allmählich wird sie etwa ruhiger, das Schluchzen lässt nach. »Nein, Sie haben nichts falsch gemacht. Das kommt einfach vor, dass eine Schwangerschaft sich nicht weiter entwickelt. Das ist wie eine Art Webfehler. Der Körper entdeckt, dass etwas in der Anlage des Kindes nicht stimmt – und dann wächst es nicht weiter. Das spüren Sie selbst gar nicht. Man nennt es ›verhaltene Fehlgeburt‹. Das gibt es häufig.« Ich frage, ob sie sich zutraut, jetzt nach Hause zu fahren, nach dem Schock. Ob ihr Mann sie abholen kann. Oder ob zumindest jemand da ist, wenn sie nach Hause kommt.

»Ich fahre erst einmal zu meiner Freundin, die wohnt hier in der Nähe, und rufe von dort meinen Mann an. Wie geht es jetzt weiter? Muss ich gleich ins Krankenhaus?«

Ich erkläre ihr, dass kein Grund zur Eile besteht. Dass man jetzt warten kann, bis die »richtige« Fehlgeburt von selbst einsetzt, aber dass man auch durch einen kleinen Eingriff in Narkose, eine Ausschabung, die Schwangerschaft beenden kann.

Frau Meier braucht Zeit, so wie die meisten in dieser Situation. Die erklärenden Sätze gleiten an ihr ab. Wir vereinbaren, dass sie morgen wiederkommt, mit ihrem Mann; dass ich sie dann noch einmal untersuche und wir zusammen planen, wie es weiter geht. Ich bestätige noch einmal, dass jetzt keine Gefahr für sie besteht, sie nicht direkt ins Krankenhaus muss.

»Es kann sein, dass bald eine Blutung einsetzt, und dass Sie Krämpfe bekommen. Wenn die Blutung sehr stark wird und nicht nachlässt nach kurzer Zeit, ist es besser, wenn Sie sich ins Krankenhaus bringen lassen. Das ist ja nicht weit. Aber wenn sich nichts ändert oder auch wenn es nur wenig blutet, können Sie abwarten.«

Prinzipien beim Überbringen der schlechten Nachricht

Es kommt immer wieder vor, dass ich in der Praxis eine schlechte Nachricht überbringen muss, zum Beispiel, wenn der Verdacht auf eine Krebserkrankung besteht oder eine dringliche Operation erforderlich ist. »Breaking bad news«, wie es im Fachjargon bezeichnet wird, ist zu Recht ein eigenes Thema innerhalb der psychosomatischen Grundausbildung. Der Umgang mit der verhaltenen Fehlgeburt ist aus meiner Erfahrung besonders schwierig, denn der innere Sturz der Frau – ohne Vorwarnung, von der Hochstimmung in die Enttäuschung – ist besonders tief. Er nimmt auch mich mit, als Ärztin. Gerade dann ist es besonders wichtig, professionell zu reagieren, also trotz allen Mitgefühls klar die Situation und die Konsequenzen beim Namen zu nennen. Dabei finde ich es besser, das Gespräch nicht während der Ultraschalluntersuchung zu führen, wenn die Frau noch halbnackt vor mir liegt, sondern mit den ausführlichen Erklärungen zu warten, bis sie wieder angezogen mir gegenüber sitzt. So hat sie vorher ein paar Minuten für sich allein und wir können uns auf Augenhöhe unterhalten. Nach der ersten Mitteilung warte ich: kommen Fragen? Äußert sich der Schock in lauter Verzweiflung oder in stillem Rückzug? Da reagiert jede Frau anders. Es ist wichtig, den Kontakt zu halten, die eigene emotionale Betroffenheit durchaus zu zeigen bei gleichzeitiger professioneller Abgrenzung. Neben den Antworten auf die ersten Fragen muss man sich um die Versorgung der Frau in den nächsten Stunden und Tagen kümmern. Sie braucht Zeit! Zeit zum Verarbeiten der Nachricht, zum Nachdenken, zum Planen. Hektisches Reagieren, sie zum Beispiel gleich in die Klinik schicken zur Ausschabung, erschwert den inneren Abschied und die Verarbeitung der Trauer.

Vorgehen bei verhaltener Fehlgeburt

Am nächsten Tag kommt Frau Meier in Begleitung ihres Mannes, beide traurig, aber gefasst. Die erneute Untersuchung macht das Ganze für sie greifbarer. Erneut sieht man, sehen sie beide, dass da tatsächlich kein Herzschlag mehr zu erkennen ist in dem länglichen kleinen weißen Fleck, dem winzigen Embryo. Wieder kommen Fragen nach dem »Warum? Wie weiter?«. Frau Meier kann jetzt besser als gestern begreifen, was eine verhaltene Fehlgeburt bedeutet. Sie will abwarten, bis eine Blutung einsetzt, auch wenn das Tage dauern kann. »Klinik und Narkose und das Alles – das kann ich mir nicht vorstellen. Ich will lieber für mich sein, zu Hause.« Wir vereinbaren, dass sie alle zwei bis drei Tage in die Praxis kommt, einfach um sicher zu sein, dass alles seinen Weg geht. Sie bekommt eine Krankschreibung und genaue Informationen, was sie erwarten kann und wie sie sich verhalten soll, wenn es »losgeht«. Der Mann wird telefonisch erreichbar sein, die Schwester ist informiert, wenn sie tagsüber Hilfe braucht, die Nachbarin weiß Bescheid. Am fünften Tag setzt die Blutung ein, abends.

Am nächsten Morgen berichtet sie: »Die Blutung war plötzlich ziemlich stark, wie Sie gesagt haben, es tat auch richtig weh, aber nach ein paar Minuten haben die Krämpfe und die Blutung nachgelassen. Irgendwie habe ich im Blut eine Art Gewebe gesehen, weißlich – das war wohl das Kleine, oder die Fruchtblase? Das war schon alles ziemlich schlimm, aber auszuhalten. Mein Mann war zum Glück auch da. Ich habe mich dann hingelegt, mit einer Wärmeflasche. Und bin eingeschlafen.«

Bei der Ultraschalluntersuchung zeigt sich, dass die Gebärmutter »leer« ist, der Körper also die ganze Schwangerschaft ausgestoßen hat.

Frau Meier hat es geschafft. Sie hatte in den Tagen des Wartens intensiv Abschied genommen. Ein kleiner Trost, bei aller Trauer, ist für sie die Information im Abschlussgespräch, dass bei einer so frühen Fehlgeburt fast immer eine Chromosomenstörung zugrunde liegt, entstanden in den allerersten Phasen der Entwicklung, und dass das zwar sehr häufig vorkommt, sich aber meist nicht wiederholt.

»Das heißt, das Kind wäre nicht gesund gewesen? Dann ist es vielleicht besser so.« Sie will einige Monate abwarten und dann wieder versuchen schwanger zu werden. Inzwischen hat sie mit ihrer Schwester, einigen Cousinen und Freundinnen über ihre Fehlgeburt gesprochen und verwundert erfahren, wie viele Frauen diese Erfahrung gemacht haben. »Das wusste ich gar nicht. Meine Mutter hatte vor mir sogar zwei Fehlgeburten.« Das Wissen und der tröstende Zuspruch der anderen Frauen machen ihr Mut, dass es beim nächsten Mal klappen wird.

»Was würden Sie mir denn raten?«

Der Januskopf der Pränataldiagnostik

Prinzipien der Pränataldiagnostik

»Und was soll ich jetzt machen? Was würden Sie denn machen an meiner Stelle?«

Ratlos blickt mich Frau Schultz an. Sie ist 28 Jahre alt und im dritten Monat schwanger. Den Mutterpass hat sie schon bekommen, sie hat gerade im Ultraschall den kleinen weißen Punkt gesehen, der einmal ihr Kind werden soll, das Herz hat schon sichtbar pulsiert. Beim letzten Mal hatte ich ihr eine ausführliche Broschüre mitgegeben mit vielen Informationen und sie dabei gebeten, sich schon einmal die Seiten zur Pränataldiagnostik (vorgeburtliche Untersuchungen) anzusehen, möglichst zusammen mit ihrem Mann. Heute soll sie entscheiden, *was* sie machen lassen will an Untersuchungen; bzw. ob sie das überhaupt will. Sie ist gesund, weder in ihrer noch in der Familie ihres Partners gibt es irgendwelche erblichen Belastungen. Es ist ihr erstes Kind, eigentlich will sie sich nur freuen und Pläne schmieden für die Zukunft.

Ich muss sie trotzdem darüber aufklären, dass es auch bei ihr sein kann, dass das Kleine irgendwelche Beeinträchtigungen hat, körperliche oder geistige, und dass man manche schon vor der Geburt erkennen kann. Es gibt dafür Bluttests und Ultraschalluntersuchungen.

»Ach so, der Nackentest!«, fällt sie ein, »den soll ich machen lassen, hat meine Schwester gesagt.«

Bevor ich darauf eingehe, spreche ich bewusst eine allgemeinere Ebene an – *»Was wollen Sie von Ihrem Kind wissen?«* –, denn das Wissen kann unterschiedliche Konsequenzen haben. Zwar erfährt man meistens, dass kein Grund zur Sorge besteht. Wenn es aber im ersten Test einen Verdacht gibt, kann das große Aufregung und weitere Tests zur Folge haben. Zum Beispiel kann eine im Ultraschall sichtbare verbreiterte Nackenfalte ein Hinweis auf eine Trisomie 21 (Down-Syndrom) sein, eine der häufigsten genetischen Veränderungen mit schwerwiegenden Konsequenzen für die geistige und manchmal auch körperliche Entwicklung.

»Mit 28 Jahren ist das bei Ihnen eher unwahrscheinlich, aber nicht ausgeschlossen. Die Wahrscheinlichkeit beträgt weniger als ein Promille, anders ausgedrückt: Weniger als eine von 1.000 Frauen unter 28 Jahren bekommt ein Kind mit Trisomie 21. Können Sie sich vorstellen, *das* zu erfahren und vor der Entscheidung zu stehen, wie es weiter gehen soll? Ändern kann man daran nichts – Sie können sich nur darauf einstellen. Oder, wenn Sie es überhaupt nicht aushalten, die Schwangerschaft abbrechen lassen. Das ist bei uns gesetzlich möglich, aber natürlich nicht so einfach. Die Schwangerschaft ist dann schon weit fortgeschritten, es müsste eine Art Geburt künstlich eingeleitet werden.«

Auf der anderen Seite kann Ultraschall auch ein Segen sein: Wenn man einen Herzfehler feststellt oder einen sogenannten offenen Rücken (mangelhafter Verschluss der Wirbelsäule), hat das Konsequenzen für die Betreuung während der Schwangerschaft und für die Wahl des Geburtsortes, damit das Kind von Anfang an möglichst gut versorgt wird. Das Mehr an Wissen kann werdende Eltern entlasten, es kann in manchen Fällen für den Verlauf der Schwangerschaft sehr wichtig und für das Ungeborene hilfreich sein, aber es kann auch in eine Spirale von Untersuchungen führen, bis hin zur Konfrontation mit sehr belastenden Entscheidungen. Das nenne ich den *Januskopf* der Pränataldiagnostik, die Doppeldeutigkeit: *PND ist weder gut noch schlecht.* Das macht den Umgang damit so schwierig!

Informierte Entscheidung: Herausforderung und Grenzen

»Was machen denn die meisten anderen?«, fragt jetzt Herr Schultz, nachdem ich auf die ersten Fragen seiner Frau eher zurückhaltend reagiert habe, jedenfalls ohne meine eigene Meinung zu äußern. Die Entscheidung für oder gegen PND hat wenig mit einer ärztlichen Empfehlung zu tun. Es ist eine Frage der Moral und der persönlichen Wertvorstellungen. Das muss jede Frau bzw. jedes Paar nach entsprechender Beratung selbst entscheiden; im Fachjargon heißt das »informierte Entscheidung« (informed consent). Laut Richtlinie sind alle FrauenärztInnen verpflichtet, auf die Möglichkeiten der frühen Diagnostik hinzuweisen, ebenso wie auf das *Recht auf Nichtwissen.* Vor die Entscheidung zum Nicht-Wissen-Wollen ist aber die Information darüber gesetzt, *was* jemand nicht wissen will. Das ist kompliziert! Ein Beispiel zur Verdeutlichung: Damit eine Frau entscheiden kann, ob sie eine Auskunft über das Vorliegen einer sogenannten Nackenfalte haben will, muss sie zunächst erfahren, was mit dem Begriff gemeint ist, was diese Feststellung bedeuten kann – von »harmlos« über »Verdacht auf Herzfehler« bis »Verdacht auf Trisomie« – und welche unterschiedlichen Konsequenzen das nach sich zieht. Es reicht nicht zu fragen: »Möchten Sie informiert werden zur Pränataldiagnostik?«

Meiner Erfahrung nach wird die Entscheidung auch durch die Art der ärztlichen Beratung beeinflusst, die wiederum auf deren Einstellung fußt. Die persönliche Haltung lässt sich gerade in solchen existenziellen Bereichen nicht völlig verbergen, selbst wenn man sich eine professionelle, nicht-direktive Gesprächsführung vornimmt. Das mag ein Grund dafür sein, dass es Praxen gibt, in denen nur eine Minderheit der Schwangeren diese Zusatzuntersuchungen machen lässt, und andere, in denen fast 100 Prozent der Frauen zumindest den schon erwähnten Nackentest durchführen lassen. Diese Messung wird meist kombiniert mit zwei Blutwerten aus dem mütterlichen Blut, zusammen benannt als Ersttrimester-Screening (ETS), weil es im ersten Drittel (Trimester) der Schwangerschaft durchgeführt wird. Aus den erhobenen Werten kann in Kombination mit dem mütterlichen Alter das individuelle Risiko für eine Trisomie berechnet werden.

»Ist das denn dann genau, kann man sich darauf verlassen?«, fragt Frau Schultz weiter. »Meine Freundin hat das machen lassen, das kostete zwar fast 150 Euro, aber dann war alles gut und sie war richtig erleichtert. Und bei einer anderen Freundin stimmte erst etwas nicht, sie musste zur Fruchtwasseruntersuchung, dann war das Kind doch gesund. Aber die Wartezeiten waren so schlimm, die würde das nie wieder machen lassen, hat sie gesagt.«

Ich versuche, ihr das Problem der Risikoabschätzung zu erläutern: Beim ETS wird nur die Wahrscheinlichkeit mitgeteilt, mit der ein Kind eine Trisomie hat, aber nicht, *ob* es sie hat oder nicht: »Eine Wahrscheinlichkeit von 1 zu 500 bedeutet, dass unter 500 Ungeborenen mit identischen Werten *ein* Kind eine Trisomie 21 hat – 499 Kinder sind nicht betroffen.« Bei einer hohen Wahrscheinlichkeit wird meist zur weiteren Abklärung eine Fruchtwasserentnahme angeboten, um an den daraus gewonnenen fetalen Zellen die kindlichen Chromosomen zu untersuchen.

»Das mache ich auf keinen Fall – in meinen Bauch lasse ich mich nicht stechen, das soll sehr gefährlich sein.«

Dem kann ich nicht widersprechen: Diese Untersuchung kann tatsächlich zu einer Fehlgeburt führen, wenn auch selten. Das Risiko hängt stark von der Erfahrung ab, es liegt je nach UntersucherIn bei ca. einem halben bis einem Prozent. Das bedeutet: Von 200 Frauen, die zur Abklärung eine FW-Punktion haben machen lassen, verlieren eine bis zwei ihr Kind infolge der Untersuchung.

»Hauptsache es ist gesund!«?

»Es gibt doch auch noch diese neuen Bluttests, die sind zwar sehr teuer, sollen aber ganz genau sein – stimmt das?«, fällt Herrn Schultz ein. Er hat recht. Seit 2012 sind »nicht-invasive Pränatal-Tests« (NIPT) auf dem Markt, eine revolutionäre Änderung: Blutentnahme bei der Mutter statt Stich in die Fruchthöhle! Die Tests beruhen darauf, dass man aus dem mütterlichen Blut Anteile des fetalen Erbgutes herausfiltert und sie analysiert. Das macht es möglich, schon sehr früh, ab der zehnten Schwangerschaftswoche, und sehr sicher zu erkennen, ob eine Trisomie vorliegt. Auch das kindliche Geschlecht kann festgestellt werden, außerdem einige relativ häufig vorkommende Fehlverteilungen der Geschlechtschromosomen (Turner-Syndrom, Klinefelter-Syndrom): Bei den Betroffenen ist zwar die geistige Entwicklung ungestört, aber es gibt gravierende hormonelle Störungen, die unter anderem dazu führen, dass Männer mit Klinefelter-Syndrom keine Kinder zeugen und dass Frauen mit Turner-Syndrom eher klein bleiben und zumeist nicht schwanger werden können. Ob das *schlimm* ist, ob es sinnvoll ist, danach zu suchen, steht auf einem anderen Blatt. Die Kosten für NIPT sind seit der Einführung von fast 1.000 Euro auf inzwischen deutlich weniger als die Hälfte gefallen. Das Ergebnis der Untersuchung liegt nach wenigen Tagen vor. Bislang wird von den meisten Fachleuten empfohlen, den Bluttest nur bei bestimmen Indikationen (medizinischen Gründen) zu machen, zum Beispiel, wenn das ETS auffällig war oder die Schwangere über 35 Jahre alt ist. Wenn das Ergebnis »ohne Verdacht« lautet, kann man sich zu fast 100 Prozent darauf verlassen. Wenn der Test ein auffälliges Ergebnis erbracht hat, sollte zur endgültigen Sicherung noch eine Fruchtwasseruntersuchung mit Chromosomenanalyse zur Bestätigung angeschlossen werden, bevor daraus eventuell Konsequenzen gezogen werden. Der Test ist aber natürlich nicht verboten: Eine Schwangere wie Frau Schulz kann ihn von sich aus auch ohne erhöhtes Risiko, eigentlich ohne »Grund« machen lassen, nur um möglichst viel Sicherheit zu bekommen. Allerdings gibt es gerade bei Schwangeren der sogenannten »Nicht-Risiko-Gruppe« eine nicht geringe Zahl von »falsch-positiven« Ergebnissen: das heißt, die werdenden Eltern werden beunruhigt, obwohl das Kind *keine* Trisomie hat.

Inzwischen sind gut 20 Minuten vergangen; den beiden schwirrt sichtlich der

Kopf aufgrund der vielen Informationen, der Vor- und Nachteile der verschiedenen Untersuchungsmöglichkeiten. Herr Schultz will eine Entscheidung: »Hört sich gut an, dieser neue Bluttest. Ungefährlich und sicher, und das Ergebnis haben wir auch noch früh. *Hauptsache es ist gesund!* Am Geld soll es nicht scheitern«, schlägt er vor.

Aber seiner Frau geht das zu schnell. »Und wenn es dann etwas hat, was dann? Ich freue mich so auf das Baby, und ich habe ein gutes Gefühl ... Ich muss noch einmal überlegen. Das war jetzt alles zu viel. Vielleicht melde ich mich noch einmal.« Nachdenklich verlassen die beiden das Sprechzimmer.

Pränataldiagnostik: ein Thema nicht nur für Schwangere

Das Thema Pränataldiagnostik ist extrem kompliziert, es beinhaltet medizinisches Wissen und moralische Fragen. Die wenigsten Menschen haben sich vor dem Eintreten der Schwangerschaft damit ausführlicher beschäftigt. Entsprechend selten gibt es werdende Eltern, die von Anfang an ihr Recht auf Nichtwissen klar signalisieren: »Das ist unser Kind, egal ob gesund oder krank – wir nehmen es, wie es ist, ein Abbruch käme für uns nie infrage.« Bei ihnen beschränkt sich die Beratung auf die Information über Untersuchungen, die möglicherweise für die Schwangerschaftsbetreuung bzw. die Wahl des Geburtsortes von Bedeutung sind. Die meisten Schwangeren kommen mit der unrealistischen Überzeugung, man könne doch »alles sehen heutzutage«, ohne daran zu denken, dass das mit schmerzlichen Entscheidungen verbunden sein kann. Die geforderte Beratung über die Methoden und die Aussagekraft der einzelnen Methoden inklusive Untersuchungsablauf, Risikowahrscheinlichkeit und mögliche Folgen bis hin zum späten Abbruch der Schwangerschaft ist für viele eine Zu*mut*ung, oft auch eine Überforderung. Die Entscheidung wird noch erschwert durch den Zeitdruck und die Sondersituation der frühen Schwangerschaft, in der sowieso viele andere Fragen auf die Schwangere einstürmen. So kann ich die Fragen nach einer ärztlichen Empfehlung oder nach der Entscheidung »der anderen Frauen« gut nachvollziehen. Auf allen Beteiligten liegt der Druck, dass ein gesundes Kind zur Welt kommen soll. Eine Lösung, Schwangere (und auch die beratenden FrauenärztInnen) direkt von diesem Druck zu entlasten, sehe ich nicht. Der oft geforderte Verweis auf unabhängige Beratungsstellen schon im Vorfeld der Pränataldiagnostik hilft aus meiner Erfahrung nicht weiter: Schwangere nutzen dieses Angebot so gut wie nie, auch wenn es ihnen vielleicht helfen könnte, eine Entscheidung unabhängig von der ärztlichen Beratung zu treffen.

Die Lösungsmöglichkeiten müssten meiner Meinung nach an anderer Stelle ansetzen. Jugendliche sollten schon in der Schulzeit die Chance haben, sich mit der Thematik der PND auseinanderzusetzen, *bevor* es um ihre eigene Schwangerschaft geht. Das Thema müsste in den Medien immer wieder aufgegriffen werden, um die gesellschaftliche Diskussion anzustoßen. Last but not least wünsche ich mir eine »Willkommenskultur« für Kinder mit Beeinträchtigungen und ihre Mütter. Damit niemand mehr hören muss: »Hat man das denn nicht gesehen? So etwas muss es doch heute nicht mehr geben!« (s. nächstes Kapitel). Mein Traum sieht anders aus: Eine Frau, die sich trotz seiner Auffälligkeit bewusst für ein Kind entscheidet oder die es einfach bekommt ohne PND, erhält einen großen bunten Blumenstrauß zur Geburt, real und in übertragenem Sinn. Sie erfährt Anerkennung, das Kind wird wirklich willkommen geheißen, sie und die Familie bekommen alle Unterstützung, die sie brauchen. Damit wird signalisiert: »Gratulation zu Deinem Mut! Dein Kind gehört dazu, es ist etwas Besonderes, wir alle wissen das und helfen.«

Ich bin davon überzeugt, dass Pränataldiagnostik uns *alle* angeht. Was helfen alle guten Angebote der Inklusion, alle schönen Berichte über SchauspielerInnen mit Trisomie, wenn parallel dazu der Druck zur vorgeburtlichen Diagnostik immer größer wird?

»Und was kommt danach?«

Die dunkle Seite der Pränataldiagnostik

Pränataldiagnostik gehört inzwischen fast zum Standard in der Mutterschaftsvorsorge, wie im letzten Kapitel beschrieben. Die meisten Frauen bekommen die beruhigende Auskunft: »Alles in Ordnung, kein Hinweis erkennbar für eine Behinderung.« Sie sind erleichtert und zufrieden, dass sie die Untersuchungen haben machen lassen. Was ist aber, wenn die Gesichter ernst werden, wenn keine Entwarnung kommt? Ich habe in meiner Praxis einige solcher Situationen miterlebt, über die kaum gesprochen wird. Deshalb finden sie hier ihren Platz.

Fehlgeburt nach Fruchtwasserentnahme

Frau Albrecht ist mit 36 Jahren endlich schwanger geworden, nach jahrelangem Warten und Hoffen. Letztlich hat es mithilfe einer künstlichen Befruchtung (IVF) geklappt. Ohne lange zu zögern, hat sie sich für eine Fruchtwasserentnahme in der 16. Woche entschlossen: »Ich bin ja über 35, da wird das doch empfohlen.« Am Tag nach dem Eingriff kommt sie zur Kontrolle in die Praxis. Sie fühlt sich wohl, nur der Bauch tut etwas weh und sie hat etwas stärkeren Ausfluss. Bei der Ultraschalluntersuchung stelle ich fest, dass das Herz des Babys schlägt und es sich auch bewegt, dass aber nur noch relativ wenig Fruchtwasser vorhanden ist. Bei der anschließenden körperlichen Untersuchung zeigt sich eine Ansammlung von wasserklarer Flüssigkeit in der Scheide, die tröpfchenweise aus der Gebärmutter rinnt. Die Diagnose ist eindeutig: Fruchtwasserabgang. Die Gebärmutter ist schon gereizt und zieht sich zusammen, daher kommen die Schmerzen. Es droht eine aufsteigende Infektion mit der Folge einer Fehlgeburt. Frau Albrecht bricht in Tränen aus: »Kann man denn nichts machen?«

»Das ist wirklich schlimm, dass das bei Ihnen passiert ist. Es kommt leider vor, dass der kleine Einstich offen bleibt, nachdem die Nadel aus der Fruchthöhle gezogen wird, und dass dann Fruchtwasser heraus sickert. Es gibt keine Möglichkeit, das zu reparieren. Manchmal schließt es sich wieder von alleine …« Ich verstehe ihre Verzweiflung, kann ihr aber leider nur wenig Hoffnung machen. Zur vorbeugenden intensiven antibiotischen Behandlung weise ich sie ins Krankenhaus ein. Die Behandlung hat keinen Erfolg: Die Kontraktionen werden stärker, die Entzündungswerte im Blut steigen an, der Muttermund öffnet sich, und nach vielen schmerzhaften Stunden kommt es zur Fehlgeburt. Das Kind ist gesund, es hat *keine* Chromosomenstörung, wie sich später herausstellt.

Frau Albrecht macht sich große Vorwürfe, sie fühlt sich schuldig am Tod des ersehnten Kindes. Es ist schwer, diese Trauer mit ihr auszuhalten und sie darin zu stärken, dass sie nichts »falsch« gemacht hat. Alle hatten ihr zum Eingriff geraten, sie wusste vom Risiko der Fehlgeburt, hatte aber darauf gesetzt, dass nichts passieren würde. Muss sie sich dafür verurteilen, dass sie wissen wollte, ob ihr Kind »normal« ist? Auch die Umwelt akzeptiert das, »sie kann ja nichts dafür«. Ein Jahr später wird sie wieder schwanger. Nach langem Überlegen entscheidet sie: »Diesmal mache ich nichts, nur Ultraschall.« Ich kann sie gut verstehen und unterstütze sie in der Entscheidung, gegen ihren Mann. In der Schwangerschaft ist sie verständlicherweise sehr ängstlich und braucht viel absichernde Unterstützung. Nach Wochen im Wechsel von »guter Hoffnung« und »bangem Erwarten« bekommt sie ein kräftiges, gesundes Mädchen. »Ein Wunder«, wie sie glücklich staunt.

Schwangerschaftsabbruch wegen Trisomie 21 (Down-Syndrom)

Bei Frau Christ war es anders. Sie hatte schon drei gesunde Kinder, als sie mit 39 Jahren erneut gewollt schwanger wird. Bisher hatte sie nie Pränataldiagnostik in Anspruch genommen: »So etwas brauche ich nicht.« Jetzt hat ihr Mann sie aber dazu überredet, doch zumindest diesen Nackentest (ETS) machen zu lassen, nur zur Sicherheit. Sie spricht die Untersuchung von sich aus an: »Ich mache es ihm zu Liebe, damit er Ruhe gibt. Aber egal, was rauskommt – wegmachen lasse ich es nicht. Und in den Bauch stechen lasse ich mich auch nicht.« Sie wirkt entschlossen, gut informiert; sie weiß, was sie will. Ich verweise sie an eine darauf spezialisierte Kollegin im Nachbarort, da ich selbst diese Untersuchung nicht mache. Am nächsten Tag ruft Frau Christ mich an: »Im Ultraschall war eine auffällige Stelle am Nacken, die wurde mehrfach ausgemessen! Ich mache mir jetzt doch Sorgen.« Das hört sich nicht gut an, da gebe ich ihr recht – aber zum ETS gehören auch die Blutwerte. Noch kann alles blinder Alarm sein. Aber schon schwindet ihre Zuversicht etwas und auch die Freude. Nach einigen Tagen kommt die Risikoberechnung. Mit einer Wahrscheinlichkeit von eins zu drei liegt eine Trisomie 21 (Down-Syndrom) vor. Aufgelöst sitzt sie vor mir, begleitet von ihrem Mann: »Und jetzt?«

»Noch gibt es ja eine Chance, dass das Baby *keine* Chromosomenveränderung hat, auch wenn die Wahrscheinlichkeit für eine Trisomie sehr groß ist. Können Sie diese Unsicherheit aushalten? Und was ist, wenn …?«

Ihr Mann drängt zur weiteren Untersuchung, »damit wir wissen, was los ist«.

Traurig stimmt sie zu; sie wirkt fast willenlos. Ich erkenne sie kaum wieder, so bedrückt und sprachlos. Die Spezialistin schlägt zur Abklärung eine Chorionzottenbiopsie (Entnahme von Gewebe aus dem Mutterkuchen) vor. Dann hat man das Ergebnis innerhalb von wenigen Tagen. Frau Christ lässt den Eingriff über sich ergehen, sie hat kaum mehr Hoffnung. Tatsächlich bewahrheitet sich der Verdacht: Das Kind hat eine Trisomie 21. Frau Christ kommt zur Beratung zu mir, allein, ernst, in sich gekehrt. Inzwischen ist sie im vierten Monat, sie meint schon Bewegungen zu spüren. In den letzten Nächten hat sie kaum geschlafen.

»Alle reden auf mich ein, dass ich das Kind nicht bekommen kann – mein Mann, meine Mutter, meine beste Freundin. Sie sagen, ich soll doch an die anderen Kinder denken, die brauchen mich doch. Und so ein Kind braucht viel mehr Betreuung. Wir wollten ja eine große Familie, wir haben uns gefreut auf das vierte – aber mit einem behinderten Kind –, das schaffen wir nicht.«

Wo ist ihr Mut geblieben, wo ihre feste Überzeugung, niemals einen Abbruch zu machen? Sie sieht keinen Ausweg, wirkt nicht mehr erreichbar, erstarrt im Schock. Ich denke bei mir, dass gerade bei dieser starken und lebenslustigen Frau, die schon viele Kinder groß gezogen hat, auch ein Kind mit Trisomie einen guten Platz finden könnte.

»Ich verstehe Ihren Schreck und Ihre Ratlosigkeit. Ich kenne eine Familie, in der ein Kind groß wird mit Trisomie. Vielleicht hilft es Ihnen, dort zu sehen, wie das Leben mit einem ›besonderen‹ Kind aussieht? Ich bin mir nicht sicher, ob Sie damit leben können, einen Schwangerschaftsabbruch zu machen, so wie ich Sie kenne.«

Ich biete ihr ein gemeinsames Beratungsgespräch mit ihrem Mann an und die Vermittlung an eine spezielle Beratungsstelle. Alles in der Hoffnung, dass sie aus dem Schock herauskommt und ihre Kräfte wiederentdeckt. Sie wirkt getrieben, nicht fähig, eine eigene Entscheidung zu fällen. »Das hat doch alles keinen Sinn.

Meine Familie ist dagegen. Und soll ich das *allein* durchsetzen, vielleicht noch meine Ehe aufs Spiel setzen? Ich schaffe das nicht. Das Ganze ist wie ein böser Traum.« Sie will, dass der Abbruch möglichst bald gemacht wird, und erwartet von mir nur noch die Unterstützung für einen schnellen Termin. Überlegungen, das Kind doch zu bekommen, kann sie nicht zulassen, das ist deutlich spürbar. Sie hat emotional zugemacht. Ein Anruf in der Uniklinik genügt: Sie bekommt einen Termin zur Beratung, dann ein Gutachten für einen Abbruch aus medizinischer Indikation nach §218a (2):

> »Der mit Einwilligung der Schwangeren von einem Arzt vorgenommene Schwangerschaftsabbruch ist nicht rechtswidrig, wenn der Abbruch der Schwangerschaft unter Berücksichtigung der gegenwärtigen und zukünftigen Lebensverhältnisse der Schwangeren nach ärztlicher Erkenntnis angezeigt ist, um eine Gefahr für das Leben oder die Gefahr einer schwerwiegenden Beeinträchtigung des körperlichen oder seelischen Gesundheitszustandes der Schwangeren abzuwenden, und die Gefahr nicht auf eine andere für sie zumutbare Weise abgewendet werden kann.«

Mit dieser Begründung wurde im Jahr 2013 bei 3.703 Frauen ein Schwangerschaftsabbruch durchgeführt. Bekannt ist, dass mehr als 90 Prozent der werdenden Eltern sich für einen Abbruch entscheiden, wenn ihnen die Diagnose Trisomie 21 mitgeteilt wird.

In der Klinik bekommt Frau Christ eine Infusion mit starken Wehenmitteln, damit sich die Gebärmutter zusammenzieht und der Muttermund sich öffnet. Es dauert zwei lange Tage, bis das Kind tot geboren wird. Bei der Nachuntersuchung wirkt sie gefasst, starr: »Es war richtig so.« Ihren Kindern und den Nachbarn hat sie erzählt, dass das Kind im Bauch gestorben sei. Der kleine Junge hat einen Namen bekommen, er wurde betrauert und beigesetzt. Aber keiner weiß, was *wirklich* geschehen ist, mit keinem kann sie darüber reden. Auch ihr Mann und die Mutter lehnen spätere Gespräche ab: »Es war deine Entscheidung.«

Eine von mir vorgeschlagene Psychotherapie weist sie zurück: »Das hilft jetzt auch nicht mehr; außerdem würde das nur alles wieder aufwühlen, das halte ich nicht aus.«

Ob sie die Untersuchung bedauert, mit der das Drama angefangen hat? Ich traue mich nicht, sie das zu fragen, denke es aber im Stillen. Es war tatsächlich wie ein Automatismus, in den sie hineingesogen wurde, trotz ihres eigentlich klaren Standpunktes.

Drei Jahre später, bei einer Vorsorgeuntersuchung, kommt sie zum ersten Mal wieder auf das Erlebte zurück: »Ich muss Ihnen etwas erzählen.« Sie hat sich im

Bäckerladen mit einer Frau unterhalten, die ein kleines Kind mit Trisomie dabei hatte. »Das war so schwierig für die, das Kind war laut und alle haben komisch geguckt – da war ich froh, dass ich nicht so ein Kind habe.« Sie schaut mich fast triumphierend an. Ich nicke; froh, dass sie anscheinend ihren Frieden gefunden hat, aber auch traurig über die von ihr geschilderte Realität.

Fetozid in der späten Schwangerschaft

Eine dritte Situation steht mir vor Augen, aus der Zeit zu Beginn meiner Praxistätigkeit, Anfang der 1990er Jahre. Damals fiel mir in der 30. Woche bei Frau Jahn auf, dass das Kind relativ klein war. Zur weiteren Abklärung schickte ich sie zu einem Ultraschallspezialisten ins Krankenhaus, der das bestätigte und gleich anschließend »zur Sicherheit« eine Fruchtwasserpunktion durchführte. Das überraschende Ergebnis kam nach wenigen Tagen: Trisomie 21. Damit hatte niemand gerechnet, Frau Jahn war erst 23 Jahre alt. Der Kollege rief mich an: Die Frau sei bei der Nachricht weinend zusammen gebrochen; er sei bereit, trotz der fortgeschrittenen Schwangerschaft einen Abbruch durchzuführen, sie brauche nur noch eine Einweisung von mir. Psychosoziale Beratung, eine Bedenkfrist von einigen Tagen, das gab es damals noch nicht. Juristisch galt noch der »alte« §218 mit der embryopathischen Indikation: die Feststellung einer kindlichen Behinderung genügte als Begründung für einen legalen Abbruch der Schwangerschaft. Am nächsten Tag holte der Ehemann die Einweisung ab; ein Gespräch wünschte er nicht, seine Frau sei gleich in der Klinik geblieben. Die Schwangerschaft wurde mithilfe eines intrauterinen Fetozides beendet. Das bedeutet: Das Ungeborene wird zunächst durch eine Spritze ins Herz getötet, danach die Geburt durch Wehenmittel eingeleitet. So wird verhindert, dass ein lebendes Kind zur Welt kommt, das man dann (aus juristischen Gründen) mit allen Mitteln am Leben halten müsste. Bei der Nachuntersuchung wirkte Frau Jahn verschlossen und verlor kein Wort über den Eingriff. Zwei Jahre später wurde sie wieder schwanger und bekam noch ein Kind, gesund, offiziell ihr erstes. Der frühere Abbruch sollte ein Geheimnis bleiben, außer ihrem Mann wusste niemand in ihrer Umgebung davon.

Ich weiß noch, wie fassungslos ich damals war, denn ich hatte den Anstoß für die Untersuchung gegeben und damit den Stein ins Rollen gebracht. Das löste bei mir Schuldgefühle aus. Als ich das einem Kollegen gegenüber äußerte, reagierte er verständnislos: »Seien Sie doch froh, dass Sie das entdeckt haben! Oder hätten Sie es lieber gehabt, dass das Kind Ihnen im Gericht gegenüber gesessen hätte, wenn die Eltern Sie verklagt hätten, weil Sie die Behinderung nicht erkannt haben?« Das ist der juristische Druck, der mit PND verbunden ist, und der auf uns ÄrztInnen lastet: Wenn eine Schwangere nicht ausreichend informiert wurde und dann ein behindertes Kind bekommt, kann Anklage erhoben werden.

Geburt eines Kindes mit Trisomie 21

Frau Blei fällt mir zum Schluss ein. Ich erinnere mich noch an meinen Riesenschreck, als sie sechs Wochen nach der Geburt vor mir saß zur Nachuntersuchung: Der kleine Sohn im Tragekorb hatte deutlich erkennbar eine Trisomie 21. Ich wusste nichts davon, niemand aus der Geburtsklinik hatte mich informiert. Wie sollte ich reagieren? Würde sie mir Vorwürfe machen? Ich weiß noch, wie ich sofort fieberhaft in der Karteikarte blätterte – dann den Eintrag fand: »Beratung, keine PND gewünscht« –, und mich erst dann ihr zuwenden konnte. Das hat mich selbst beschämt, diese meine ängstliche Reaktion. Frau Blei machte es mir leicht: »Es war schon erst ein Schock! Ich bin aber froh, dass ich es nicht früher wusste. Ich weiß nicht, wie ich mich entschieden hätte. Aber jetzt sind wir alle glücklich, dass er da ist, er gehört zu uns.«

Das ist lange her. Inzwischen ist Robert 14 Jahre alt, ein hübscher großer Junge, wie ich auf der Konfirmationsanzeige kürzlich zufällig in der Zeitung sehen konnte. Als ich seine Mutter spontan anrief und gratulierte, erzählte sie, wie schön und erlebnisreich das Leben mit ihm und durch ihn sei, auch wenn sie sich manchmal richtig durchboxen müssten. Und ich habe mich wieder daran erinnert, was sie mir anfangs erzählte: Wie die Leute im Dorf die Straßenseite wechselten, weil sie beim Blick in den Kinderwagen nicht wussten, was sie sagen sollten. Und wie ihre Mutter auf den Enkelsohn angesprochen wurde: »Hat man denn das nicht vorher gesehen? So etwas muss es doch heute nicht mehr geben.« Eine Zeit lang kamen auffallend wenige Patientinnen aus dem Ort in meine Praxis, als ob die Geburt dieses Kindes meinen guten Ruf beschädigt hätte.

Probleme der selbstbestimmten Entscheidung

»Das Thema Pränataldiagnostik wird immer eines der schwersten sein in meinem Beruf«, so hat es eine Kollegin von mir einmal auf den Punkt gebracht. Aus meiner Sicht als Ärztin befinden wir uns in einer geradezu schizophrenen (widersinnigen) bzw. absurden Situation. Auf der einen Seite werden die Möglichkeiten der vorgeburtlichen Diagnostik als Fortschritt begrüßt und den Schwangeren zu Recht als sinnvoll ans Herz gelegt, zum Beispiel bei der Ultraschalldiagnostik auf Herzfehler. Der anderen Seite, den geschilderten möglichen schwerwiegenden Folgen der immer präziseren Diagnostik für die betroffenen Frauen und ihre Familien, wird viel weniger Aufmerksamkeit geschenkt: Darüber wird wenig gesprochen, es wird eher verschwiegen. Immerhin wurde in den letzten Jahren in Deutschland bei bis zu zehn Prozent der Schwangerschaften, das heißt bei ca. 70.000 Frauen, eine Fruchtwasseruntersuchung durchgeführt (Stand: 2011). Das ergibt rechnerisch mindestens 4.000 »unnötige« Fehlgeburten. Wo ist das registriert, wer weiß das? Diese hohe Zahl wird gerne als Argument für die NIPT ins Feld geführt, mit deren Hilfe man viele Fruchtwasserentnahmen einsparen könnte (Erklärung s. vorheriges Kapitel S. 66). So richtig das ist, so wird dabei doch verschwiegen, dass diese einfache und sichere Methode dazu verlocken könnte, ein entsprechendes Screening (systematische Testung) für *alle* Ungeborenen einzuführen, mit der Konsequenz, dass *alle* ungeborenen Kinder mit Trisomie gefunden werden. Und dann? – Gibt es vielleicht in einigen Jahren keine Menschen mehr mit Trisomie?

Ein anderer Aspekt: Ich habe in den fast 40 Jahren meiner beruflichen Tätigkeit nie erlebt, dass eine Frau offen gesagt hat: »Mein Kind hatte eine Trisomie 21, deshalb habe ich es nicht bekommen, sondern die Schwangerschaft abbrechen lassen.« Die Frauen tragen ihre Entscheidung *gegen* das Kind und die damit oft verbundenen Schuldgefühle schweren Herzens allein, ein Leben lang. Und *die* Mütter und Familien, die sich bewusst für ihr »besonderes Kind« entscheiden, haben es bei uns nach wie vor schwer, obwohl Deutschland die Behindertenrechtskonvention mit dem Recht auf Inklusion im Jahr 2009 ratifiziert hat. Dabei beinhaltet Inklusion weit mehr als Integration; es bedeutet *»dass jeder Mensch ganz natürlich dazu gehört«*, wie es klar und gut verständlich definiert ist auf der Website der Aktion Mensch e. V. (www.aktion-mensch.de): »Das WIR gewinnt.«

Auf dem Boden dieser Erfahrungen liegt mir das Thema Pränataldiagnostik besonders am Herzen. Als Mutter von zwei Söhnen kann ich den Wunsch nach einem gesunden Kind gut verstehen und weiß mich zu einer ergebnisoffenen Beratung verpflichtet. *Jede Frau/jedes Paar muss selbst entscheiden können!* Allerdings frage ich mich, wie wahrscheinlich für werdende Eltern die Möglichkeit einer wirklich selbstbestimmten Entscheidung ist. Der herrschende gesellschaftliche Druck, ein gesundes Kind zu bekommen, ist groß; er wird durch das oft unkritische Angebot der Pränataldiagnostik noch verstärkt. Mir ist es sehr wichtig, die Schwangeren auf die Möglichkeit des *Entscheidungs-Dilemmas* frühzeitig aufmerksam zu machen, wie im vorherigen Kapitel ausführlich beschrieben wurde. Und einer Frau den Rücken zu stärken, wenn sie auf PND verzichten will. Ich bewundere die Paare, die ohne jede Einschränkung *Ja* zu ihrem Kind sagen.

»Hält der Muttermund bis zum Termin?«

Verantwortung aushalten bei drohender Fehlgeburt

Frau Lach ist schwanger mit dem ersten Kind. Eine hübsche, schlanke Frau Ende 20, immer mit einem sympathischen Lächeln auf den Lippen, voller Vorfreude und Energie, dabei sehr gelassen. Ihre Arbeit in einem Immobilienbüro möchte sie möglichst lange weitermachen. Ihr Chef schätzt sie, sie ist zuständig für wichtige Projekte, es macht ihr Spaß. Gelegentlich zieht es im Bauch, er wird auch mal hart: »Aber das ist sicher normal, schließlich wächst der Purzel und braucht Platz«. Als sie das zum ersten Mal eher beiläufig erwähnt, ist sie gerade in der 24. Woche schwanger. Bisher lief alles glatt. Ich fühle den Bauch ab, er wirkt deutlich angespannt. Fragend schaut sie mich an: »Macht das was?« Ich schließe eine vaginale (von der Scheide her) Untersuchung an, um zu beurteilen, ob das »Ziehen« sich auf den Verschluss der Gebärmutter ausgewirkt hat und ob es Hinweise für eine Scheideninfektion gibt. Der Scheiden-Säurewert ist gut ausbalanciert, unter dem Mikroskop sind keine Entzündungszeichen zu erkennen. Der Muttermund ist zwar fest geschlossen, fühlt sich aber etwas weich, verkürzt und deutlich belastet an: Das kindliche Köpfchen drückt nach unten. Eine zusätzliche Messung der Länge des Gebärmutterhalses mithilfe von Ultraschall ergibt: Er ist tatsächlich nur noch knapp zwei Zentimeter lang, mithin auf die Hälfte verkürzt. Das »Ziehen« waren demnach vorzeitige Kontraktionen (leichte Wehen), die sich schon merklich auf den Verschluss der Gebärmutter ausgewirkt haben. Diagnose: drohende Frühgeburt!

Frühgeburt: Ursachen und Folgen

Dazu muss man wissen: Eine Frühgeburt – definiert als eine Geburt früher als drei Wochen vor dem errechneten Geburtstermin – bedeutet einen erschwerten

Start ins Leben. In Deutschland kommen acht bis neun Prozent der Kinder vorzeitig zur Welt, das sind ungefähr 60.000 Frühgeburten pro Jahr. Trotz vieler Bemühungen gelang es bislang nicht, diese erschreckend große Zahl wesentlich zu reduzieren. Das wäre jedoch wichtig, denn zu früh geborene Kinder sind noch nicht »reif« für diese Welt, ihre Organe funktionieren noch nicht verlässlich. Das gilt vor allem für die Atmung, aber auch für das Schlucken, die Verdauung, den Wärmehaushalt und den gesamten Stoffwechsel. Die »Frühchen« sind anfälliger für Infektionen, ihre gesamte Entwicklung ist gefährdet, die körperliche ebenso wie die geistige und die emotionale. Je früher das Baby die schützende Gebärmutter verlässt, desto schlechter ist es für die Welt außerhalb von ihr ausgerüstet. Auch wenn dank der Fortschritte der Neonatalmedizin (Versorgung von Neugeborenen) die meisten Kinder überleben, tragen viele von ihnen lebenslang belastende Dauerschäden davon. Deshalb sollte eine Frühgeburt auf jeden Fall verhindert werden. Das Problem ist: Trotz vieler Forschung weiß man bis heute immer noch wenig Eindeutiges darüber, *warum* eine Geburt vor der Zeit beginnt. Einige Faktoren sind bekannt: Häufig lösen (unbemerkte) Scheideninfektionen, die nach oben wandern und die Eihäute befallen können, vorzeitige Wehen oder einen Blasensprung aus. Weitere bekannte Risikofaktoren sind eine vorhergehende Operation am Muttermund, eine Zwillingsschwangerschaft oder auch allgemeiner »Stress«. Im Einzelfall lässt sich oft nicht *der* eine Grund finden. Das bedeutet aber auch, dass es keine eindeutige erfolgversprechende Behandlung gibt. Früher, vor 20 bis 30 Jahren, hat man Schwangere mit drohender Frühgeburt oft über Wochen und Monate im Krankenhaus ans Bett gefesselt, versehen mit einer Dauerinfusion mit wehenhemmenden Medikamenten. Dreimal täglich wurde die Wehentätigkeit aufgezeichnet mit dem CTG (Wehenschreiber) und jeweils die Infusion einreguliert – insgesamt eine Riesenstrapaze für die werdende Mutter, wie ich aus meiner Klinikzeit noch gut erinnere. Inzwischen ist diese Behandlung verlassen worden, weil ihre Wirksamkeit nicht bewiesen werden konnte und weil die Medikamente zudem mit deutlichen gesundheitlichen Risiken für die Frau und vor allem das Ungeborene verbunden sind. Ein anderer Behandlungsansatz ist der mechanische Verschluss des Gebärmutterhalses mit einem Band (Cerclage). Das wird heute nur noch in Ausnahmefällen gemacht, weil auch da die Risiken den Nutzen in vielen Fällen übersteigen. Heute üblich ist die Antibiotikatherapie, die aber nur Sinn macht, falls eine Infektion in der Scheide nachweisbar ist. Wehenhemmende Medikamente werden nur noch kurzfristig intravenös (durch die Vene) eingesetzt, um damit akut bedrohliche Wehen zu blocken und in den so gewonnenen Tagen durch Cortisonspritzen eine sogenannte Lungenreifung beim Ungeborenen zu erreichen. Andere als effektiv bewiesene Behandlungsansätze gibt es nicht. Aber es gibt gute Hinweise dafür, dass die emotionale Situation wichtig ist: Innere Ruhe, Sicherheit und Geborgenheit können das Druckgefühl im Bauch der Schwangeren reduzieren und damit den Muttermund entlasten. Das ließ sich zwar in Studien (noch) nicht eindeutig belegen – wohl, weil es so viele uns unbekannte Gründe für Frühgeburtlichkeit gibt –, entspricht aber der Erfahrung vieler Fachleute, die Schwangerschaften begleiten. Was wirklich wirksam ist, wie lange ein belasteter Muttermund trotzdem »hält«, das weiß man oft erst hinterher. Nicht selten kommt das Kind, um das man sich Sorgen gemacht hat, sogar erst *nach* dem errechneten Geburtstermin zur Welt.

Sorge und Verantwortung

Viele dieser Gedanken schießen mir durch den Kopf, während ich Frau Lach untersuche. Wenn auch die Situation aktuell nicht bedrohlich wirkt, muss auf jeden Fall verhindert werden, dass der Gebärmutterhals noch mehr belastet wird und sich vorzeitig öffnet. Ich versuche, ihr die Situation zu erklären, ohne sie zu erschrecken. Das ist eine Gratwanderung: gleichzeitig zu betonen, dass eine Gefährdung besteht – und Mut zu machen, dass das zu meistern ist.

Das einfachste wäre für mich, Frau Lach stationär einzuweisen: Dann bin ich die Verantwortung los und sie ist unter ständiger Betreuung.

»Und was machen die da?« Ich muss zugeben, dass außer weiteren Untersuchungen (u. a. Scheidenabstrich auf Keime), je nach Situation einer Behandlung mit Antibiotika und natürlich der ständigen Überwachung nichts gemacht werden wird. Wenn sich die Situation zuspitzt, wird eine Lungenreifung durchgeführt, damit das Baby weniger Probleme mit der Atmung hat. Und dass sie dort viel Ruhe haben und sich eventuell einfach sicherer fühlen wird. Frau Lach schüttelt energisch den Kopf: »Krankenhaus – da werde ich erst richtig krank. Und wenn die dauernd nachschauen, dann macht mir das erst richtig Stress! Kann ich nicht auch zu Hause bleiben? Da habe ich genauso viel Ruhe, meine Mutter und mein Mann versorgen mich. Können *Sie* nicht auch die Abstriche machen und die Spritzen geben, wenn nötig, und mich weiter betreuen?«

Ich überlege, ob ich die Verantwortung übernehmen kann.

»Wenn *Sie* meinen, ich muss auf jeden Fall ins Krankenhaus, mache ich das natürlich. Ich will ja das Beste für mein Kind.« Ich wäge mit ihr ab, wir suchen gemeinsam nach einer guten Lösung.

Die Situation im Krankenhaus kenne ich; ich weiß, dass manche Frauen schon beim Anblick des Wehenschreibers einen harten Bauch bekommen. Und nach meiner Einschätzung besteht keine akute Gefahr, dass das Baby tatsächlich innerhalb der nächsten Tage kommt, dafür wirkt der Muttermund zu fest. Aber diese Beurteilung ist subjektiv, für solche Situationen gibt es keine objektiven Kriterien. Frau Lach bleibt bei der Erörterung relativ gelassen, so wie ich sie kenne. Sie hat registriert, dass die Kontraktionen besonders spürbar waren, wenn sie beruflich unter Druck stand: »Es war viel los in letzter Zeit! Zu Hause auf dem Sofa wurde es immer schnell besser.«

Wir haben beide den Eindruck, dass es zu wagen ist: Sie bleibt ab sofort zu Hause, aktiviert ihre Familie für die Betreuung und meldet sich sofort, wenn die Kontraktionen stärker werden. Ich überprüfe den Muttermund in zwei Tagen; bis dann sollten auch die Ergebnisse der Abstriche aus der Scheide vorliegen. »Und lieber erst einmal keinen Sex – das könnte die Wehentätigkeit anregen«, gebe ich ihr noch mit. Sie nickt grinsend.

Für mich als Ärztin sind die Entscheidung und besonders die nächsten Tage aufregend, denn natürlich basiert der gemeinsame Beschluss auf *meiner* medizinischen Einschätzung, und ich trage letztlich die Verantwortung. Das belastet, und mir schießen kurz immer wieder sorgenvolle Gedanken durch den Kopf. Zusätzlich zur medizinischen Beurteilung hilft mir in solchen Situationen mein psychosomatischer Blick. Frau Lach kenne ich lange, ihre Verlässlichkeit und Belastbarkeit, aber auch ihre Art der Selbstüberforderung. Ich bin mir sicher, dass sie tatsächlich schnell von Büro auf Sofa umschalten wird, weiß um ein funktionierendes soziales Netz und rechne damit, dass die Entlastung ihre Wirkung tun wird. Völlig sicher bin ich mir jedoch nicht und entsprechend immens erleichtert, als sich nach zwei Tagen tatsächlich die Situation stabilisiert hat. Frau Lach berichtet, dass ihr Chef viel Verständnis hatte und ihr Mann die Auswärtstermine abgesagt habe, um in der Nähe zu sein und sie zu bemuttern. Der Bauch sei fast immer weich, nur noch gelegentlich spüre sie ein Zusammenziehen. Bei der Untersuchung hat sich der Gebärmutterhals wieder etwas verlängert, auch wenn er immer noch deutlich belastet wirkt. Diese Rückmeldung macht ihr Mut und gibt ihr vor allem Sicherheit, dass sie selbst merkt, was sich in ihrem Bauch tut. So kann sie auch in den nächsten Wochen immer schnell reagieren, wenn sie sich doch übernimmt, wozu sie weiter neigt. Sie nimmt einen Teil ihrer beruflichen Verpflichtungen wieder auf, von zu Hause mit dem Laptop auf dem Schoß. Das entlastet sie eher, weil ihr noch viel durch den Kopf geht und sie noch einiges vor der Geburt abschließen will. So wird die zweite Hälfte der Schwangerschaft für sie doch eine gute Erfahrung. Sie registriert staunend, wie gut ihr Ruhe und Entlastung tun, genießt das Versorgt-Werden und behält Vertrauen in ihren Körper.

Zehn Tage vor dem berechneten Termin werden die Wehen kräftiger, nach einer schönen Geburt kommt das Kind reif zur Welt.

Es gibt auch andere Verläufe in dieser Situation der »drohenden Frühgeburt«. Bei Frau Weh, schwanger mit dem zweiten Kind in der 29. Woche, war aufgrund ähnlicher Symptome zunächst dieselbe Entscheidung gefallen. Allerdings geschah das kurz vor einem verlängerten Wochenende, an dem ich eine Reise geplant hatte, das heißt ohne mögliche kurzfristige Kontrolluntersuchung. Frau Weh wollte zwar ebenfalls auf keinen Fall ins Krankenhaus, zumal sie schon ein Kind hatte, ich schätzte sie aber wesentlich ängstlicher und unsicherer ein. Weil ich mir zunehmend Gedanken um sie machte, rief ich sie am übernächsten Tag von unterwegs an. Sie war erleichtert über den Anruf, denn sie hatte sich selbst Sorgen gemacht. Sie vermochte nicht einzuschätzen, ob es mehr oder weniger zog, auch ihr Mann war beunruhigt. Die Verantwortung war mir zu groß. Zusammen haben wir die Entscheidung überdacht und geändert. Frau Weh ging »zur Sicherheit« ins Krankenhaus. Da fühlte sie sich gut umsorgt und entlastet. Nach einer Woche war der Druck weniger geworden und sie fühlte sie sich ausreichend stabil, um wieder nach Hause zu gehen.

Erfahrung stärkt, Unruhe bleibt

Verantwortung übernehmen für die Patientin, mit ihr abwägen, welche Alternativen es gibt, wo welches Risiko droht – das ist immer wieder eine herausfordernde Aufgabe in der Praxis. Situationen und Fragen dieser Art kommen fast täglich vor: Ist die im Ultraschall gesehene Zyste (Bläschen) am Eierstock harmlos, kann man abwarten, oder soll ich zur Operation raten? Sind die Brustschmerzen Ausdruck einer Hormonschwankung oder ein Warnsymptom für Krebs, sollte sie doch besser *gleich* zur Mammografie gehen? Sind die Schmerzen im Unterleib erklärbar durch die vorliegende frühe Schwangerschaft oder sind sie Zeichen für eine (gefährliche) Eileiterschwangerschaft, das heißt, kann ich die Frau getrost nach Hause gehen lassen oder muss sie sofort ins Krankenhaus? *Jetzt,* in der Sprechstunde, müssen die Weichen gestellt werden Letztlich verlässt sich die Frau auf *meine* Bewertung, auch wenn ich ihr alles erläutere und sie in die Entscheidung miteinbeziehe. Die Verantwortung lastet auf mir, der Ärztin. Ich darf oder sollte zumindest nichts übersehen oder falsch bewerten, denn eine falsche Diagnose kann schlimme Konsequenzen für die Frau haben. Hinweise auf eine Krankheit müssen ernst genommen werden; andererseits muss nicht jeder Schmerz apparativ abgeklärt werden, das kostet unnötig Nerven und Geld.

Dabei hilft die berufliche Erfahrung: Manche Frau, die ich in den ersten Jahren meiner Praxis-Tätigkeit sofort besorgt ins Krankenhaus eingewiesen habe, hätte ich später sicher ambulant betreut. Es hat sich oft als sinnvoll erwiesen, mit der Patientin Zwischenlösungen »auszuhandeln« und so die Verantwortung auf beide Schultern zu verteilen. »Aktuell sehe ich keinen Grund, Sie zur Mammografie zu schicken; ich möchte es mir aber noch einmal anschauen in vier Wochen. Wenn bis dahin die Beschwerden zunehmen oder Sie sich mehr Sorgen machen, melden Sie sich bitte früher. Ist das für Sie so in Ordnung?«

Gelernt habe ich zudem, dass es möglich ist, eine Entscheidung zurückzunehmen: »Ich habe mir noch einmal in Ruhe die Ultraschallbilder der Gebärmutter angesehen und mir Gedanken über Sie gemacht. Und finde es doch besser, wenn Sie nicht wie gestern verabredet noch abwarten, sondern *bald* eine Ausschabung machen lassen. Können Sie bitte noch einmal in die Praxis kommen, damit wir das zusammen besprechen?« So etwas wurde nicht negativ als Zeichen von Inkompetenz aufgefasst, sondern eher positiv: »Danke, dass Sie sich so kümmern.«

Beruhigend war, dass ich mich immer wieder auf mein inneres Gefühl verlassen konnte, das mich instinktiv warnte, wenn etwas wirklich brenzlig wurde und sofortiges Handeln angesagt war. Trotzdem: Diese prickelnde Anspannung – »Hoffentlich geht alles gut, hoffentlich habe ich nicht zu viel Verantwortung übernommen!« – war ein bekannter unangenehmer Begleiter während meiner Praxistätigkeit.

»Am besten Sie schreiben mich gleich krank!«

Kritische Überlegungen zum Mutterschutzgesetz

»Mein Chef hat gesagt, Sie sollen mich krankschreiben, am besten gleich bis zum Mutterschutz. Mein Job ist ganz schön anstrengend, und er kann nicht dauernd auf mich Rücksicht nehmen.«

Frau Kind sitzt vor mir, Mitte 20, guter Dinge, im zweiten Monat schwanger. Bis auf die typische Müdigkeit geht es ihr gut. Sie ist Altenpflegerin, der Beruf macht ihr Freude, sie würde gerne weiter arbeiten, zumal sie gerade an einer Qualifizierungsmaßnahme teilnimmt. Die KollegInnen haben aber schon gestöhnt: »Du auch noch!« Sie ist die dritte im Team, die im letzten halben Jahr schwanger wurde. Das bedeutet für alle mehr Belastung: »noch eine nicht voll einsetzbar«. Die beiden anderen Kolleginnen haben gleich von ihren ÄrztInnen ein Beschäftigungsverbot bekommen, wie Frau Kind berichtet. So können sie bei weiterlaufendem Gehalt zu Hause bleiben. Der Chef hat ihr nahegelegt, mich darauf anzusprechen, wissend, dass er von der Krankenkasse eine Ausgleichszahlung bekommt und so ohne Problem eine neue Kraft einstellen kann: eine Lösung zur Zufriedenheit aller Beteiligten.

So läuft das oft – und so läuft das schlecht, wie ich meine. Ich sehe das aus zwei Perspektiven kritisch. Zum einen aus der Sicht der Frauen: Denn das Mutterschutzgesetz, eingeführt zu Beginn des 20. Jahrhunderts, hat sich vom bitter notwendigen und sinnvollen Schutz der werdenden Mütter gerade in den letzten Jahren immer mehr verändert bis hin zu einem zunehmenden Ausschluss von Schwangeren aus der Arbeitswelt. *Sie stören!* Zum anderen gibt es auch aus der Sicht der FrauenärztInnen berechtigte Einwände: Ihnen wird die schnelle Lösung einer tatsächlichen Problematik in die Schuhe geschoben, sie sollen durch entsprechende Arbeitsverbote den Frieden am Arbeitsplatz erhalten.

Schwangerschaft stört!?

Um die Kritik zu verstehen, muss man sich genauer mit dem in seiner jetzigen Form seit 1952 geltenden Mutterschutzgesetz beschäftigen. Neben den festgelegten Schutzfristen, in denen Schwangere von der Arbeit freigestellt sind (sechs Wochen vor, acht Wochen nach der Entbindung), ist darin genau definiert, was Schwangere alles *nicht* machen dürfen. Dazu gehören Arbeit im Akkord, Nachtarbeit, schweres Heben, Arbeit mit Schadstoffen oder bei Infektionsgefahr. Die ArbeitgeberInnen sind verpflichtet darauf zu achten, dass die Schwangere keiner Gefahr ausgesetzt ist, sobald sie von der Schwangerschaft wissen. Dafür muss eine »Gefährdungsbeurteilung« jedes Arbeitsplatzes gemacht werden, denn nicht alle Gefahren sind offensichtlich. Falls es Gefährdungen für eine Schwangere gibt, muss das entweder geändert oder der Frau ein anderer, zumutbarer Arbeitsplatz angeboten werden. Nur wenn beides nicht möglich ist, kann bzw. muss ein *generelles* Beschäftigungsverbot ausgestellt werden (nach §4 Mutterschutzgesetz), das vom Gesundheitszustand der werdenden Mutter unabhängig ist. Im konkreten Fall, dem Altersheim, ist es schwierig die Arbeitsbedingungen so zu gestalten, dass sie für eine Schwangere zumutbar sind. Die Arbeit ist körperlich anstrengend, ältere Menschen müssen aufgerichtet oder gestützt werden; manche haben Infekte mit multiresistenten Keimen. Lösungsmöglichkeiten sind vorhanden, aber umständlich: »Ich müsste den Lifter holen, um einem gelähmten Mann aus dem Bett in den Rollstuhl zu helfen, oder die Kollegen um Unterstützung bitten; und es müsste geplant werden, in welches Zimmer ich darf und in welches nicht, wegen den Keimen. Alles nicht so einfach! Die Station ist personell dünn besetzt, da muss alles flott gehen. Und man will sich ja auch nicht drücken!« Einen anderen Einsatz für sie gebe es nicht. Daher der Wunsch des Vorgesetzten nach einem ärztlichen Attest, mit dem sie gleich ganz aus dem Betrieb ausscheiden kann, auch wenn sie das eigentlich gar nicht will. Die seit einigen Jahren geltende gesetzliche Regelung, dass *alle* ArbeitgeberInnen beim Beschäftigungsverbot einen Anspruch auf Kostenausgleich haben, nicht nur wie vordem die kleinen Betriebe, hat dazu geführt, dass diese für alle bequeme Lösung sich rasant in der Arbeitswelt ausgebreitet hat. Sie sollte die Schwangeren schützen, hat aber ihr *Verschwinden* forciert. Statt mit der Frau zu überlegen, wie sie weiter tätig sein kann, wird sie gleich nach Hause geschickt. Ihr weiterer *Einsatz* ist komplizierter, als einen *Ersatz* für sie zu finden. Auch wenn das für manche Frau ein willkommener bezahlter Urlaub sein kann, fühlen sich viele »rausgeschmissen«. Auf lange Sicht reduziert es die Chancen von Frauen auf dem Arbeitsmarkt.

Für Frauen in der Ausbildung kommt dazu, dass die teils rigiden Vorschriften des Mutterschutzgesetzes ihre Ausbildung erschweren können. Das führt dazu, dass Assistenzärztinnen ihre Schwangerschaft so lange wie möglich verheimlichen und sogar die anstrengenden Nachtdienste in Kauf nehmen, damit sie weiter im Operationssaal (OP) oder im Kreissaal tätig sein und so die für die Facharztprüfung nötigen Tätigkeiten nachweisen können. Denn sobald sie ihre Schwangerschaft bekannt geben, werden sie vielerorts nahezu automatisch an den Schreibtisch verbannt. Sie dürfen aus Sorge vor möglichen Infektionen oder Nadelstichverletzungen nicht mehr untersuchen, kein Blut mehr abnehmen, nicht mehr den OP betreten. Das gilt ähnlich für werdende Hebammen und Krankenschwestern, obwohl an vielen dieser Arbeitsplätze ein »sicheres Arbeiten« möglich wäre, wie ein im Jahr 2015 veröffentlichtes Positionspapier, »Operieren in der Schwangerschaft«, belegt, entstanden aus einer Initiative von jungen Chirurginnen.

Dass es auch anders geht, erlebe ich zum Glück auch: Schwangere, die von Hilfsangeboten der KollegInnen berichten und vom Blumenstrauß der Vorgesetzten; oder eine Produktionsfirma, die spezielle Arbeitsplätze für Schwangere eingerichtet hat, an denen sie ohne den sonst in der Fabrik üblichen Lärm und Staub in Ruhe eine sinnvolle Tätigkeit verrichten können. Aber das sind Ausnahmen. Laut einer Studie aus dem Jahr 2011, zitiert in der DGB-Broschüre *Was heißt denn hier Mutterschutz*[6] (2015), betrachtet ein Drittel der Vorgesetzten die Schwangerschaft als »missliebige Komplikation der Arbeitsorganisation«, und bei 72 Prozent der befragten Frauen wurden anstehende Karriereschritte während der Schwangerschaft »auf Eis gelegt oder gestrichen«.

Komplizierte Gesetze – ratlose Schwangere

Unabhängig von den geschilderten Aspekten ist der Wunsch meiner Patientin nach einer Freistellung, selbst wenn ich ihn persönlich nachvollziehen kann, aus der frauenärztlichen Perspektive problematisch. Es käme nur ein Beschäftigungsverbot (BV) in Betracht, da sie schwanger, aber eben nicht krank ist, ich sie demnach nicht »krankschreiben« kann in Form einer Arbeitsunfähigkeitsbescheinigung (AU). Eine solche AU hätte zudem für die Schwangere die negative

6 DGB Bundesvorstand in Kooperation mit der Arbeitnehmerkammer Bremen, Arbeitskreis Frauengesundheit in Medizin, Psychotherapie und Gesellschaft (AKF), Deutsche Gesellschaft für Psychosomatische Frauenheilkunde und Geburtshilfe (DGPFG) (Hrsg.). (2015). *Was heißt denn hier Mutterschutz?!*.

Folge, dass sie nach einigen Wochen nur noch Krankengeld bekäme. Prinzipiell können ÄrztInnen zwar laut Mutterschutzgesetz ein BV (mit unbefristeter Lohnfortzahlung) aussprechen, aber das gilt nur für ganz bestimmte Situationen, wenn eine Beschäftigung aus *individuellen* Gründen die Gesundheit der Schwangeren bzw. des Kindes gefährdet (§3). Beispielsweise wenn es am Arbeitsplatz Gerüche gibt, die bei ihr Brechreiz und Kopfschmerzen auslösen, oder wenn sie sich aufgrund von Mobbing belastet fühlt und deswegen der Blutdruck ansteigt. Dabei dürfen ÄrztInnen auf die Angaben der Schwangeren vertrauen, sie müssen sie nicht selbst überprüfen. Im geschilderten Fall resultieren die Probleme aber aus der generellen Situation am Arbeitsplatz. Wenn ich ihr ein *individuelles* BV ausstellen würde, wäre das eine falsche, juristisch anfechtbare Bescheinigung. Deshalb muss ich das ablehnen. Leider sind nach meiner Erfahrung nur wenige ArbeitgeberInnen ausreichend informiert über die Vorschriften des Mutterschutzgesetzes. Dass *ihnen* die Gefährdungsbeurteilung obliegt und *sie* Sorge tragen müssen für einen der Schwangerschaft angemessenen Arbeitsplatz, realisieren nur wenige. Ihnen ist auch nicht klar, dass sie selbst ein *generelles* BV aussprechen können, eventuell in Absprache mit dem Gewerbeaufsichtsamt. Da das zudem umständlich ist, wählen viele den leichteren Weg und schicken ihre Angestellte »zum Arzt«.

Ich erkläre Frau Kind die Situation. Sie soll mit ihrem Vorgesetzten reden und ihn auf seine gesetzliche Fürsorgepflicht hinweisen. Sie geht guten Mutes von dannen, hat auch Ideen, wie sie trotz Schwangerschaft weiterarbeiten könnte. Eine schriftliche Erläuterung des Mutterschutzgesetzes gebe ich ihr zur Sicherheit noch mit, die wir speziell zur Information für Arbeitgeber formuliert haben. Am nächsten Tag ruft sie in der Praxis an, aufgelöst und vorwurfsvoll: Der Chef verstehe nicht, warum ich so viel Stress machen würde; bei den anderen Beschäftigten habe es doch auch keine Probleme mit der Bescheinigung gegeben. Dann müsse sie eben sehen, wie sie so durchkäme; sie solle sich »in Acht nehmen«. Frau Kind ist ratlos, sie fühlt sich alleingelassen. Ich versuche noch einmal, ihr den Weg zu erläutern, weise sie auf die mögliche Unterstützung durch das Gewerbeaufsichtsamt hin. Oder ob ich den Chef anrufen soll? Das lehnt sie vehement ab. Ich gebe ihr ein vorläufiges *individuelles* BV, damit sie die Situation in Ruhe klären kann, denn diese emotionale Belastung ist sicher nicht gut für die Schwangerschaft. Ein paar Tage später teilt mir meine Mitarbeiterin mit, dass Frau Kind die nächsten Termine habe streichen lassen, sie habe die Praxis gewechselt. Schade – und ärgerlich. Sie wird eine passende Ärztin finden, denn ich weiß: Viele meiner KollegInnen haben letztlich resigniert. »Wenn die Firma das will und die Frau zustimmt, argumentiere ich nicht mehr lange. Bringt doch eh' nichts, nur Ärger. Dann kriegt sie eben ihr Attest, irgendeine Begründung lässt sich schon finden.«

Mutterschutzgesetz im Wandel

Unbestritten ist, dass das Gesetz zum Schutz der werdenden Mutter eine wichtige Errungenschaft ist, für die Frauen lange gekämpft haben. Natürlich ist es sinnvoll, wenn eine Schwangere nicht mehr im Akkord arbeiten muss, wenn sie geschützt ist vor möglichen Infektionen und vor zu langen Arbeitstagen. Dieser Schutz darf aber nicht in ein Arbeitsverbot umschlagen; Schwangere sollten nicht als »Störfaktor« erlebt werden. Sie brauchen Rücksicht, aber ihnen darf nicht vermittelt werden, dass das auf Kosten der KollegInnen oder der Firma geschieht. Gegenwärtig wird einiges getan, um das in vielen Punkten veraltete Mutterschutzgesetz dem modernen Arbeitsleben anzupassen. Es wird geprüft, was *wirklich* gefährlich ist, und wie Frauen in die Beurteilung darüber einbezogen werden können, was für ihre Gesundheit und für die des Kindes schädlich ist. Damit könnten zum Beispiel Nachtschwestern trotz Schwangerschaft weiterarbeiten, wenn sie diese gewohnte nächtliche Tätigkeit wenig anstrengt und sie sie besser mit ihren familiären Aufgaben verbinden können. Schülerinnen und Studentinnen können selbst entscheiden, ob sie trotz Mutterschutz noch eine Prüfung ablegen wollen.

Zentral ist aber eine Veränderung der gesellschaftlichen Grundhaltung. Ziel muss sein, Betriebe und ArbeitgeberInnen davon zu überzeugen, dass eine Schwangere leistungs*willig* und auch *-fähig* ist, vorausgesetzt, sie wird entsprechend unterstützt; dass man sie zwar kurzfristig ersetzen kann, damit aber eine wichtige Arbeitskraft für die Zukunft verliert. Es zahlt sich langfristig aus, wenn auf eine Schwangere Rücksicht genommen und gemeinsam der Arbeitsplatz *passend* gemacht wird, für die Firma wie für die Frau.

Jedenfalls habe ich das so mit meiner leitenden Arzthelferin erlebt: Frau Schum hat ihre Vertretung wunderbar eingearbeitet, hat dann mit dicker werdendem Bauch eher auch mal die anderen springen lassen und hat schließlich, nach der Geburt ihrer beiden Kinder und jeweils einem Jahr Elternzeit, mit viel Enthusiasmus und Freude wieder ihren Platz in der Praxis eingenommen. An ihr habe ich erlebt, was »Multitasking« bedeutet: die Fähigkeit, souverän mit vielfältigen Belastungen umzugehen, den Überblick zu behalten, Ruhe zu bewahren und in begrenzter Zeit viel zu erreichen. Das haben Mütter von kleinen Kindern in ihrem Alltag gelernt!

Die geschilderte gesetzliche Regelung des »Umlageverfahrens« verleitet ArbeitgeberInnen leider schnell dazu, der Frau das frühe Ausscheiden nahe zu legen. Die FrauenärztInnen werden dabei gerne als Instanz für das passende Attest »missbraucht«. Das sollten sie nicht mit sich machen lassen, so schwierig das auch im Einzelfall ist. Oft erlebe ich, dass ich mich zu wenig um die körperlichen und seelischen Belange der Schwangeren kümmern kann, weil ich mit ihr die Gesetzeslage diskutieren muss – eine verrückte Situation!

Den »einfachen« Weg zu gehen und das BV auszustellen ist allerdings nicht nur juristisch fragwürdig, sondern es zementiert auch eine gefährliche Entwicklung: dass Schwangere aus dem Arbeitsleben ausgegliedert werden, statt dass die Arbeitsbelastung an sie angepasst wird. Eine weitere Entwicklung in diese Richtung ist das von Arbeitgeberseite bezahlte »Social Freezing«, das Einfrieren von Eizellen. Damit wird der Kinderwunsch der Frau buchstäblich eingefroren – bis es irgendwann »passt«.

Ein Mutterschutzgesetz, das seinen Namen verdient, muss aus meiner Sicht die Schwangere wertschätzen, nicht sie diskriminieren. Das bedeutet beides: Schutz der Gesundheit von Mutter und Kind bei gleichzeitigem Schutz von Frauen vor Benachteiligung im Berufsleben.

»Mitgefühl und Verständnis für alles – wie geht das?«

Umschalten zwischen Kinderwunsch und Abbruch

Manchmal kommt alles an einem Vormittag, nacheinander, Schlag auf Schlag.

Verlust der gewünschten Schwangerschaft

Es beginnt mit Frau Kappe. Sie ist 27 Jahre alt, seit einem Jahr verheiratet, hat die Pille vor einem halben Jahr abgesetzt, weil sie schwanger werden will. Dann kam jeden Monat pünktlich ihre Blutung, zuletzt Ende Januar. Im Februar blieb sie endlich aus und Anfang März war der Test positiv. Ungläubig hat sie ihn einen Tag später wiederholt: tatsächlich schwanger! Sie begann sich zu freuen. Aber dann setzte nur wenige Tage später eine Blutung ein, eigentlich fast so wie eine »normale« Regel, und hörte nach zwei Tagen wieder auf. Deshalb sitzt sie jetzt vor mir, blass, angespannt, verunsichert: »Ich mache mir Sorgen, ich habe schon so viel gelesen.« Bei der Untersuchung finde ich etwas bräunliches Sekret in der Scheide, die Gebärmutter tastet sich normal groß. Die Ultraschalluntersuchung ergibt: Die Schleimhaut in der Gebärmutter ist flach, eine Fruchthöhle ist nicht zu erkennen. Der Schwangerschaftstest hier ist negativ, das heißt, im Urin ist kein Schwangerschaftshormon mehr nachweisbar. »Die Blutung war eine ganz frühe Fehlgeburt. Sie sind leider nicht mehr schwanger.«

Sie reagiert gefasst: »Ich habe es mir schon fast gedacht«.

Bewusst spreche ich den großen Verlust an: dass sie einen »Traum von einem Kind« verloren hat, denn sie war ja ein paar Tage schwanger und hatte schon begonnen sich auszurechnen, wann das Kind kommen und wie das sein wird. Da rollen die Tränen; sie kann die Traurigkeit zulassen. Ich hoffe, dass sie so die Fehlgeburt besser verkraften wird, als wenn sie tapfer darüber hinweg geht. Gleichzeitig mache ich ihr Mut: »Eine so frühe Fehlgeburt ist sehr häufig, das haben viele Frauen, manchmal sogar ohne es zu bemerken. Das bedeutet nicht, dass es beim nächsten Mal wieder so ausgeht. Man muss jetzt nichts weiter machen oder untersuchen. Und Sie dürfen bald wieder versuchen schwanger zu werden, wenn Sie das wollen.« Ihre Schwester sitzt im Wartezimmer, wir lassen beide in einem ruhigen Zimmer erst einmal allein. Sie bekommt einen Termin in einer Woche, um noch einmal alles in Ruhe zu besprechen. »Dann kann auch gerne Ihr Mann mitkommen.« Der ist ja auch betroffen und will sicher erfahren, was das jetzt für sie beide heißt.

Abbruch der ungeplanten Schwangerschaft

Die Nächste ist Frau Kuntz. Sie ist auch Ende 20 und kommt zur Nachuntersuchung nach einem Schwangerschaftsabbruch vor zehn Tagen. Sie hatte alles allein organisiert, den Termin zur vorgeschriebenen Pflichtberatung ebenso wie den zum Abbruch, und wirkt jetzt völlig unbeteiligt. Ich soll nur kontrollieren, dass alles in Ordnung ist. Sie hat noch kein Kind. Es ist schon ihr zweiter Abbruch, wie ich aus der Karte ersehen kann. Sie wirkt so distanziert, dass ich mich nicht aufgefordert fühle, den »Verlust« und die damit vielleicht verbundenen Gefühle anzusprechen, sondern sie, wie verlangt, gleich untersuche. Im Hinterkopf spüre ich eigene vorwurfsvolle Gedanken: Wie kann das passieren, warum schafft sie es nicht, sich besser vor einer Schwangerschaft zu schützen? Ist ihr ein Abbruch wirklich egal – so, wie es auf mich wirkt? Bei der Untersuchung fällt mir eine leichte Blutung auf; im Ultraschallbild lassen sich unregelmäßige Schatten in der Gebärmutterhöhle erkennen: »Da hat sich etwas Blut in der Gebärmutter angesammelt, vielleicht auch noch Gewebereste. Es kann sein, dass es in den nächsten Tagen immer mal wieder blutet; vielleicht können auch leichte Krämpfe auftreten, wenn die Gebärmutter sich zusammenzieht, um alles auszustoßen.«

»Aber sonst ist alles in Ordnung? Ich habe mir nämlich doch etwas Sorgen gemacht deswegen. Ich will auf jeden Fall noch Kinder kriegen – nur jetzt noch nicht.«

Hinter ihrer kühlen Art nehme ich jetzt die Angst wahr: als ob man nicht ungestraft zwei Mal eine Schwangerschaft abbrechen dürfe. Darüber reden, warum es jetzt »nicht passte«, will sie jedoch sichtlich nicht. Ich respektiere ihre Schranken; anscheinend muss sie das mit sich selbst ausmachen. Vielleicht macht sie sich selbst die Vorwürfe, die ich spüre. Sie schwenkt von sich aus um auf das Thema Verhütung: »Jetzt nehme ich doch besser wieder die Pille, aber ich brauche eine ganz schwache!« Die letzte Pille hatte sie nach einigen Monaten abgesetzt, vor allem wegen Stimmungsschwankungen: »Ich war richtig aggressiv, und Lust auf Sex hatte ich auch nicht mehr.« Da sie ihren Freund nur am Wochenende sieht, hatte sich die Pille zudem auch nicht »gelohnt«. Außerdem raucht sie, eine Schachtel am Tag. »Das ist ja nicht so gut mit der Pille. Dann haben wir eben Kondome genommen – na ja ... und dann ist es passiert.« Ich verstehe ihr Signal: Sie war nicht leichtfertig, es gibt eine Erklärung. Das macht mir den Kontakt und die weitere Beratung leichter. Es geht für sie jetzt vor allem um eine sichere Verhütung, ohne emotionale und gesundheitliche Auswirkungen. Und das ist nicht einfach, da gebe ich ihr recht: »Viele Frauen berichten, dass sie sich mit der Pille irgendwie anders fühlen, so wie Sie. Allerdings gilt das für alle Pillen, es gibt da keine schwache, ganz ohne Nebenwirkungen. Manchmal hilft es, prinzipiell hinter der Antibabypille zu stehen, also eine positive Einstellung zu haben, auch wenn die Pille natürlich ein großer Eingriff ist in den Zyklus und man sie nicht gerne nimmt. Aber dafür ist sie eben sehr sicher!«

»Das stimmt, ich habe eigentlich etwas gegen diese ganze Chemie. Aber meine Schwester nimmt so eine neue Pille, die verträgt sie gut. Die würde ich auch gerne nehmen.«

Pech: Genau dieses Präparat gehört zu den Pillen der sogenannten vierten Generation und damit zu denen, die für Raucherinnen nicht zu empfehlen sind, weil sie das Thromboserisiko (Gerinnselbildung im Blut) stärker erhöhen als andere Präparate. Ich rate ihr eher zu einer »alten« Pille der sogenannten zweiten Generation; und natürlich sollte sie das Rauchen zumindest reduzieren. »Das muss ich meiner Schwester gleich sagen, die raucht auch. Ich probiere das aus mit der Pille. Das war schon nicht so einfach, das Ganze! Ich bin froh, dass ich es hinter mir habe.« Mehr will sie nicht an sich heranlassen. Die Vehemenz, mit der sie jetzt nur noch ein Pillen-Rezept verlangt, werte ich als Ausdruck ihrer Anspannung. Auch ihr schlage ich einen weiteren Kontrolltermin in zwei Wochen vor, um die Gebärmutter zu kontrollieren und »um zu sehen, wie es Ihnen geht«. Das kann sie mit Dank annehmen. Sie ist längst nicht mehr so schroff wie zu Beginn des Besuchs. Vielleicht hatte sie Vorwürfe erwartet; und war dann erleichtert, dass ich ihre Probleme mit der Pille nicht vom Tisch gewischt, sondern mit ihr nach einer Lösung gesucht habe.

Umgang mit der komplizierten Risikoschwangerschaft

Als Nächste wieder eine Schwangere: Frau Schott, eine imposante Frau Mitte 20, die etwas ungepflegt wirkt mit ihrem strähnigen Haar und dem ausgewaschenen

Pulli. Sie erwartet das zweite Kind. Obwohl es nur noch zwei Monate bis zum Geburtstermin sind, sieht man ihr die Schwangerschaft nicht an, denn sie wiegt über 150kg. Das hat mir die Mitarbeiterin schon etwas entsetzt zugeraunt: »Unsere Waage registriert das nicht mehr.« Frau Schott hat Diabetes und muss deshalb Insulin spritzen; gegen den hohen Blutdruck nimmt sie ein Medikament. Das erste Kind wurde mit Kaiserschnitt geboren, weil der Blutdruck unter der Geburt gefährlich hoch anstieg. Die Schwangerschaft lief bis jetzt »normal«, wie sie sagt. Ich sehe sie heute zum ersten Mal, sie hat die Praxis gewechselt. Im Kopf addiere ich: extremes Übergewicht, Bluthochdruck, Diabetes, Zustand nach Sektio (Kaiserschnitt) – eine Hochrisikoschwangerschaft! Die familiäre Situation wirkt zudem zumindest ungewöhnlich: Sie wird begleitet von einem sichtlich fremdländischen kleineren schmalen Mann, der ein kleines Mädchen liebevoll auf dem Arm trägt. Ich erfahre: Er kommt aus Afghanistan und lebt schon seit fast zwei Jahren in Deutschland. Beide unterhalten sich auf Englisch. »Mein Mann lernt gerade Deutsch, er wartet auf Bescheid, wegen seinem Asylantrag.« Die Situation strengt mich zunehmend an. Es ist so viel unklar, es gibt so viele offene Fragen, die mir im Kopf herumschwirren: Warum hat Frau Schott die Praxis gewechselt, was erwartet sie hier? Wie steht es um die Gesundheit ihres Ungeborenen? Sie ist arbeitslos – wovon leben die beiden? Eine Fantasie taucht auf: Haben sie geheiratet und bekommt sie das Kind, damit er Asyl erhält? Mir ist unklar, ob den beiden das hohe Risiko bei dieser Schwangerschaft bewusst ist. Wie kann ich gut für sie sorgen? Nicht nur die Waage ist überfordert, auch ich fühle mich so; außerdem werde ich sicher mit meinem Ultraschallgerät das Kind nicht ausreichend gut beurteilen können, bei den dicken Bauchdecken. Wo soll ich anfangen?

Frau Schott ergreift selbst die Initiative. Sie war am Wochenende in der Uniklinik, weil sie hingefallen ist – »Daher kommen meine blauen Flecken« – und sie sich deshalb Sorgen um das Kind gemacht hat. »Die waren da so nett, sie haben mich ganz gründlich untersucht, mit Ultraschall – da will ich am liebsten auch mein Kind kriegen.« Ich bin erleichtert, dass zumindest medizinisch anscheinend alles in Ordnung ist, und gleichzeitig hellhörig: blaue Flecken? Ist da Gewalt im Spiel? Ich lasse das zunächst auf sich beruhen; erst einmal bin ich nur froh, die Verantwortung teilen zu können mit der Klinik. Dort ist schon die nächste Ultraschallkontrolle geplant. Das entlastet und entspannt mich. Ich kann mich auf ein Gespräch mit dem Paar einlassen. Er ist vor Jahren aus politischen Gründen aus Afghanistan geflohen und hofft, hier bald arbeiten zu dürfen. Ich habe seine Heimat vor Jahren bereist; das ist ein guter Aufhänger für ein paar persönliche Sätze zwischen uns über die Schönheit von Afghanistan und die jetzige schwierige politische Lage. Sie hat nach der Schule erst gejobbt, dann eine

Ausbildung zur Verkäuferin begonnen und wieder abgebrochen, aus persönlichen Gründen. »Und dann kam das erste Kind. Und dick war ich schon immer, das liegt in der Familie.« Laut Mutterpass sind Blutdruck und Zucker gut eingestellt, sie wirkt sehr gewissenhaft mit den Tabletten und dem Insulin. Vielleicht ist es ja gut für sie, denke ich, dass sie sich keine großen Gedanken um ihre riskante medizinische Situation macht, sondern alles stoisch über sich ergehen lässt. Vielleicht ist diese ihre Gelassenheit die Basis für die Beziehung? Frau Schott wirkt jedenfalls nicht akut bedroht, die beiden gehen freundlich miteinander und mit dem Kind um, sodass ich bei der körperlichen Untersuchung Fragen nach den »blauen Flecken« vertage. Erst einmal ist sie hier in der Praxis angekommen und angenommen, das reicht für heute. »Kann mein Mann beim nächsten Mal wieder mitkommen? Das durfte er nämlich in der letzten Praxis nicht, da sollte er immer im Wartezimmer bleiben. Und die Arzthelferinnen haben geschimpft, dass man meinen Blutdruck nicht messen kann, weil meine Arme so dick sind. Wir haben uns da einfach nicht wohl gefühlt.«

Damit wird klarer, warum sie die Praxis gewechselt hat. Ich bin froh, dass ich meine anfängliche Skepsis gegenüber diesem »auffälligen Paar« überwunden und eine gute Atmosphäre habe aufbauen können. Die alte Regel hat sich wieder bewährt: hinhören, wahr-nehmen, wirken lassen, eine Beziehung aufbauen – und erst dann die weitere Klärung.

Ungewollt nie schwanger

Frau Leer sitzt als Nächste vor mir, 67 Jahre alt, »nur zur Vorsorge«. Sie wirkt deutlich älter, irgendwie ohne Lebensmut. Die Gebärmutter wurde entfernt, das ist schon vermerkt in der Karte. »Da waren Sie aber noch ziemlich jung, bei der Operation«, bemerke ich eher nebenbei, vielleicht gebahnt durch die gerade vorhergehenden Kontakte mit Frauen in diesem Alter, bei denen es sich immer um Schwangerschaft drehte.

»Ja, ich war erst 32, das war ganz schön schlimm damals. Ich war schon ein paar Jahre verheiratet, wir wollten ja noch Kinder bekommen, aber uns eben vorher erst eine Existenz aufbauen. Und dann kam plötzlich die Operation. Dann habe ich gearbeitet bis 60, in der Küche im Altersheim; und jetzt gebe ich meine Liebe meinen beiden Nichten. Aber man ist schon sehr allein, mein Mann ist vor vier Jahren gestorben an Krebs.«

Ein ganzes Leben in wenigen Sätzen, das da aus ihr herausbricht, bei der simplen Frage nach der Operation. Warum ist sie wohl damals operiert worden? Sie weiß nur von einer »gutartigen Vergrößerung«: »Die Ärzte haben gesagt, dass es sein muss, auch wenn ich eigentlich keine Probleme hatte.« Durch das Gespräch ist ihre lebenslange Traurigkeit hochgekommen. Tränen steigen ihr in die Augen.

Wahrscheinlich eine unnötige Operation, vergrößerte Gebärmutter ohne Beschwerden, denke ich und fühle fast etwas Wut darüber, was ihr angetan wurde. Allerdings gab es zu der Zeit noch keinen Ultraschall, eine vergrößerte Gebärmutter war deshalb schwerer zu beurteilen. Heute würde man einer Frau in dem Alter sicher nicht so schnell die Gebärmutter entfernen. Ich frage nicht weiter, entschuldige mich, dass ich an die alte Wunde gerührt habe. »Das macht nichts, im Gegenteil: Es tut ganz gut, noch einmal darüber zu reden. Und auch so hatte ich ein gutes Leben, mit meinem Mann, es war eine gute Ehe.« Sie hat anscheinend ihren Frieden damit gemacht, wenn auch die frühe Operation ihr Leben geprägt hat. Die anschließende körperliche Untersuchung ergibt nichts Krankhaftes, das erleichtert sie. Als sie das Zimmer verlässt, wirkt sie spürbar lebendiger.

Empathie: Balance zwischen Nähe und Distanz

Vier Frauen nacheinander, immer war das Thema »Kinder kriegen« präsent, allerdings in sehr unterschiedlichem Kontext. Dabei geht es nicht nur um die körperliche Untersuchung. Jede Frau erwartet eine *einfühlsame* Begegnung und hofft auf *Verständnis*. Diese spezielle Aufmerksamkeit wird in der Psychotherapie unter dem Fachbegriff »Empathie« definiert; die Empathiefähigkeit kann man lernen und verbessern. Jede Frau registriert minutiös meine Fragen, mein Verhalten, meine Mimik. Die erforderliche schnelle emotionale Umstellung zwischen Fehlgeburt – Abbruch der Schwangerschaft – Risikoschwangerschaft – unerfülltem Kinderwunsch, jeweils verbunden mit den Lebensgeschichten und Gefühlen, ist besonders anstrengend; das merke ich an solchen Vormittagen. Dazu kommt eine gewisse Unsicherheit: *Wie viel* muss ich und soll ich erfahren, *was* ist wichtig, wo muss ich nachfragen, was kann oder sollte ich auf sich beruhen lassen? Was will mir *diese* Frau mitteilen? Was verbirgt sich, vielleicht ihr selbst unbewusst, hinter ihrem auffallend schroffen oder ihrem unpassend ruhigen Auftreten? Um kein Signal zu übersehen, nutze ich alle Antennen und höre mit dem »dritten Ohr«, wie es ein Psychoanalytiker benannte, darauf, was Worte *nicht* sagen. Das erleichtert die Begegnung und macht sie gleichzeitig intensiver. Zudem habe ich gelernt, eine klare berufliche Distanz zu wahren, besonders auch in belastenden und traurigen Situationen, und spontane Gefühle von Sympathie und Antipathie zu hinterfragen. Grundlage dafür ist die Schulung der Selbstwahrnehmung, die Teil meiner »Psycho-Ausbildung« war: Je besser ich meine eigenen Gefühle kenne, desto besser kann ich die Gefühle anderer deuten, desto weniger bin ich befangen durch meine eigene Geschichte. Eine professionelle Empathie befähigt dazu, *mitzufühlen* und zu *verstehen*, sie schützt davor, *mitzuleiden*. So bin ich nach den anderthalb Stunden, die gerade hinter mir liegen, zwar betroffen von den Lebensgeschichten, aber ich fühle mich nicht ausgelaugt.

»Irgendwoher muss es doch kommen!?«

Chronische Schmerzen: eine Herausforderung für Frauen und ihre ÄrztInnen

»Ich hoffe *Sie* können mir endlich helfen! Sie sollen sich ja mit Endometriose auskennen.« Klare Worte, mit entschiedener Stimme geäußert. Mir gegenüber sitzt Frau Schnitt, eine schlanke, blasse Frau Anfang 20, und schaut mich skeptisch an. Sie ist zum ersten Mal in der Praxis und hatte sich mit akuten starken Schmerzen angemeldet. Als ich auf ihren ersten Satz etwas verblüfft reagiere und nachfrage, was sie zu mir führt, erfahre ich Ausschnitte aus einer langen Krankengeschichte: »Das geht schon seit fünf Jahren.« Frau Schnitt hat wegen ihrer immer wieder auftretenden Unterleibsschmerzen in den letzten Jahren an die zehn Ärzte und Ärztinnen aufgesucht. In den letzten beiden Jahren wurden drei Bauchspiegelungen in zwei unterschiedlichen Krankenhäusern gemacht. »Beim ersten Mal haben sie nichts gefunden, beim zweiten Mal hieß es dann ›Endometriose‹.« Das sagt sie fast mit ein wenig Triumph in der Stimme.

Endometriose: oft verkannt

Endometriose ist eine relativ häufige gutartige Erkrankung, die sehr unterschiedliche Beschwerden verursachen kann: vor allem starke Regelschmerzen, aber auch Verstopfung, Unterleibskrämpfe mit Ausstrahlung in den Rücken und Schmerzen beim Sex. Die Diagnose wird oft erst nach Jahren gestellt, da die Beschwerden stark wechseln können und so mehrdeutig sind. Ursächlich ist die Absiedlung von Gewebe, das die Gebärmutter *innen* auskleidet (Endometrium), an Stellen *außerhalb* der Gebärmutter, vor allem an den Eierstöcken und dem Bauchfell. Wie und warum das Gewebe dahin gelangt, weiß man bis heute nicht exakt. Es reagiert ebenso wie die Gebärmutterschleimhaut, die in jedem Zyklus aufgebaut und dann mit der Monatsblutung abgestoßen wird, auf das Auf-und-Ab der Hormone. Neben den daher oft »zyklischen« Schmerzen finden sich bei Endometriose manchmal typische Zysten am Eierstock, gefüllt mit altem Blut, die im Ultraschall meist gut erkennbar sind. Auch wenn sich aus der Vorgeschichte und der Untersuchung ein Verdacht auf eine Endometriose ergibt, kann die Diagnose letztlich nur durch eine Gewebeuntersuchung bewiesen werden. Da die »Herde« aber innen im Unterleib liegen, setzt das eine Operation voraus, genauer gesagt: eine Bauchspiegelung (Laparoskopie) in Vollnarkose. Dafür entscheidet man sich nicht so einfach, auch wenn der meist kleine Eingriff sogar ambulant durchgeführt werden kann. Bei der Laparoskopie wird eine Art Teleskop durch einen kleinen Schnitt unterhalb des Nabels in den Bauchraum eingeführt. Der Operateur/die Operateurin muss in der Diagnostik besonders gut bewandert sein, da die Veränderungen oft sehr klein sind und leicht übersehen werden können. Wenn entsprechend »verdächtige« Stellen entdeckt werden, werden sie möglichst komplett sofort bei der Bauchspiegelung entfernt. Oft genügt das schon, um die Beschwerden zu lindern. Wenn nicht, folgt auf die Operation eine hormonelle medikamentöse Therapie, um so die Herde möglichst »auszutrocknen«. Eine Endometriose ist schwer zu behandeln; sie kann immer wieder aufflackern und Beschwerden machen. Es ist eine chronische hormonabhängige Erkrankung, die die Geduld aller Beteiligten, Patientinnen wie ÄrztInnen, oft auf eine harte Probe stellt.

Jahrelange Beschwerden – schwierige Behandlung

So war es auch bei Frau Schnitt: Bei der ersten Bauchspiegelung war nichts Auffälliges gesehen worden. »Da ist nichts!«, wurde ihr gesagt. Die Schmerzen blieben, sie wechselte den Arzt. Bei einer zweiten Spiegelung in einem anderen Krankenhaus wurden einige kleine typische Endometriose-Herde entdeckt und entfernt. Nach kurzer Besserung traten wieder Beschwerden auf, deshalb wurde erneut in den Bauch geschaut, aber es wurden nur kleine Narben gefunden, dazu neu aufgetretene Verwachsungen. Sie hat eine lange Liste von Hormonpräparaten dabei, nichts habe auf Dauer geholfen. Zuletzt war sie bei einem Spezialisten in Hannover, der eine Hormonspirale zur Linderung der extremen Regelschmerzen empfahl. Grund für diese Krämpfe, die typischerweise schon vor dem Einsetzen der Menstruation auftreten, sind Endometriose-Herde innerhalb der Gebärmuttermuskulatur. Die oft hilfreiche lokale (örtliche) Hormonbehandlung hatte bei ihr nicht gewirkt, die Spirale sei nach drei Monaten wieder gezogen worden wegen dauernder Zwischenblutungen. »Und da dauernd hinfahren, das kann ich mir nicht leisten.«

Die Ausbildung musste sie inzwischen wegen der vielen Fehlzeiten abbrechen. Der Freund hat sich von ihr getrennt, »Sex ging nicht mehr«. Jetzt lebt sie allein in einer Mini-Wohnung, finanziell abhängig vom Arbeitsamt. Zur Mutter hat sie kaum noch Kontakt, deren neuen Partner lehnt sie ab. Auch stundenweise kann sie nicht arbeiten; sie hat dauernd Schmerzen und fühlt sich immerzu erschöpft. Von mir erwartet sie eigentlich nur die Einweisung ins Krankenhaus, sie will ein weiteres, viertes Mal operiert werden: »Da muss doch etwas sein!«

Sie rührt mich an, wie sie da gleichzeitig hilflos und fordernd vor mir sitzt. Traurigkeit geht von ihr aus, eine stille Verzweiflung, auch Wut. Bei der von mir vorgeschlagenen gynäkologischen Untersuchung finde ich weder beim Abtasten des Unterleibs noch mit Ultraschall eine Auffälligkeit; besondere Schmerzen gibt sie nicht an. »Das wechselt, heute geht es einigermaßen.«

Beim folgenden Gespräch versuche ich zu vermitteln, dass ich ihre Beschwerden wirklich ernst nehme, aber dass die weitere Behandlung auf eine breitere Basis gestellt werden muss: »Ich kann Ihnen nicht versprechen, dass ich ein Rezept habe, dass die Schmerzen ganz verschwinden. Aber ich kann mit Ihnen daran arbeiten, dass es erträglich wird, dass Sie wieder Freude am Leben haben können.« Sie hört sehr aufmerksam zu und kann am Ende akzeptieren, dass die von ihr gewünschte erneute Operation jetzt wenig sinnvoll ist, nur fünf Monate nach der letzten, sondern dass ein anderer Weg gefunden werden muss. Allmählich taut sie auf. Wir vereinbaren, dass sie sich einen Termin mit mehr Zeit für ein längeres Gespräch geben lässt. Bis dahin werde ich mir alle ihre Krankenhausunterlagen besorgen. Und sie soll aufschreiben, in welchen Situationen die Schmerzen auftreten, was sie verstärkt und was dagegen hilft. Schmerzmittel hat sie noch genug.

Notwendig: Aufbau einer *tragfähigen Beziehung*

Der chronische Unterbauchschmerz, wie von meiner Patientin geschildert, führt viele Frauen immer wieder in die ärztliche Sprechstunde. Zur Diagnostik und Therapie gibt es eine eigene medizinische Leitlinie, erstellt unter Federführung der DGPFG. Als mögliche Ursachen sind darin neben der besonders häufig vorliegenden Endometriose (in 70 Prozent der Fälle) eine Vielzahl von anderen Erkrankungen im Unterleib aufgelistet; Gebärmutter und Eierstöcke können ebenso betroffen sein wie Blase und Darm. Chronische Unterleibsbeschwerden treten aber auch gehäuft im Zusammenhang mit seelischen Erkrankungen und psychosozialen Belastungen auf. Meist findet man beides, körperliche und seelische Ursachen. Charakteristisch ist, dass es oft eine Diskrepanz gibt zwischen den geschilderten starken Beschwerden und den eher geringen körperlichen Veränderungen. Als Risikofaktoren für die Entwicklung des Krankheitsbildes gelten gynäkologische Vorerkrankungen und Voroperationen, dazu auf dem seelischen Gebiet vor allem Gewalterfahrung, sexuelle Traumatisierung (Verletzung) und emotionale Vernachlässigung in der Kindheit. Frauen, die in ihrer Kindheit nie eine »sichere Bindung« in einer verlässlichen Beziehung erfahren haben, tun sich später schwer damit, jemand anderem zu vertrauen. Sie sind immer auf der Hut, sie gelten als »schwierige Patientinnen«. Charakteristisch ist, dass Frauen mit chronischen Unterleibsbeschwerden auf ihrer Suche nach Hilfe oft jahrelang von Arzt zu Arzt wechseln, auch »doctor hopping« genannt, ohne dass eine eindeutige Diagnose gestellt oder eine wirksame Therapie gefunden wird. Viele werden mehrfach operiert, ohne bleibenden Erfolg. Das ist einleuchtend, denn entsprechend den vielen möglichen Ursachen gibt es nicht *die eine* Diagnose oder *die eine* wirksame Therapie, sondern man muss auf den verschiedenen Ebenen ansetzen, muss körperlich und seelisch untersuchen und behandeln. Das setzt nicht nur viel ärztliches Wissen voraus, sondern vor allem den Aufbau einer *tragfähigen Beziehung* zwischen Arzt/Ärztin und Patientin. Gerade das ist oft nicht einfach. Die Komplexität von Beschwerden, Ursachen und therapeutischen Ansätzen in Kombination mit dem oft nur geringen Therapie-Erfolg können Patientin wie ÄrztInnen frustrieren.

Frau Schnitt kommt zwei Wochen später wieder, dieses Mal ist eine halbe Stunde für ein Gespräch eingeplant. Mit einem eingefrorenen Dauerlächeln schildert sie ihre ganze Misere: die lieblose Kindheit nach der frühen Trennung der Eltern, das frühe »Alleingelassen-Sein«, als die Mutter mit dem neuen Partner zusammen zieht, den sie von Anfang an nicht mag. Sie hat das Gefühl, nur noch zu stören. Die Mutter habe ihr dauernd Vorwürfe gemacht und der neue Partner habe sie manchmal »komisch angefasst«. Auch als Jugendliche ging es ihr oft schlecht, sie fehlte in der Schule wegen Bauchkrämpfen, schaffte aber dennoch den Realschulabschluss. Sie suchte viele ÄrztInnen auf, niemand fand eine plausible Erklärung für ihre Beschwerden. Sie fühlte sich nicht ernst genommen. Als dann endlich die Diagnose Endometriose gestellt wurde, war sie zunächst erleichtert. Inzwischen ist sie enttäuscht, dass sich das nicht so einfach »wegmachen« lässt. Ihre wütende Hilflosigkeit ist erneut greifbar. Und der dringende Wunsch, dass etwas geschehen soll.

Es ist nicht einfach, diesen Erwartungsdruck auszuhalten und weiter mit ihr im Kontakt zu bleiben: »Ich weiß noch nicht, warum die Schmerzen immer wieder auftreten, obwohl Sie schon so viele Behandlungen hinter sich haben. Aber ich bin mir sicher, dass eine erneute Operation nichts bringen wird. Schon bei der letzten wurde ja nur die Diagnose bestätigt; die gefundenen Verwachsungen kamen wahrscheinlich von der Voroperation«

»Dann kann man also nichts mehr machen? Das halte ich nicht aus!«

Ihre Schmerzen treten in ganz unterschiedlichen Situationen auf, wie im weiteren Gespräch erkenntlich wird. Manchmal wenn sie allein ist, oder vor einem Termin beim Arbeitsamt; manchmal wenn sie auf einen Anruf des Freundes wartet, oder nach einem Telefonat mit der Mutter. Wir reden über das Schmerzgedächtnis, und dass der Körper manchmal besser ausdrückt als der Kopf, wenn etwas nicht mehr auszuhalten ist. Ich bestätige ihr erneut: »Sie haben echte Schmerzen, auch wenn man vielleicht körperlich nicht viel findet als Ursache. Diese Schmerzen machen mürbe, das raubt Energie. Kein Wunder, dass Sie sich oft so kaputt fühlen. Ich bin sicher, dass sich das ändern lässt, wenn auch nur langsam.« Auch an diesem Tag findet sich keine Lösung. Sie beginnt jedoch zu akzeptieren, dass sich die Schmerzen nicht operativ beseitigen lassen, und dass sie auch mit ihrer Biografie zusammenhängen.

Die weiteren regelmäßigen Gespräche tun ihr gut, aber sie reichen für eine Stabilisierung nicht aus. Frau Schnitt ist körperlich und seelisch zu erschöpft. Ich schlage ihr eine Reha-Kur vor, in einer psychosomatischen Klinik speziell für »Frauenleiden«. Nach langem Zögern stimmt sie zu. Die Kur wird genehmigt. Sie hält die vier Wochen durch, auch wenn anfangs nicht alles so läuft, wie sie sich das vorgestellt hatte: »Die Moorbäder und Massagen waren toll, die Gruppengespräche haben erst genervt, die Ärztin hatte zu wenig Zeit, die Psychologin kapierte am Anfang überhaupt nichts.« Wie schon so oft fühlt sie sich nicht richtig verstanden, findet keinen Kontakt zu anderen. Dann trifft sie aber eine junge Frau, die »gut zuhört« und der sie wiederum Mut macht für kleine Wanderungen. Gemeinsam mit der neuen Freundin entwickelt sie Freude an sportlichen Aktivitäten, die Müdigkeit nimmt ab. Sie öffnet sich mehr in den Therapiestunden, spricht über ihre Verletzungen, kann ihre Wünsche nach Versorgung und Nähe zeigen und bekommt von den anderen Verständnis und Wärme zurück. Das freut sie. Die Schmerzattacken kommen zwar noch, aber sie entwickelt Techniken, um damit umzugehen. Sie nimmt sie als Signale und lässt sich davon nicht mehr tyrannisieren.

Besserung aus eigener Kraft

In den Gesprächen nach der Kur wirkt Frau Schnitt deutlich erwachsener, gereifter. Sie brauchte wohl diese Zeit, um zu lernen, dass sie selbst etwas für sich tun muss und kann. Es gibt längere Phasen ohne Schmerz. Zunehmend nimmt sie jetzt die Dinge selbst in die Hand: Sie erwirkt mithilfe des Arbeitsamtes ein halbjähriges Praktikum in der Krankenhaus-Verwaltung, sucht und findet einen Psychotherapieplatz, trifft sich mit der Mutter und mit dem früheren Freund. Es kommt zu klärenden Aussprachen. Die neue Arbeit im Büro macht ihr Spaß. Sie ist beliebt und wird geschätzt, weil sie Aufgaben schnell erfasst und gewissenhaft erledigt. Gelegentlich fällt sie wegen Schmerzen aus; aber darauf sind die Kolleginnen und die Chefin vorbereitet, sie akzeptieren das und »betüteln« sie. Nach Beendigung des Praktikums ist ein Ausbildungsplatz in Sicht.

Ich habe Frau Schnitt fast zwei Jahre lang regelmäßig gesehen, zunächst im Abstand von drei bis vier Wochen, dann seltener. Irgendwann blieb sie weg. Ob geheilt – oder doch wieder auf der Suche nach der »guten Ärztin« – wer weiß? Zumindest über einen gewissen Zeitraum habe ich ihr dabei helfen können, sich selbst und ihre schmerzhaften Symptome neu zu sehen und damit zu leben, statt daran zu verzweifeln. Das zu erreichen: den Körper nicht als *Maschine* zu sehen, an dem andere etwas richten müssen, sondern als etwas *Eigenes*, um das man sich selbst kümmern muss, und dass sich der Einsatz lohnt – das ist ein Hauptziel des psychosomatischen Zugangs bei chronischen Schmerzen. Es ist ein mühsamer Weg, verbunden mit häufigen Rückschlägen, bei dem sich aber trotz allem jeder Schritt lohnt, für alle Beteiligten. Frau Schnitt habe ich in der Zeit zunehmend schätzen und auch bewundern gelernt in ihrer Beharrlichkeit und ihrer Kraft, sich nicht unterkriegen zu lassen.

»Ich bin enttäuscht von Ihnen!«

Ärger, Budget und Balint-Gruppe

Aufregung und Ärger

»Ich komme seit mehr als 15 Jahren in Ihre Praxis und bin richtig enttäuscht!«

»Mmhh …?«

»Sie haben mir letztes Mal kein Rezept gegeben für die Krankengymnastik. Meine Hausärztin und meine Physiotherapeutin konnten das auch nicht verstehen!«

Frau Walter, eine schlanke Frau Mitte 50, sitzt mir steif und vorwurfsvoll gegenüber. So kenne ich sie nicht, sie ist sonst immer eher zurückhaltend. Ein solcher Gesprächsanfang, ohne jede Begrüßung – ich fühle mich überrumpelt.

Ein Blick in die Kartei zeigt: Sie kommt regelmäßig zur Kontrolle, klagt seit Jahren immer mal wieder über Druck im Unterleib und sporadisch wechselnde Probleme beim Wasserlassen, über plötzlichen starken Harndrang, gelegentlich verbunden mit unkontrolliertem, wenn auch nur geringem Harnabgang. Bei der gynäkologischen Untersuchung hatte ich bislang keine körperliche Erklärung dafür gefunden, keine Blasensenkung, die oft Ursache für solche Beschwerden ist. Die Urinuntersuchung hatte keine Auffälligkeiten ergeben. Beim letzten Besuch ist ein längeres Gespräch vermerkt über das Thema Harninkontinenz (unfreiwilliger Abgang von Urin) und die unterschiedlichen Ursachen dafür. Ich hatte die Diagnose »leichte Reizblase« gestellt, ihr erklärt, wie sie ihren Beckenboden spüren und anspannen kann, ihr mithilfe einer Informationsbroschüre zu Übungen geraten und tatsächlich kein Rezept mitgegeben, obwohl sie das wollte. Stattdessen hatte ich auf ihre Eigeninitiative verwiesen, zumal sie selbst vor Jahren eine Ausbildung zur Krankengymnastin absolviert hatte.

Ich fühle mich weiter im Recht, blicke sie wieder an und versuche zu erklären, dass es mein »Heilmittelverordnungsbudget« leider nicht erlaube, ihr bei dieser Situation ein Rezept zu geben: Wir seien da vom System her sehr eingeschränkt, Beckenbodengymnastik könne ich nur bei extremer Senkung oder bei Krebspatientinnen verschreiben, nicht bei leichten Beschwerden. Bei Überschreiten des Budgets drohe mir ein Regress, das heißt, *ich* müsste dann mit meinem eigenen Geld für *ihre* Krankengymnastik aufkommen. Ihre harsche Antwort: »Ich stoße hier auf taube Ohren!«

Das ärgert mich. Ich rege mich richtig auf, spüre meinen schnellen Puls, reagiere allmählich auch etwas ungehalten. Noch einmal betone ich, dass ich doch damals alles mit ihr durchgesprochen und auch jetzt versucht habe, ihr alles plausibel zu machen. Es geht hin und her, der Ärger wächst auf beiden Seiten. Sie bringt mich richtig in Rage, so aufgebracht kenne ich mich selbst nicht. Am Ende verlässt sie nicht erbost das Sprechzimmer, wie ich erwarte, sondern geht ins Untersuchungszimmer: »Die Krebsvorsorge ist ja dran.« Ich erledige die anstehende Untersuchung in kurzer Zeit, ohne viele Worte, es ist nichts Neues zu finden. Danach ein frostiger Abschied, sie geht unversöhnt.

Ich schüttle das ab; die Praxis muss weiter laufen. Allmählich beruhigt sich mein Puls. Später denke ich noch einmal in Ruhe darüber nach. Ob sie doch recht hatte, auf ihre Art? Was war da abgelaufen zwischen uns? Vielleicht habe ich sie tatsächlich nicht verstanden und war taub gewesen, wenn auch auf dem dritten, dem inneren Ohr?

Klärung in der Balint-Gruppe

Frau Walter und mein Ärger über sie beschäftigen mich noch länger. Deshalb stelle ich sie in meiner Balint-Gruppe vor, an der ich seit Jahren regelmäßig an einem Abend im Monat teilnehme. Sie besteht aus einem festen Kreis von zehn Ärzten und Ärztinnen, geleitet von einem erfahrenen ärztlichen Psychoanalytiker (Einzelheiten s. S. 30). Mithilfe der Gruppe erkenne ich besser: Die uneinsichtig-fordernde Haltung der Patientin hatte mich aufgeregt und zunehmend verärgert. Sie war mir lästig geworden. Ihr striktes Beharren auf dem körperlichen Symptom und der Problemlösung durch ein Rezept für Krankengymnastik hatten mich auf dieser Schiene fixiert und zu der technischen Abwehr »Budget-Obergrenze« geführt. Sie agierte – ich *re*agierte. Ihr Unglücklich-Sein hatte ich nicht wahrgenommen, sondern nur den Druck gespürt. Sie hatte sich von mir nicht ernst genommen gefühlt. Was hätte ihr geholfen, wie hätte ich anders auf sie eingehen können? Die Gruppe überlegt gemeinsam, Fantasien werden geäußert, Alternativen der Gesprächsführung, damit ich mich bei einem nächsten Besuch nicht wieder so verstricke. Falls sie überhaupt wieder erscheint.

Frau Walter kommt tatsächlich nach einigen Monaten wieder in die Praxis, dieses Mal noch reservierter. Ich spreche von mir aus an, dass ich sie wohl tatsächlich nicht richtig verstanden habe, und äußere mein Bedauern darüber: »Wir haben aneinander vorbei geredet.« Sie taut etwas auf. Es kommt zu einem längeren Gespräch über Situationen von Erwartung und Enttäuschung, die sich durch ihr Leben ziehen: Immer wieder strengt sie sich an und erreicht ihr Ziel nicht. Die späte Ausbildung zur Physiotherapeutin hatte sie zwar durchgezogen und mit Mitte 30 die Prüfung geschafft, dann aber nie eine Stelle bekommen. Damals wurde es auch mit der Blase schlimmer, erinnert sie sich. Plötzlich wirkt sie nicht mehr so fordernd, sondern eher ratlos. Das passt dazu, dass ich auch nicht verstanden hatte, warum sie so auf einem Rezept beharrte und die Blasenschwäche nicht selbst angehen wollte mit entsprechenden Übungen. »Ratlosigkeit« wird so zum gemeinsamen Thema. Spürbar verändert sich die Stimmung, wir suchen gemeinsam nach Erklärungen. Die seelische Ebene kommt ins Spiel, ihre Daueranspannung, der Leistungsdruck: »Vielleicht müsste ich mir mal selbst etwas Schönes gönnen, mich verwöhnen lassen … ein Wellness-Wochenende, mal so richtig ausspannen … vielleicht hilft mir Yoga …«

Auch dieses Mal ist das Problem nicht gelöst, aber sie verlässt das Sprechzimmer lächelnd und gleichzeitig nachdenklich. Ich bin neugierig, was sie in einem halben Jahr erzählen wird. Mag sein, dass Wellness plus Yoga allein nicht reichen, dass sie eine Psychotherapie braucht, um besser mit sich klarzukommen. Aber ein Anfang ist gemacht, immerhin.

»Muss meine Gebärmutter wirklich raus?«

Gemeinsame Entscheidungsfindung (shared decision making)

Vergrößerte Gebärmutter

»Muss meine Gebärmutter wirklich raus? So richtig Beschwerden habe ich eigentlich nicht, aber sie soll sehr groß sein.« Frau Schulz sieht mich fragend an. Ihr langjähriger Frauenarzt hatte ihr zu einer Unterleibsoperation geraten, aber ihre Schwägerin hatte sie davor gewarnt und sie zu mir geschickt. Frau Schulz ist Mitte 40, sie lebt in einem kleinen Nachbardorf mit ihrem Mann und den Schwiegereltern, die beiden Kinder sind schon aus dem Haus. Sie versorgt Haus und Garten und geht stundenweise putzen. Im Krankenhaus war sie noch nie, nur zu den Geburten. Bei der Vorsorgeuntersuchung, zu der sie alljährlich geht, war die Vergrößerung der Gebärmutter schon einmal vor zwei Jahren angesprochen worden, aber dieses Mal habe ihr Arzt zur Operation geraten, »bevor sie noch größer wird«. Ja, die Blutungen sind in der letzten Zeit etwas stärker geworden, sie kommen noch nahezu regelmäßig, aber es ist auszuhalten. Schmerzen hat sie keine, auch nicht bei der Regelblutung oder beim Sex. Manchmal hat sie das Gefühl, dass sie den Urin nicht mehr so lange halten kann. Beim Sport gibt es schon mal Probleme, sie lächelt: »Trampolinspringen geht nicht mehr so gut; kommt das von der großen Gebärmutter?« Ihrem Frauenarzt und seinem Rat vertraut sie eigentlich; sie ist schon seit 20 Jahren bei ihm in Behandlung. Die Schwägerin hatte aber nach ihrer Unterleibsoperation noch lange Probleme und sie deshalb davor gewarnt.

»Eine zweite Meinung einzuholen vor einer größeren Operation ist immer gut«, stimme ich ihr zu. »Vorher würde ich Sie gerne untersuchen, um selbst die Situation einschätzen zu können.« Es bestätigt sich eine deutliche Vergrößerung der Gebärmutter auf ca. 13 Zentimeter Gesamtlänge (statt normal acht bis neun

Zentimeter), verursacht durch mehre Myome (Muskelknoten) von jeweils zwei bis drei Zentimetern Größe. Beim Abtasten gibt sie keinerlei Schmerzen an, die Gebärmutter fühlt sich gleichmäßig fest an.

Abwägen von Pro und Kontra

»Und? Muss sie raus?«

»Aus meiner Sicht nicht unbedingt; aber darüber sollten wir gemeinsam nachdenken. In Ihrem Alter hat fast jede dritte Frau eine vergrößerte Gebärmutter, das ist also nichts Ungewöhnliches. Manche Frauen merken gar nichts von den Myomen, das wird oft nur zufällig entdeckt. Die Behandlung hängt von den Beschwerden ab. Bei Ihnen kommen die stärkeren Blutungen wahrscheinlich von der Vergrößerung der Gebärmutter. Aber die Probleme mit der Blase hängen eher mit der leichten Senkung zusammen, die Sie haben, das wird durch die Entfernung der Gebärmutter nicht besser.«

Frau Schulz bleibt besorgt: »Aber wenn sie weiter wächst? Das meinte ja mein Frauenarzt.«

Ich erläutere ihr, dass das Wachstum der Myome von der Östrogenproduktion im Körper abhängt. Es kann manchmal zu Wachstumsschüben kommen, wie anscheinend bei ihr im letzten Jahr, bei denen man nicht weiß, wie es weiter geht. Ich möchte auf keinen Fall ihren langjährigen Frauenarzt und seine Beratung schlecht machen. Zum einen weil er sich vermutlich bei seiner Empfehlung etwas gedacht hat, vor allem aber weil ich nicht weiß, was »wirklich« gesagt wurde. Wie oft es Missverständnisse zwischen ÄrztInnen und PatientInnen gibt, wie oft die Botschaft anders ankommt, als sie gemeint war, ist aus Studien bekannt; das kenne ich außerdem zur Genüge aus eigener Erfahrung.

Wie die Situation sich bei ihr weiter entwickeln wird, ist schwer eindeutig vorherzusehen. In ihrem Alter ist aber damit zu rechnen, dass die Hormonproduktion in ihrem Körper bald nachlassen wird; parallel dazu wird die Monatsblutung seltener und die Myome werden kleiner, sie können manchmal nahezu verschwinden. »Kann das auch etwas Bösartiges sein?« Eine häufige Frage, die auch nicht völlig unberechtigt ist. »Eigentlich will ich mich nicht operieren lassen, wenn es nicht sein muss. Irgendwie gehört meine Gebärmutter zu mir. Und wenn sie sowieso bald von allein kleiner wird ... Ein Risiko eingehen will ich aber natürlich auch nicht.« Es spricht alles dafür, dass es sich bei ihr um eine gutartige Vergrößerung der Gebärmutter handelt: Sie hat das dafür typische Alter, die Myome sind über Jahre langsam gewachsen, sehen im Ultraschall von der Struktur her gleichmäßig und glatt begrenzt aus. Bösartige Tumore der Gebärmutter (Leiomyosarkome) sind sehr selten, sie wachsen zudem meist schnell und wirken im Ultraschall »unregelmäßig«.

»Ich kann Ihnen keine hundertprozentige Sicherheit geben, aber ich sehe keinerlei Hinweis auf Bösartigkeit. Insgesamt gibt es keinen Grund, dass Sie sich *jetzt sofort* für eine Operation entscheiden müssen. Sie haben Zeit! Sie können sich noch einmal in Ruhe alles überlegen, was für und was gegen eine Operation spricht.« Natürlich sollte weiter regelmäßig überprüft werden, wie sich die Myome entwickeln. »Das kann Ihr bisheriger Frauenarzt übernehmen, wenn Sie das wollen; der kennt sie lange und weiß besser als ich, wie sich die Gebärmutter bislang verändert hat. Wenn Sie möchten, bekommt er gerne von mir einen kurzen Bericht.« Frau Schulz ist erleichtert und will abwarten. Sie ist zwar ein bisschen unsicher darüber, wie ihr langjähriger Frauenarzt reagieren wird, »aber der wird das schon verstehen, er kennt mich ja und weiß, dass ich nicht gerne ins Krankenhaus will«.

Prinzip der gemeinsamen Entscheidungsfindung

Dieses gemeinsame Abwägen ist ein typisches Beispiel für das Konzept des »shared decision making« (SDM), der gemeinsam getragenen Entscheidungsfindung. Dabei zählen nicht nur die medizinischen Argumente, sondern auch die subjektive Einschätzung der PatientInnen, ihre Erwartungen und Sorgen. Grundlage dafür ist eine offene Kommunikation zwischen Arzt/Ärztin und PatientIn. Das hat weitgehend das früher übliche »paternalistische« Entscheidungsmodell à la »doctor knows best« abgelöst, das noch bis in die 1970er Jahre des letzten Jahrhunderts vielfach üblich war. Es beinhaltet auch mehr als die »informierte Einwilligung« (informed consent), ein Vorgehen, bei dem die PatientInnen zwar alle Informationen erhalten, ihnen aber die Entscheidungsfindung überwiegend selbst überlassen bleibt. SDM ist eine Kombination aus Selbstbestimmung und ärztlicher Fürsorge. Mehr Selbstbestimmung bedeutet für die Betroffenen allerdings auch, mehr Verantwortung zu übernehmen. Das wollen nicht alle; nicht alle wollen mitentscheiden. Manche fühlen sich durch die vielen Informationen und Möglichkeiten überfordert und wünschen sich eine klare ärztliche Stellungnahme: »Was würden Sie denn machen an meiner Stelle?« Das gilt vor allem bei schweren lebensbedrohlichen Erkrankungen, bei denen das Pro und Kontra einer Behandlung oft besonders schwer abwägbar ist. Dann kann es entlastend und richtig sein, wenn ÄrztInnen viel von der Last der Entscheidung übernehmen und sehr konkret eine

Empfehlung äußern, wie ich aus eigener Erfahrung weiß. Das Anliegen der Patientin zu verstehen und komplexe Informationen und Behandlungsoptionen so klar zu formulieren, dass sie die Patientin zu einer Entscheidung befähigen ohne Überforderung oder Entmündigung: Das ist eine besondere ärztliche Kunst!

Gebärmutterentfernung: zu leichtfertig?

Gerade bei der Frage der Gebärmutterentfernung halte ich eine Entscheidung im Sinn von SDM für eine sehr wichtige Errungenschaft, denn nur in knapp zehn Prozent der Eingriffe ist die Operation *zwingend* erforderlich, zum Beispiel bei einem vollständigen Vorfall oder bei einer Krebserkrankung. Überwiegend führen gutartige Veränderungen zu der Operation: eine Vergrößerung der Gebärmutter (wie bei Frau Schulz), Blutungsbeschwerden, Schmerzen im Unterleib oder eine Senkung. In den 1970er und 1980er Jahren, als ich meine gynäkologische Ausbildung im Krankenhaus machte, wurde die Empfehlung für die Operation oft sehr schnell ausgesprochen: »Sie brauchen ihre Gebärmutter nicht mehr, Sie haben doch Ihre Kinder. Und zu etwas anderem ist die Gebärmutter nicht von Nutzen, sie ist genauso überflüssig wie der Blinddarm«, wurde Frauen oft schon mit Anfang 40 gesagt, auch wenn sie nur wegen einer Blasenschwäche ins Krankenhaus kamen. Dann wurde die Scheide gerafft und zusätzlich die Gebärmutter entfernt.

Lange wurden die möglichen negativen Folgen dieser Operation zu wenig beachtet. So wurde übersehen, dass die Gebärmutter für viele Frauen eine große Bedeutung hat und ihr Verlust durchaus zu ernsthaften negativen seelischen Folgen führen kann. Manche Frauen beklagen, dass sich ihr sexuelles Empfinden verschlechtert hat. »Ich fühle mich wie eine ausgenommene Gans, ganz leer innerlich«; dieser traurige Satz einer Patientin ist bei mir hängen geblieben. Und auch mögliche körperliche Schäden nach der Operation sind belegt: So kann sich die Statik im kleinen Becken so verändern, dass dadurch eine Blasenschwäche eher zunimmt. Außerdem können im Hormonhaushalt Veränderungen auftreten, sodass die Wechseljahre früher eintreten. Ungefährlich ist der Eingriff auch nicht, Verletzungen von Blase und Darm kommen vor. Trotzdem wird weltweit weiterhin viel operiert; in den USA soll bei ca. 50 Prozent der Frauen über 50 die Gebärmutter entfernt worden sein.

Seit Mitte der 1980er Jahre gibt es immer mehr warnende Stimmen gegen diese »schnelle Lösung« von Blutungs- und anderen Problemen. Das hat zu einem langsamen Rückgang der Operationshäufigkeit geführt und zur kritischeren Haltung von Frauen, wie sie auch Frau Schulz zeigt. Wenn bedingt durch die Myome starke Beschwerden bestehen, gibt es zudem inzwischen alternative Behandlungsmethoden, zum Beispiel den fokussierten (zielgerichteten) Ultraschall oder die Embolisation (Verschluss von Blutgefäßen). Von diesen neueren Methoden profitieren allerdings nicht alle Frauen, da sie nicht bei allen einsetzbar sind und außerdem (noch) nicht überall angeboten werden, oft nur in größeren Zentren.

Noch immer ist die Hysterektomie (Gebärmutterentfernung) eine der häufigsten Operationen in Deutschland: Sie wird mehr als 100.000 Mal pro Jahr durchgeführt. Es ist zudem auffällig, dass die Operation regional deutlich unterschiedlich häufig durchgeführt wird, wie im »Faktencheck Gesundheit« der Bertelsmann-Stiftung belegt wurde: Pro 10.000 Frauen wurde in den Jahren 2010 bis 2012 im Mittel bei 33 Frauen die Gebärmutter entfernt, je nach Wohnort lag die Spannweite zwischen 18 und 61 pro 10.000! Diese geografischen Unterschiede sind medizinisch nicht erklärbar; sie sind ein weiterer Anlass dafür, über den Umgang mit der Gebärmutterentfernung kritisch nachzudenken.

Gebärmutterentfernung: Erleichterung!

Aber auch die Entscheidung *für* die Operation kann richtig sein. »Wenn ich gewusst hätte, wie gut es mir jetzt geht, hätte ich die Operation viel früher machen lassen«, sagte Frau Schuster, auch eine Frau Mitte 40, sechs Monate nach der Operation.

»Endlich bin ich diese starken Blutungen und die Schmerzen los! Ich musste ja bei jeder Reise daran denken, ob es zeitlich passt, außerdem fühlte ich mich durch den Blutverlust immer elend. So viel Eisen konnte ich gar nicht schlucken, zumal ich es schlecht vertragen habe. Und die Hormontherapie hatte ja auch nicht geholfen, davon habe ich nur zugenommen. Ich fühle mich jetzt wie neugeboren, bin viel unternehmenslustiger. Beim Sex merke ich keinen Unterschied, eher fühle ich mich da auch befreiter.«

Auch diese Erfahrungen und Stimmen gibt es. Wenn die Gebärmutter die Ursache war für starke Beschwerden, die durch keine andere Behandlung zu beheben waren, und wenn eine Frau sich den Eingriff gut überlegt hat, ist die Operation meist eher eine Befreiung. Es ist wichtig, auch diesen Aspekt bei der Beratung im Auge zu behalten und nicht jeder Frau Sorgen zu machen, dass sie einen Verlust erleben und ihn bereuen wird! »Die Entscheidung musste erst reifen«, versuche ich Frau Schuster zu entlasten. »Sie haben einige Jahre gebraucht für den Entschluss, und das war gut so. Anfangs waren Sie doch so skeptisch, erinnern Sie sich noch? Und in *der* Situation hätte Ihnen die Operation nicht gut getan, da bin ich sicher.«

»Sind das die Hormone oder muss ich zum Nervenarzt?«

Neugierde statt Angst in den Wechseljahren

Lückenfüllerin

Eine Patientin hat ihren Krebsnachsorgetermin kurzfristig abgesagt. Dafür hat meine Mitarbeiterin spontan eine neue Patientin angenommen, weil sie am Telefon so verzweifelt klang. Jetzt sitzt Frau Drunter vor mir. »Mir geht es richtig schlecht seit einem Dreivierteljahr – ich weiß nicht, was mit mir los ist und was ich machen soll. Ich war schon überall ...« Sie ist etwas füllig, Anfang 50, sorgfältig gekleidet und gut zurechtgemacht, große Ohrringe, dunkles Augen-Make-up, das sie vorsichtig abtupft, wenn die Tränen kommen. Ich frage nach, was sie so belastet. Die Blutungen sind unregelmäßig, sie fühlt sich elend, hat oft Rücken- und Kopfschmerzen, schläft schlecht, hat keinen Schwung mehr, und »keiner findet etwas«. Ihre tiefe Traurigkeit und Hoffnungslosigkeit sind spürbar, »dass das nie aufhört und immer so bleibt«. Dann ist sie wieder sehr präsent, lächelt, erklärt lebhaft. Die Not ist fassbar, man möchte ihr helfen – und weiß nicht, wie. Ihr Auftritt schillert zwischen »Ich bin am Ende« und »Ich habe eigentlich alles im Griff«.

Anscheinend hatte sie diese Wirkung auf viele der Fachleute, die sie in den letzten Monaten aufgesucht hat. Der Hausarzt hat sie als erstes zum Psychiater geschickt. Der fand nichts Eindeutiges, schrieb letztlich alles den Wechseljahren zu und schickte sie zu ihrem Gynäkologen. Der bestätigte die Diagnose »Wechseljahre« und habe zunächst Hormone empfohlen. Im weiteren Gespräch nahm er das dann wieder zurück wegen des hohen Blutdrucks und des Übergewichts, das sei doch zu gefährlich, denn Hormone würden das Risiko für eine Thrombose oder einen Schlaganfall erhöhen. Ob sie wirklich helfen würden, wisse er auch nicht. Ob der Hausarzt nicht eine Kur für sie beantragen könne? Zurück zum

Hausarzt, Kurantrag. Der Antrag wurde abgelehnt. Ratlosigkeit. Kurzfristig war sie im Krankenhaus, zur Schmerztherapie, ohne Erfolg. Sogar bei der Heilpraktikerin war sie dann, gesteht sie. Die habe bei der Irisdiagnostik festgestellt, dass die Eierstöcke ganz verkümmert seien, und sie erneut zum Frauenarzt geschickt. Eine Freundin habe mich empfohlen. »Mit der kann man reden«, hatte sie ihr Mut gemacht.

Über diesem Bericht ist inzwischen fast eine Viertelstunde verstrichen, mir ist klar: Meine Zeitlücke im Terminkalender ist fast vorbei. Irgendwie muss ich mit dem Erwartungsdruck von Frau Drunter umgehen: »Ich verstehe, dass Sie ratlos sind und dass es Ihnen nicht gut geht. Irgendetwas muss sich ändern! Es könnte mit den Wechseljahren zusammenhängen, das ist eine anstrengende Zeit, aber da scheint Sie noch anderes zu bedrücken. Wenn es Ihnen recht ist, untersuche ich Sie zunächst noch einmal, um mir von Ihnen auch körperlich ein Bild zu machen, und dann sprechen wir weiter.«

Bei der vaginalen Untersuchung findet sich nichts Auffälliges, im Ultraschall sehen die Gebärmutter und die Eierstöcke für ihr Alter »normal« aus. Das erleichtert sie.

Wechseljahre? Depression?

Nach der Untersuchung sprechen wir über die Wechseljahre und die damit verbundenen Veränderungen. Die unregelmäßigen Blutungen und auch die Hitzewallungen stören sie wenig, es ist eher der schlechte Schlaf, der ihr zu schaffen macht.

»Am schlimmsten ist aber, dass ich an nichts mehr Freude habe und mich zu nichts mehr aufraffen kann. Mir tut manchmal alles weh, und keiner findet etwas. Mein Mann kann es schon nicht mehr hören, dass ich dauernd nur klage und immer so erschöpft von der Arbeit komme. Ich bin Sekretärin in einem Anwaltsbüro, mein Chef schätzt mich. Aber manchmal habe ich das Gefühl, ich schaffe das alles nicht mehr. Das können doch nicht nur die Wechseljahre sein ...?«

»Das stimmt. Vieles, was Sie schildern, ist typisch für die Wechseljahre, manches hört sich eher wie eine Depression an.« Das Wort steht dunkel im Raum. »Diese Traurigkeit ist sehr schwer auszuhalten, ich weiß. Depression ist eine der schlimmsten Erkrankungen, gerade weil man es keinem direkt ansieht. Man schämt sich fast dafür. Aber man kann das behandeln, und es hört auch wieder auf.«

Frau Drunter nickt, sie wirkt erleichtert: Es gibt eine Erklärung. Sie berichtet, dass sie solche Phasen von früher kennt, in den Tagen vor der Menstruation ging es ihr ähnlich. Auch nach der Geburt fühlte sie sich über viele Wochen elend.

»Möglich, dass das auch schon depressive Verstimmungen waren. Das tritt dann oft in den Wechseljahren wieder und manchmal auch stärker auf. Dazu kommt das Älterwerden, da hat man nicht mehr so viel Kraft wie früher, auch wenn man das denkt.« Ihre Angst wird spürbar kleiner, sie wirkt ruhiger, hört aufmerksam zu.

»Viel mehr Zeit habe ich heute leider nicht für Sie, mehr klären können wir jetzt nicht. Aber wenn Sie möchten, können Sie sich gerne einen weiteren Gesprächstermin geben lassen.«

Die hormonellen Veränderungen spielen sicher bei ihr eine Rolle, denke ich, vielleicht auch die Partnersituation oder eine Überforderung im Beruf; vielleicht kommt sie da mit ihren hohen eigenen Ansprüchen nicht mehr zurecht. Zum Abschluss empfehle ich ein leichtes Antidepressivum, Johanniskraut hochdosiert. »Das wirkt gut bei einer leichten Depression, kann auch den Schlaf verbessern und hat keine wesentlichen Nebenwirkungen. Außerdem wäre es gut, wenn Sie sich trotz der Rückenschmerzen täglich wenigstens etwas bewegen, und wenn es nur Spazierengehen ist.«

»Fällt mir zwar schwer, mich dazu aufzuraffen – aber wenn es hilft –, eigentlich bewege ich mich ja gerne. Vielleicht komme ich auch von meinem Gewicht etwas runter, das nervt ja auch. Danke, dass Sie mir so lange zugehört und mich ernst genommen haben. Das hat mir schon geholfen.«

Salutogenese und Pathogenese

Was war geschehen? Eine Frau kam unerwartet, mit langer Geschichte und hohem Leidensdruck. Ich habe versucht, in der begrenzten Zeit eine Beziehung herzustellen und erste Lösungswege aufzuzeigen. Mithilfe meines psychosomatischen Blicks konnte ich ihr diffuses Beschwerdebild in Zusammenhänge bringen und so für sie besser verständlich machen. Vor allem habe ich ihr Hoffnung gemacht: »Sie können *selbst* etwas tun, damit es sich bessert!« Dieser Ansatz gehört zum Konzept der *Saluto*genese, übersetzt der *Gesundheits*entstehung (salutas = Gesundheit). Dabei richtet sich der Blick auf das, was Menschen *gesund* erhält trotz Belastung. In der Medizin ist dagegen die Frage nach den Ursachen der *Krankheit* üblich, nach der *Patho*genese (pathos = Leiden). Das Erklärungsmodell der Salutogenese wurde in den 1980er Jahren von dem israelischen Medizinsoziologen Aaron Antonovsky[7] entwickelt. Ich finde es sehr hilfreich gerade im Umgang mit chronischen Belastungen. Sehr verkürzt beinhaltet es: Wir bewegen uns immer auf einem *Kontinuum zwischen Gesundheit* und *Krankheit*, niemand ist *ganz* krank oder *ganz* gesund. Wenn es Menschen gelingt, *die Zusammenhänge ihres Lebens* zu verstehen und vor allem zu der Einsicht zu kommen, dass sie ihr Leben *selbst gestalten* können, und wenn sie zudem glauben, dass ihr Leben einen *Sinn* hat – dann haben sie nach dieser Theorie ein »Kohärenzgefühl« (Gefühl für Stimmigkeit), das sie darin stärkt, mit Belastungen umzugehen. (Es lohnt sich sehr, sich mit dieser Theorie mehr zu beschäftigen, die ich hier nur kurz vorstellen kann.) Für die Praxis finde ich den Aspekt des *eigenen* Einflusses besonders wichtig. Entsprechend habe ich immer *alle* Ideen begrüßt und ermutigt, sei es Walking, der neue Gesundheitstee, Yoga oder Bachblüten, mit denen Menschen versuchten *selbst* etwas zu bewirken. Aktiv auszuprobieren, was gut tut, schon das kann helfen – auch wenn das meiste nicht evidenzbasiert, also nicht in wissenschaftlichen Studien bewiesen ist, sondern eher auf Erfahrungen beruht.

Frau Drunter meldete sich einige Wochen später wieder. Mit dem Johanniskraut hatte sich der Schlaf deutlich verbessert, die regelmäßigen Spaziergänge »auf Rezept« haben ihr gut getan. Sie überlegt, wieder mit dem Tennis anzufangen: »Die Zeit nehme ich mir.« Im Gespräch werden Probleme im Beruf und in der Partnerschaft thematisiert. Sie macht sich große Sorgen, nicht mehr alles wie früher bewältigen zu können, alt zu werden. Bislang war immer sie die Aktive, fröhlich und voller Energie. Frühere kurze depressive Episoden tauchen im Gespräch auf, die sie immer möglichst schnell weggedrückt hat. Gerade in den letzten Jahren hat sie sich mehr und mehr in die Arbeit gestürzt und darüber vieles vernachlässigt: Sport, Unternehmungen, Lesen. Darüber wurde sie immer unruhiger, hektischer, ungeduldiger, sich selbst gegenüber und auch in der Familie. Nach dem dritten Gespräch entscheidet sie sich, eine Psychotherapie zu beginnen. »Das hätte ich früher nie gedacht, dass das Reden mit einer Fremden so gut tun kann. Mir fällt so viel ein.« Die Genesung beansprucht Zeit. Ein Jahr später geht es ihr deutlich besser, ohne Hormone und auch ohne Antidepressiva. Mithilfe der Psychotherapeutin hat sie über vieles nachgedacht, Dinge neu geordnet und andere Schwerpunkte für sich gesetzt. Die Angst vor den Wechseljahren und dem Alter war der Neugierde gewichen, was noch alles kommt; und sie war Seniorenmeisterin im Tennisclub geworden.

---

7 Antonovsky A. (1997). *Salutogenese. Zur Entmystifizierung der Gesundheit* (Hrsg. von Alexa Franke). Tübingen: dgvt-Verlag.

»Sie haben Krebs – ich begleite Sie«

Vermittlung der Diagnose mit Empathie und Wissen

Diagnose Brustkrebs

Frau Riem, eine schlanke Frau Anfang 50, sitzt im Frühjahr 2008 als Notfall vor mir. Ich kenne sie seit Jahren, sie kommt immer regelmäßig zur Vorsorge, zuletzt vor drei Monaten. »Ich habe etwas gefühlt in der rechten Brust, gestern beim Duschen; ich musste gleich kommen, es ist irgendwie anders.« Bei der Untersuchung taste ich eine schmerzlose, rundliche Verdichtung im Gewebe. Auch wenn es sich eher harmlos anfühlt, empfehle ich ihr eine Mammografie zur Abklärung. Ebenso wie sie habe ich ein blödes Gefühl: Ob es doch Krebs ist? Bestärke sie aber darin, erst noch die geplante Kegelfahrt am Wochenende mitzumachen, auf die sie sich seit Monaten freut.

Wenige Tage später sitzt sie mit ihrem Mann vor mir. Der Röntgenarzt hat ernst geschaut, wenig gesagt und sie zu mir geschickt. Schwarz auf weiß liegt der Befund vor mir: »Dringender Verdacht auf Mamma-Karzinom (Brustkrebs), Größe ca. 1,2 cm«.

»Es ist Krebs, nicht wahr?«

In so einer Situation gibt es nichts mehr zu beschönigen. Da aber für viele Menschen das Wort »Krebs« gleichbedeutend ist mit schnellem Tod, ist es wichtig, die Diagnose bei aller Klarheit so einfühlsam mitzuteilen, dass Hoffnung bleibt: »Ja, es tut mir leid, ich habe keine gute Nachricht für Sie. Laut Röntgenbild besteht der dringende Verdacht auf Bösartigkeit. Aber der Knoten ist noch sehr klein. Sie haben ja selbst die Veränderung früh bemerkt und sind gleich gekommen. Eine endgültige Klärung, ob es tatsächlich Krebs ist, erhalten wir erst durch eine weitere Untersuchung, eine Punktion. Dabei wird mit einer Nadel etwas Gewebe aus dem Bereich entnommen zur mikroskopischen Untersuchung.

Je nach Ergebnis entscheidet sich, wie es weiter geht. Aber auch wenn es wirklich Brustkrebs ist: Das kann man heute zum Glück gut behandeln!«

Wie häufig bei der Eröffnung einer solchen Diagnose will Frau Riem nicht noch länger warten: »Kann man nicht gleich den ganzen Knoten rausnehmen, gleich morgen? Oder noch besser die ganze Brust abnehmen? Ist doch auch egal, Hauptsache ich werde gesund!«

Ihr Mann nickt bestätigend: »Meine Frau schläft keine Nacht mehr, seit sie das gefühlt hat. Helfen Sie uns! Das muss doch jetzt schnell gehen! Können Sie nicht in der Klinik anrufen und ein Bett organisieren?«

Beide sind verständlich aufgeregt und haben Angst vor dem, was auf sie zukommt. Aus ihrer Sicht muss es jetzt schnell gehen, sie wollen es möglichst bald hinter sich bringen.

Ruhe in der Panik

Noch während der Unterhaltung sehe ich im Kopf den langen Weg vor mir, der wahrscheinlich vor Frau Riem liegt: Bestätigung der Diagnose durch die Punktion, Operation zur Entfernung des Knotens und zur Beurteilung der Lymphknoten, Klärung des Tumorstadiums, darauf basierend die Entscheidung über die weitere Behandlung: Chemotherapie? Bestrahlung? Antikörpertherapie? Antihormonelle Therapie? Die Behandlung wird sich wahrscheinlich über Monate, eventuell über Jahre hinziehen und ihr Leben stark verändern. Im Unterschied zu meiner Patientin weiß ich, dass es jetzt nicht darauf ankommt, möglichst schnell zu handeln, sondern dass es im Gegenteil wichtig ist, sich für das weitere Vorgehen Zeit zu lassen, damit die Behandlung von Beginn an in guten Bahnen läuft. Denn mit dem heutigen umfassenden Behandlungsansatz sind ungefähr 80 Prozent der Brustkrebserkrankungen heilbar. Jeder Behandlungsschritt sollte mit der Patientin besprochen und abgewogen werden, damit sie wirklich dahinter steht. Das erfordert einen klaren Kopf, denn manche Entscheidung kann kompliziert sein. Aktuell ist Frau Riem aber überwältigt vom Gefühl der Lebensbedrohung; das erschwert das Mitdenken. »Möglichst schnell, egal um welchen Preis«, ist ihre verständliche Devise. Es geht jetzt darum, wie ich sie in ihrem Schockzustand erreiche, damit sie die nächsten Behandlungsschritte besser verstehen kann. Mithilfe von Studien konnte nachgewiesen werden, was Menschen als hilfreich erleben in dieser ersten Konfrontation mit der Diagnose. Es sind zwei Aspekte der ärztlichen Haltung: *spürbares Mitgefühl und Verständnis* (Empathie) und die *Vermittlung von Sicherheit* – aber nicht eine Fülle von Informationen, die kaum aufzunehmen sind.

Statt zu versuchen, den drängenden Wunsch von Frau Riem mit sachlichen Gegenargumenten zu entkräften, reagiere ich deshalb bewusst auf der psychischen Ebene: »Das ist eine schlimme Nachricht, die ich Ihnen geben musste, leider! Brustkrebs – das ist eine bedrohliche Situation, die schwer auszuhalten ist. Da stürzt viel auf Sie ein, Sie haben Angst und ganz viele Fragen. Die müssen und werden wir Stück für Stück klären. Die Behandlung wird sich über einige Zeit hinziehen, aber Sie können mir glauben: Für Ihre Zukunft ist nicht wichtig, dass Sie jetzt möglichst schnell operiert werden. Eine Woche früher oder später – das macht nichts aus. Entscheidend ist, dass Sie gut informiert, mit Kraft und möglichst viel Zuversicht in die Operation gehen. Sie können sich Zeit nehmen, um zu Hause erst einmal alles zu klären. Vielleicht kennen Sie jemanden im Freundeskreis, die schon eine ähnliche Situation erlebt hat? Solche Gespräche tun oft gut. Sie können sicher sein: Sie sind bei der Bewältigung der Krankheit nicht allein! Nicht nur Ihr Mann und Ihre Familie, auch ich werde Sie begleiten auf dem vor Ihnen liegenden Weg. Sie können sich immer an mich wenden und sich auf mich verlassen.«

Damit biete ich mich als verlässliche Lotsin für die Zukunft an.

Dann geht es um die nächsten Schritte, das heißt um die endgültige Abklärung und die Operation. Wie es weiter gehen könnte, »wenn …«, deute ich nur kurz an, das ist jetzt noch zu früh. Ich bespreche mit ihr, wie die Punktion gemacht wird, welche Krankenhäuser für die Operation infrage kommen, wie sie sich unterscheiden. Und gehe kurz darauf ein, dass es nach heutigem Wissensstand keinen Sinn macht, sich die ganze Brust abnehmen zu lassen, dass das ihre Überlebenschancen nicht beeinflusst. (Der im nächsten Kapitel geschilderte Paradigmenwechsel – weg von der großen Operation, hin zur präventiven Ganzkörperbehandlung – hat sich noch längst nicht überall herumgesprochen, das stelle ich in solchen Situationen häufig fest. Manchmal hat es den Anschein, als ob die Frau bereit sei, ihre Brust zu opfern, um so das Schicksal gnädig zu stimmen.) Im Verlauf des Gesprächs wird Frau Riem spürbar ruhiger. Sie wägt mit mir ab und entscheidet sich schließlich für ein kleineres Krankenhaus, das ihr von den Geburten ihrer Kinder vertraut ist und in dem eine erfahrene Brust-Expertin tätig ist, wie ich weiß. Ihr Mann wird sich für den Tag der Punktion frei nehmen, um sie zu begleiten. So können beide schon die Ärztin kennenlernen und sich über die wohl notwendige weitere Operation beraten lassen. Wenn noch eine weitere Behandlung erforderlich ist, kann die Klinik auch das koordinieren; sie ist in ein Brustkrebszentrum eingebunden.

Die Panik ist gewichen. Es gibt für Frau Riem einen Plan mit klaren ersten Schritten, den sie mitgestaltet hat. Sie weiß Bescheid und sie hat Begleitung, sie ist nicht allein.

»Und wie geht es jetzt weiter?«

Leben nach Brustkrebs: Paradigmenwechsel bei Therapie und Nachsorge

Es reicht!

»Jetzt habe ich alles hinter mir, die Operation, die Chemotherapie und die Bestrahlung – und wie geht es jetzt weiter? Muss ich wirklich noch diese Tabletten schlucken? Ich soll noch zur Kur – aber das will ich eigentlich nicht, mir reicht es jetzt, ich will keine Kranken mehr sehen, ich will wieder arbeiten. Ich bin doch jetzt wieder gesund, oder?«

Frau Schurer sitzt vor mir, Anfang 50, etwas blass, mit Perücke, die ernsten Augen voller Ungeduld. Die Diagnose Brustkrebs hat sie aus ihrem Alltag geworfen. Zum Mammografie-Screening war sie gegangen, weil die Nachbarin auch hinging, zur Sicherheit. Dann rollte die Lawine: Der Brief mit der Nachricht »unklare Stelle«, damit verbunden die Einladung zur Kontrolluntersuchung, stärkerer Verdacht, Gewebsentnahme. Dann die Operation, bei der zum Glück nur ein kleines Stück aus der Brust entfernt werden musste. Im Anschluss Chemotherapie über mehrere Monate, die sie recht gut verkraftete; sie war nur immer müder geworden und nahm ab, und natürlich waren alle Haare ausgefallen. Darauf folgte die Bestrahlung der operierten Brust: täglich mit dem Taxi in die Strahlenklinik, fast sieben Wochen lang. Seit Beginn des Ganzen war fast ein halbes Jahr vergangen. Erst die Behandlung hatte sie krank gemacht, vorher fühlte sie sich gesund; vom Krebs hatte sie nichts gemerkt. Die starken Wechseljahresbeschwerden mit Ende 40 waren mit den Hormontabletten völlig verschwunden, sie war voll berufstätig als Verkäuferin. Natürlich hatte ihr die Diagnose Brustkrebs Angst eingejagt. Aber sie hatte »den Ärzten« vertraut, alle hatten ihr versichert: »Das war noch ganz im Anfangsstadium. Sie haben Glück gehabt, dass es so früh erkannt wurde.« Trotzdem so viel Behandlung! Jetzt sollte Schluss sein.

Wandel in der Brustkrebsbehandlung

Es ist für Frauen schwer zu verstehen, was die Medizin auch erst in den letzten 50 Jahren begriffen hat: dass Brustkrebs von Beginn an eine Erkrankung ist, die den *ganzen* Körper betrifft, nicht nur die erkrankte Brust, und dass sich *daran* die Therapie ausrichten muss. Das bedeutet: weg von der immer aggressiveren Brustoperation, hin zu einer Ganzkörperbehandlung von Beginn an. Selbst wenn der Krebsknoten kleiner als ein Zentimeter ist, geht man davon aus, dass sich schon einzelne Krebszellen im Körper abgesiedelt haben können. Ob der Krebs bei der Diagnosestellung schon »gestreut« hat, kann bislang noch durch keine Diagnosemethode eindeutig nachgewiesen werden. Die Wahrscheinlichkeit dafür wird von einer ganzen Reihe von Faktoren bestimmt. Dazu gehören vor allem die Größe des Krebsknotens, die Aggressivität der Krebszellen, das Alter der Frau und der Befall der benachbarten Lymphknoten. Aus den eventuell früh gestreuten Krebszellen können sich Jahre später lebensbedrohliche Metastasen (Tochtergeschwülste) in der Leber, der Lunge, den Knochen und dem Gehirn entwickeln. Sind Metastasen erst einmal da, ist die Krebskrankheit nicht mehr völlig heilbar, auch wenn sie oft noch über viele Jahre aufzuhalten ist.

Aufgrund dieses Wissens begann vor etwa 40 Jahren ein entscheidender Wandel in der Behandlung, oft auch als *Paradigmenwechsel* bezeichnet. Das bedeutet: Man entfernt sich immer weiter vom Ziel der möglichst »radikalen« Operation (Entfernung der gesamten Brustdrüse und möglichst vieler Lymphknoten aus der Achselhöhle) und beschränkt sich stattdessen auf die Entfernung des Krebsknotens und, wenn möglich, des sogenannten Wächter-Lymphknotens an der Brustwand. Das bedeutet für die betroffene Frau eine große Erleichterung: Sie behält ihre Brust, die (früher häufige) Gefahr eines Lymphstaus und einer Einschränkung der Armbeweglichkeit wird deutlich kleiner. (Der Verlust der Brust ist nicht nur für die Frauen belastend. Ich erinnere mich noch gut aus der Zeit als junge Assistenzärztin Mitte der 1970er Jahre daran, wie furchtbar ich dieses »Absäbeln« einer schönen Brust fand.) Allerdings ist mit der Operation die Behandlung nicht abgeschlossen, im Gegenteil: Dann geht es erst richtig los. Um das Risiko des Wiederaufflackerns der Erkrankung so weit wie möglich zu reduzieren, muss man die eventuell in den Körper gestreuten Krebszellen vernichten. Dafür wird fast immer die erkrankte Brust bestrahlt, um ein sogenanntes Lokalrezidiv (Metastase in der erkrankten Brust) zu verhindern. Die übrige Therapie hängt von den oben erwähnten Risikofaktoren und der Tumorbiologie ab, das heißt von den Eigenschaften der Krebszellen. Sie werden anhand des entfernten Krebsgewebes bestimmt. Falls zum Beispiel der Tumor aggressiv und die Frau jung ist, wird der ganze Körper noch vor der Bestrahlung mit einer mehrmonatigen Chemotherapie präventiv behandelt, manchmal in Begleitung von einer Antikörpertherapie. Wenn die Krebszellen gut auf Hormone reagieren, werden langfristig antihormonelle Medikamente eingesetzt. Die ganze »adjuvante« (unterstützende) Therapie erstreckt sich über Monate und Jahre. Sie ist anstrengend, hat viele Nebenwirkungen, und besonders die anfängliche Chemotherapie macht subjektiv gesunde Frauen vorübergehend zu Schwerkranken. Man erreicht aber dadurch für sehr viele von ihnen, dass der Krebs nicht wieder auftritt. Die möglichst *richtige* Vorhersage zu treffen, welche Frau so stark gefährdet ist, dass sich für sie die Nebenwirkungen einer aggressiven Ersttherapie lohnen im Sinne von »Heilung« und damit gewonnener Lebenszeit, und welche Frau davon keinen Nutzen hat oder sogar unnötigen Schaden – das ist eine hohe Kunst. Die Erkenntnisse dazu wachsen und ändern sich zudem laufend. Manche früher propagierte Therapie, wie die vor einigen Jahren eingeführte Hochdosis-Chemotherapie, hat mehr Schaden als Nutzen angerichtet, sie wird deshalb jetzt nicht mehr angewendet. Eine neuere Entwicklung ist, dass in bestimmten Fällen die Chemotherapie schon *vor* der Operation eingesetzt wird, und dass der Einsatz der antihormonellen Langzeit-Therapie für manche Frauen von bislang fünf Jahren auf bis zu zehn Jahre Behandlung verlängert wurde. All das sind Beispiele, wie aus Studien gewonnene neue Erkenntnisse alte Überzeugungen ergänzen, manches Mal auch ersetzen können.

Dieses *sich ständig wandelnde Wissen* habe ich im Hinterkopf, während Frau Schurer vor mir sitzt. Im Tumorgewebe waren viele Rezeptoren (Empfänger) für weibliche Hormone nachweisbar, ein gutes Prognosezeichen, denn solche Krebszellen sind nicht so aggressiv. Die Tumorkonferenz, ein Zusammenschluss aller SpezialistInnen in der Klinik, hatte zusätzlich zu Operation, Chemotherapie und Bestrahlung noch eine fünfjährige antihormonelle Tablettenbehandlung empfohlen, die jetzt begonnen werden soll und der sie skeptisch gegenüber steht: »Ich habe sowieso jetzt schon starke Hitzewallungen, meine Hormontabletten musste ich ja gleich absetzen. Und mit den neuen Tabletten werden die sicher noch stärker. Außerdem sollen die gefährlich sein. Eine Frau aus der Nachbarschaft hat davon eine Thrombose bekommen. Und ich darf dann ja auch nicht mehr rauchen, wie die Ärztin im Krankenhaus gesagt hat. Aber das lass ich mir nicht auch noch nehmen, die paar Zigaretten, das gönne ich mir! Und mehr Sport soll ich machen, und mich gesund ernähren, möglichst auch noch abnehmen, und dafür zur Kur. Was meinen Sie? Sie kennen mich doch schon lange.«

Unsicherheit: was hilft?

Frau Schurer ist spürbar erschüttert, bei all ihrem kämpferischen Auftreten. So anstrengend die bisherige Behandlung für sie auch war, sie hat ihr vermittelt: Es geschieht etwas Sinnvolles, der Krebs wird spürbar bekämpft. Wenn diese Monate vorüber sind, fallen manche erst richtig in ein tiefes seelisches Loch, und bei vielen kommen bohrende Fragen hoch: Wie geht es jetzt weiter? Hat das wirklich gereicht? Was muss ich in Zukunft ändern? Soll ich mich schonen – oder kann ich jetzt mein altes Leben endlich wieder aufnehmen? Hilft mir eine Kur tatsächlich weiter? Manche haben auch, wie Frau Schurer, keine Kraft mehr zu einer weiteren Behandlung, wollen endlich alles vergessen, nicht durch Tabletten täglich daran erinnert werden. Genau für diese große Unsicherheit nach Abschluss der Ersttherapie ist das Angebot der »Nach-Sorge« gedacht, die typischerweise in der vertrauten frauenärztlichen Praxis stattfindet. Zunächst geht es um eine *gemeinsame Bestandsaufnahme*: Was wurde gemacht, wie wurde die Behandlung körperlich und seelisch vertragen?

Ich greife ihre Unsicherheit auf: »Die letzten Monate und die Behandlung waren sicher sehr anstrengend. Viele Frauen sagen, dass sie sich nach der Diagnose plötzlich wie in einem falschen Film vorkommen, als ob alles vorbeirauscht. Und dass sie dann langsam aufwachen und merken: Ich bin die Hauptdarstellerin, es ist *mein* Leben.«

»Stimmt, genauso geht es mir«, nickt Frau Schurer. »Im Krankenhaus kam sogar die Psychologin zu mir, aber da ging es mir eigentlich gut, da hatte ich keine Fragen. Aber jetzt, und mit den Tabletten, jahrelang – ich weiß nicht, ob das was bringt.«

»Ich finde es toll, dass Sie das alles so gut durchgehalten haben! Damit sind *wahrscheinlich* alle Krebszellen in Ihrem Körper vernichtet. Aber wir wissen, dass leider oft trotzdem, manchmal erst nach vielen Jahren, Metastasen auftauchen können, und das ist dann sehr gefährlich. Ob das bei Ihnen so sein wird, weiß ich nicht – genauso wenig wie ich wusste, dass Sie Brustkrebs bekommen würden. Ich weiß nur: Mit den Antihormon-Tabletten ist das Risiko für einen Rückfall deutlich kleiner. Allerdings gibt es tatsächlich mögliche Nebenwirkungen, wie Hitzewallungen oder auch Gelenkbeschwerden. Dann kann man eventuell auf andere Tabletten wechseln. Im schlimmsten Fall kann dadurch ein Gebärmutterkrebs ausgelöst werden; aber das geschieht zum Glück nur extrem selten. Insgesamt überwiegen die Vorteile: Die meisten Frauen profitieren von der Behandlung und vertragen die Tablette gut, ohne größere Probleme. Diese Zusatzbehandlung gibt Ihnen noch etwas mehr Sicherheit, aber verlangt auch etwas von Ihnen. Das gilt auch für den Sport: Es muss nicht viel sein, täglich eine halbe Stunde Bewegung reicht. Damit aktivieren Sie selbst die Gesundungskräfte Ihres Körpers. Sie fühlen sich besser, es hilft gegen das Zunehmen, und es schützt auch etwas gegen einen Rückfall, wie in großen Studien bewiesen wurde. Und zum Rauchen: Da haben Sie recht, damit sollten Sie tatsächlich aufhören, weil das in Verbindung mit den Medikamenten noch mehr das Risiko erhöht für eine Thrombose (Blutgerinnsel). Es hängt also viel von Ihnen ab, wie es jetzt weiter geht.«

Frau Schürer ist nachdenklich geworden. »So habe ich das bisher noch nicht verstanden, wie wichtig es ist, was *ich* jetzt mache. Vielleicht gehe ich doch in eine Kur, dann kann ich wenigstens mit anderen darüber reden. Denn mein Mann mag das Thema nicht mehr hören. Und dann könnte ich auch mit Sport anfangen, das fällt mir hier zu Hause einfach schwer. Und mit den Tabletten: Ich probiere es mal aus. Aber wie weiß ich, dass es klappt? Muss ich nicht ab jetzt regelmäßig geröntgt werden? Oder kann man das im Blut sehen? Wie wird das kontrolliert?«

Nachsorge im Wandel: viel psychosomatische Begleitung, wenig Technik

Damit spricht sie eine Hauptaufgabe der Nachsorge an: die *verlässliche versichernde Begleitung*. Anfangs kommen die Frauen alle drei Monate, dann alle sechs Monate, wobei je nach individueller Situation die Abstände verändert werden können.

»Wie fühlen Sie sich? Ist Ihnen etwas Besonderes aufgefallen?« Manches, was die Patientin berichtet, ist harmlos, manches kann ein wichtiger warnender Hinweis sein. Gezielt gefragt werden muss vor allem nach Beschwerden, die auf Metastasen hinweisen, wie ungewohnt starke Rückenschmerzen, neuartige Kopfschmerzen, anhaltender Husten Gewichtsverlust. Im Zweifelsfall führt das zu gezielten weiteren Untersuchungen (Röntgen, Ultraschall, Labor). Wenn es Neben- oder Nachwirkungen der Therapie gibt (z.B. Gelenkschmerzen, Lymphödem, Nervenschmerzen), wird nach sinnvollen Behandlungen (wie Lymphdrainage, Krankengymnastik) gesucht oder zumindest nach Erleichterungen (besondere Schuhe, Schmerzmittel). Die Patientin wird jedes Mal sorgfältig körperlich untersucht: die Brüste, die benachbarten Lymphbahnen und alle Körperbereiche, die besonders häufig von Absiedlungen betroffen sind (Wirbelsäule, Leber, Lungen). Bis auf die Kontroll-Mammografie sind *routinemäßig* keine weiteren apparativen

Untersuchungen vorgesehen, auch keine Laboruntersuchungen. Insgesamt heißt das: *viele Gespräche, viel Aufmerksamkeit, wenig Technik.*

Das ist ein deutlicher Wandel, der viele Frauen irritiert: »*Mehr* machen Sie nicht? Reicht das? Und wenn doch irgendwo etwas ist?«

Noch bis in die 1990er Jahre wurde jährlich bei allen »automatisch« die Lunge geröntgt, die Leber geschallt, das Blut untersucht. Die seit etwa zwanzig Jahren übliche bewusste Beschränkung hat nichts mit Sparmaßnahmen zu tun, wie manche Patientin meint, sondern beruht auf großen Studien, die gezeigt haben: Ein Mehr an Untersuchungen bringt keinen Überlebensvorteil. Im Gegenteil: Es kann unnötig verunsichern, kostbare Lebenszeit belasten und Lebensfreude rauben. Das gilt besonders für die Bestimmung der sogenannten Tumormarker, spezielle Blutbestandteile, deren Konzentration im Blut bei Brustkrebs ansteigen kann. Allerdings weisen sie nicht eindeutig auf Krebs hin. Auch andere Erkrankungen verursachen einen Anstieg, zudem schwanken die Werte oft, das heißt, sie lösen nicht selten »falschen Alarm« aus. Man sucht dann weiter und die Frau hat Angst. Selbst wenn sich nach einiger Zeit tatsächlich herausstellt, dass die Marker ein früher Hinweis auf eine beginnende Metastasierung waren, hat diese Art der Früherkennung für das Überleben der Frau keinen Vorteil. Nach jetzigem Stand des Wissens ist es wichtig und ausreichend, aufmerksam auf Symptome zu achten und dann darauf zu reagieren. Dieses Abrücken von der Haltung »Je früher, desto besser« erforderte auch für viele ÄrztInnen ein Umdenken: Wir waren es anders gewohnt. Kein Wunder, dass viele Frauen mit Brustkrebs sich schwer damit tun.

Das rechtzeitige Erkennen von Metastasen ist aber nur *ein* Aspekt der Nachsorge. Mindestens ebenso wichtig ist die *Stärkung der seelischen und körperlichen Abwehrkraft*: Wie klappt es in der Bewältigung des Alltags und des Berufs? Was tut gut, was macht Probleme? Wenn sich die Frau häufig besonders schwach, müde und antriebslos fühlt, kann das ein Hinweis auf das *Fatigue-Syndrom* (Erschöpfungssyndrom) sein. Das tritt bei bis zu 90 Prozent der Frauen während der ersten Behandlungsphase auf, bei vielen (20 bis 50 Prozent) aber auch erst Jahre später. Die Ursachen sind unterschiedlich: Anämie (Blutarmut), Langzeitnebenwirkung der Chemotherapie, psychische Folgen der Krebsdiagnose und anderes. Für die Betroffenen ist wichtig, dass die Beschwerden von ärztlicher Seite ernst genommen und gemeinsam nach Strategien der Verbesserung gesucht wird. Das können Eisenpräparate sein, gezieltes körperliche Training und/oder eine psychoonkologische Betreuung (auf Krebserkrankte spezialisierte Psychotherapie). Die Betroffenen können dabei lernen, mit ihren Kraftreserven angemessen umzugehen. Ihnen tun Verständnis und Rücksichtnahme in Familie und Beruf gut. Auch der Austausch mit Gleich-Erkrankten in einer Selbsthilfegruppe ist für manche hilfreich. Viele Frauen lehnen das meiner Erfahrung nach zu Anfang ab: »Das zieht mich nur runter.« Wenn das Angebot nach einiger Zeit wieder angesprochen wird, kann es oft besser angenommen werden. Selten werden bei der Nachsorge die partnerschaftliche Situation und Fragen der Sexualität thematisiert, obwohl bekannt ist, dass viele Frauen nach einer Krebserkrankung Probleme haben mit körperlicher Nähe und Zärtlichkeit: Sie fühlen sich nicht wohl, mögen sich nicht ansehen und anfassen lassen. Manche ziehen sich zurück, PartnerInnen sind verunsichert. Das kann die Beziehung belasten. Manche Frauen haben Schmerzen beim Geschlechtsverkehr, weil die Scheidenschleimhaut infolge der Therapie oft empfindlicher und trockener ist. Gerade weil nur wenige Frauen von sich aus das Thema Sex ansprechen, auch wenn es sie beschäftigt, ist es so wichtig das vorsichtig zu thematisieren, eine Beratung zur Partnerschaft anzubieten und bei Bedarf auf effektive Gleitcremes (ohne Hormonzusatz) hinzuweisen.

Ein anderes wichtiges Thema ist die *Weiterführung* der begonnenen antihormonellen Behandlung. Bekannt ist aus Studien, dass viele Frauen die Medikamente nach einiger Zeit von sich aus absetzen, weil sie unter den Nebenwirkungen leiden oder keinen Sinn mehr darin sehen. Viele ÄrztInnen erfahren davon nichts; die Frauen wollen sich keine Vorwürfe einhandeln und lösen das Rezept schlicht nicht ein. Wenn es gelingt, das zu thematisieren, die Bedenken gegen die Tabletten offen anzusprechen und mit der Frau die Vor- und Nachteile der langjährigen Behandlung zu klären, ist viel gewonnen. Es ermöglicht der Frau, die Entscheidung auf rationalere Füße zu stellen, und vor allem auf ihre *eigenen* – egal wie die Entscheidung ausfällt. Schließlich trägt nur sie die Folgen!

Wie das Thema »Medikamenteneinnahme« sprechen manche Frauen auch ihre sonstigen Sorgen und Ängste nicht direkt an. Ärzte und Ärztinnen in der Nachsorge müssen dafür geschult sein, diskrete Hinweise auf Ängste oder depressive Verstimmungen anzusprechen, die oft noch Monate oder Jahre nach der Erkrankung auftreten können. Manchmal reicht ein kurzes aufklärendes Gespräch, manchmal sind mehrere Beratungen, eine Psychotherapie oder auch eine medikamentöse Behandlung erforderlich. Auch eine Auszeit in einer speziellen Rehabilitationsklinik kann helfen, um wieder Kräfte zu tanken.

Qualitätssicherung durch DMP (Disease-Management-Programme)

Offensichtlich ist: Die Therapie von Brustkrebs beruht auf vielen Einzelschritten, die gut miteinander koordiniert werden müssen. Das ist in Deutschland nicht immer und überall gewährleistet, wie aus bundesweiten Erhebungen bekannt ist. Um möglichst für alle Betroffenen eine optimale Versorgung zu erreichen und weil Brustkrebs eine der häufigsten Krebsarten ist, wurde die Erkrankung 2002 in die Gruppe der »strukturierten Behandlungsprogramme bei chronischen Krankheiten« (Disease-Management-Programme, DMP) aufgenommen. Darunter versteht man zwischen Ärzteschaft und Krankenkassen abgestimmte Vereinbarungen, die es zum Beispiel auch für Diabetes und Asthma gibt. Sie dienen dazu, eine bundesweit einheitliche Diagnose und Behandlungsqualität für alle Erkrankten zu garantieren. Die DMP stützen sich auf die Erkenntnisse der evidenzbasierten Medizin; das bedeutet eine ständige Ausrichtung an neuesten wissenschaftlichen Erkenntnissen und eine enge Kooperation aller Beteiligten in Klinik und Praxis. Beim DMP Brustkrebs kommt der frauenärztlichen Praxis eine *spezielle Lotsenfunktion* zu: Hier sollen alle Befunde von Diagnostik und Behandlung zusammenlaufen und gesammelt werden, hier ist die Nachsorge angesiedelt, damit die Frau *eine* feste Anlaufstation hat über Jahre hinweg. Dass es dabei, wie ausführlich erörtert, nicht nur um die frühe Erkennung von Metastasen geht, sondern vor allem um eine stete Begleitung bei der körperlichen und seelischen Bewältigung der Erkrankung und um die Unterstützung bei der oft jahrelangen Therapie, ist in den Jahren seit der Einführung des DMP zunehmend ins Bewusstsein geraten. Eine umfassende Überarbeitung des DMP, die im Frühjahr 2017 verabschiedet wurde und den hohen Wert der Nachsorge bei der Krankheitsbewältigung betont, soll dem mehr als bislang Rechnung tragen.

Überlebenshilfe: psychosomatische Begleitung nach Krebs

Die diagnostischen und therapeutischen Möglichkeiten bei Brustkrebs haben sich verbessert: Mehr als 80 Prozent der Erkrankten sterben nicht an ihrem Krebs. Wenn man sich das vor Augen führt, gewinnt die Frage der Lebensqualität noch mehr an Bedeutung, das Leben mit den Narben, mit der Bedrohung. Im englischen Sprachraum werden ehemalige KrebspatientInnen nicht umsonst als *survivors* bezeichnet, als Überlebende. Viele Menschen mit Krebs berichten von einer langen Zeit der Verunsicherung auf vielen Ebenen, die immer wieder neu hochkommt und immer wieder bewältigt werden muss. Viele fühlen sich allein, trotz Familie und Freundeskreis. Gerade in dieser Lebensphase halte ich eine wahrhaft psychosomatisch ausgerichtete Begleitung in der ärztlichen Praxis für so wesentlich. Sie kann es ermöglichen, dass die Frau mit all ihren Fragen ganzheitlich betreut wird und nur *eine* Anlaufstelle hat, statt den Körper in der ärztlichen

Praxis und die Angst und die Sorgen von PsychologInnen behandeln zu lassen. In diesem Sinn ist die Nachsorge von Krebskranken für mich eine der zentralen Aufgaben in meiner Praxis gewesen. Zwar ist die damit verbundene ständige Auseinandersetzung mit der Angst immer wieder belastend, und die Unsicherheit, was »richtig« ist, plagt gelegentlich nicht nur die Patientin. Auf der anderen Seite habe ich gerade von den vielen Krebspatientinnen, die ich als Ärztin über lange Jahre begleitet habe, besonders viel Anerkennung und Dank erhalten. Dabei habe ich immer wieder miterlebt, dass eine existenziellen Krise auch eine Chance dafür sein kann, dass sich das Leben positiv ändert, und habe von vielen »survivors« gelernt, wie man trotz Einschränkung und Bedrohung das Leben bewältigen und genießen kann.

»Können Sie da mal anrufen für mich?«

Kommunikation zwischen Praxis und Klinik – Chance und Herausforderung

Angst vor der Klinik

»Ich mache mir Gedanken um Frau Bund. Sie wirkt immer zurückgezogener, als ob sie etwas bedrückt, aber sie redet nicht darüber. Der Bauch wächst schön; allerdings ist er oft hart beim Tasten, wirkt kontraktionsbereit. Sie selbst spürt das kaum, sagt sie. Sie hat noch gut neun Wochen bis zum Termin: Das darf jetzt nicht losgehen! Den Muttermund habe ich noch nicht kontrolliert; das war ja so vereinbart, dass sie nicht von der Scheide untersucht wird. Ob Sie mal mit ihr reden?«

Wir sitzen zu zweit bei der monatlichen Schwangeren-Besprechung und tauschen unsere Beobachtungen aus. Die Hebamme Frau Laß, von mir ob ihrer Erfahrung und guten Beurteilungsgabe sehr geschätzt, wirkt sichtlich besorgt.

Die Schwangerschaft von Frau Bund lief bislang normal, auch der letzte Ultraschall vor einer Woche war in Ordnung. Mir war bei ihr nichts Besonderes aufgefallen, am ehesten ihre Distanz. Ich kenne sie noch nicht lange, erst seit der Schwangerschaft. Ihre Partnerin, eine langjährige Patientin, hatte sie angemeldet. Sie leben zusammen im Nachbarort, beide Krankenschwestern Ende 20. Sie wollten ein Kind zusammen, hatten Sperma »im Internet« bestellt, und gleich beim ersten Versuch war Frau Bund schwanger geworden. Deshalb »musste« sie zur Frauenärztin; diesen Gang hatte sie vorher immer vermieden, ihre Freundin hatte sie jetzt dazu überredet. Die beiden waren nicht das erste lesbische Paar in der Praxis. Anscheinend hatte sich herumgesprochen, dass man zu uns gehen könne. Ich hatte im AKF viel gelernt von meinen lesbischen gynäkologischen Kolleginnen, unter anderem wie viel Mut es erfordert, sich zu »outen«, zumindest in einer Kleinstadt.

»Zyklus regelmäßig, letzte Periode vor zehn Wochen, Übelkeit, Brust spannt; Selbst-Insemination vor ca. acht Wochen; bisher noch keine vaginale Untersuchung, noch nie GV (Geschlechtsverkehr)«, so lautete der erste Eintrag in der Kartei. Ich erinnere mich: Dass das mit der Schwangerschaft so schnell geklappt hatte, hatte sie verblüfft, eigentlich hätten sie damit nicht gerechnet, »aber nun ist es eben so«. Ihre Zurückhaltung und das spürbare Fehlen von freudiger Zuversicht hatte ich auf die Situation geschoben: Befruchtung mithilfe einer Spritze, mit der die Freundin das Sperma in ihre Scheide platziert hatte, erste Schwangerschaft, zum ersten Mal bei der Frauenärztin – nicht einfach, dachte ich damals bei mir. Sie wollte nur die Blutuntersuchungen und schauen lassen, ob mit der Schwangerschaft alles in Ordnung sei – aber *keine* vaginale Untersuchung, *kein* Ultraschall von der Scheide aus. Das war ihr sehr wichtig. Da das nicht unbedingt erforderlich war, hatte ich dem zugestimmt, bewusst ohne weitere »bohrende« Nachfragen. Sie wollte darüber nicht reden; ihre Grenzen konnte ich gut akzeptieren. Sie würde ihre Gründe haben. Ich erklärte ihr nur, dass ich dann auch keinen Vorsorge-Zellabstrich vom Muttermund machen könne; das verstand und akzeptierte sie. Sie kam dann regelmäßig im Wechsel zu mir und zur Hebamme, blieb etwas verschlossen, eine unauffällige Schwangere.

Und jetzt die Zeichen einer drohenden Frühgeburt, die die Hebamme schildert: Was steckt dahinter? Was tun?

Ein paar Tage später, beim nächsten Termin, spreche ich sie vorsichtig darauf an, dass wir uns um sie Gedanken machen. Sie nickt: »Mir geht es nicht so gut; ich denke immer wieder an die Geburt, und wie das werden wird. Anfangs schien das so weit weg. Ich würde das Kind lieber zu Hause kriegen, ohne Fremde, aber das ist uns doch zu riskant. Also muss ich in die Klinik. Aber da kenne ich niemanden! Und dann werde ich natürlich *richtig* untersucht, das gehört ja dazu. Davor habe ich Angst. Und vor allem: Wie soll das Kind da rauskommen? Meine Scheide ist so empfindlich, schon das Einführen der Spritze damals mit dem Sperma war furchtbar. Ich kann mir das nicht vorstellen, da kriege ich richtig Panik. Können Sie vielleicht mal anrufen im Krankenhaus und sagen, dass ich gleich einen Kaiserschnitt bekomme? Ich weiß nicht, wie ich das denen erklären soll; und medizinisch gibt es ja keinen Grund dafür, eigentlich.«

Das alles sprudelt aus ihr heraus, wie lange angestaut. »Dass der Bauch öfter hart wird – meinen Sie, das ist gefährlich? Ich war deswegen am Wochenende sogar in der Uniklinik. Aber die wollten mich gleich da behalten, es wären viele Wehen im CTG (Wehenschreiber). Das habe ich abgelehnt. Auch die Untersuchung von unten, das ging einfach nicht, obwohl die richtig Druck gemacht haben. Das war ganz furchtbar.«

Ich versuche sie zu beruhigen: »Ich verstehe, dass Sie sich Sorgen machen. Sie haben aufwühlende Zeiten hinter sich! Über die Geburt sprechen wir gleich, da wird sich eine Lösung finden; dabei unterstütze ich Sie gerne. Erst muss geklärt werden, ob die Wehen, die Sie haben, wirklich auf den Verschluss des Muttermundes wirken und so zu einer Frühgeburt führen können. Das kann man tatsächlich nur durch eine Untersuchung von der Scheide her feststellen, deshalb wollten die das in der Klinik so dringend.«

Sie nickt, blass und angespannt: »Verstehe; aber ob das überhaupt bei mir geht, so eine Untersuchung? Bei mir ist alles so eng.«

»Ich versuche es und höre sofort auf, wenn Sie Stopp sagen, versprochen.«

Damit will ich ihr signalisieren: Sie bleibt die Herrin des Geschehens, *sie* bestimmt die Grenze. Die folgende Untersuchung ist schwierig und für uns beide anstrengend, trotz guten Willens und aller Vorsicht, so angespannt-eng ist die Scheide: ein typischer Vaginismus (Scheidenkrampf).

»Soweit ich beurteilen kann, besteht zum Glück aktuell keine Gefahr. Der Muttermund fühlt sich ganz fest an und ist geschlossen, die Wehen haben ihn bislang nicht geschwächt. Ihre Scheide ist bei der Untersuchung tatsächlich sehr eng gewesen; das ist eine Art unwillkürliche Muskelverkrampfung, die sich ändern kann je nach Situation – aber das wissen Sie sicher selbst. Ich würde Sie gerne mit einem Krankenhaus zusammen weiter betreuen, damit jemand Sie da kennt, falls es doch stärker wird mit den Wehen. Ich könnte den hiesigen Chefarzt anrufen und ihm alles schildern, wenn Sie zustimmen. Und mit dem Kaiserschnitt: Wenn Sie das absolut wollen, denke ich, dass sich das planen lässt. Wir haben ja noch Zeit.«

Über die möglichen Ursachen des Vaginismus spreche ich bewusst nicht mit ihr, da gibt es viele Möglichkeiten, die aber nicht jetzt in der Schwangerschaft geklärt werden müssen. Wenn nicht nur eine (unbewusste) Anspannung dahinter steckt, die man relativ einfach behandeln kann, sondern eine sexuelle Traumatisierung (Verletzung durch Gewalt), würde ein Gespräch darüber sie jetzt nur zusätzlich belasten, ohne ihr mit Blick auf die Geburt zu helfen. Dafür bedürfte es einer längeren Psychotherapie.

Vermittlung zwischen Praxis und Klinik

Frau Bund willigt ein, sie lächelt etwas, wirkt erleichtert. Später führe ich ein längeres Telefonat mit der Klinik, der Chefarzt hört sich aufmerksam alles an. Sie bekommt einen Termin bei der Oberärztin, da fühlt sie sich angenommen:

»Die waren sehr freundlich und haben mich genau verstanden. Und der Chef hat zugestimmt, dass ich einen Kaiserschnitt bekomme, wenn es los geht und ich es wirklich will. Sie haben mir alles genau erklärt, auch dass für das Kind eine normale Geburt besser wäre, aber niemand hat Druck gemacht. Sie waren ja schon von Ihnen informiert, das war gut. Jetzt ist es in der Akte so vermerkt, damit alle Bescheid wissen, wenn ich komme.«

Sie bedankt sich und kommt weiter wöchentlich im Wechsel zu Frau Laß und zu mir. Dabei wirkt sie auf uns beide viel lockerer, spricht von sich aus mehr: über ihre Vorstellungen vom Kind, dessen Vater sie nicht kennt, über ihre Angst vor der Geburt und die Hoffnung auf den Kaiserschnitt. Die Kontraktionen lassen nach, subjektiv und objektiv, die Situation entspannt sich, die Vorfreude wächst, »das schaffe ich schon alles irgendwie«.

Und dann ein Geburtsfax aus der Klinik: Frau Bund hat ihr Kind bekommen, *ohne* Kaiserschnitt, Mutter und Sohn wohlauf. Wir staunen alle. Später erfahren wir: Frau Bund hatte zu Hause über einige Stunden abgewartet, als eine Woche vor dem errechneten Termin die Wehen etwas stärker wurden, war dann mit ihrer Freundin zum Kaiserschnitt in die Klinik gefahren, als es sehr stark drückte und Fruchtwasser abging. Dort angekommen hatte sich der Muttermund bereits vollständig geöffnet, man sah schon fast das kindliche Köpfchen in der Scheide: zu spät für den verabredeten Kaiserschnitt! Nach knapp einer Viertelstunde im Kreißsaal war das Kind dann da, zur Begeisterung aller Beteiligten, einschließlich Frau Bund: »Ich habe es geschafft!«

Sicher ist nicht jeder Fall so eindringlich wie der geschilderte, bei dem schon die Vorstellung des »fremden Krankenhauses« reichte, um vorzeitige Wehen auszulösen, und die sichere Beziehung letztlich so viel Selbstvertrauen bewirkte, dass es zur normalen Geburt zur richtigen Zeit kam. Dieses Erlebnis ist für mich aber ein gutes Beispiel dafür, welche Auswirkungen die in Deutschland übliche Abgrenzung der sogenannten »Sektoren« Praxis und Klinik bzw. ambulante und stationäre Versorgung haben kann, und wie wichtig eine gute Kommunikation für alle Beteiligten ist. Natürlich bewältigen viele Menschen den Weg von der Praxis in die Klinik ganz unkompliziert, nicht für alle ist da ein großer »gap« (Abstand), der einen Schritt über einen Abgrund erfordert. Dennoch ist es ein *Wechsel zwischen zwei Welten* mit unterschiedlichen Personen und Arbeitsfeldern, und deshalb finde ich gerade in komplizierten Fällen eine Vermittlung so wichtig. Dabei geht es um mehr als die rein medizinischen Daten: In der Praxis lernen wir die Menschen über längere Zeit kennen, wir erfahren viel von ihrer Geschichte, ihrem Umfeld und ihrem Umgang mit Krankheit – dagegen sehen die KlinikärztInnen sie in einer *akuten* Situation und meist unter Zeitdruck. Das in der Praxis gesammelte Vorwissen kann für die Vorbereitung der Aufnahme in der Klinik von großer Bedeutung sein.

Abschottung zwischen den Sektoren

»Sobald meine Patientin die Krankenhausschwelle überschreitet, bin ich nicht mehr zuständig. Dann kümmert sich die Klinik um sie – *ich* halte mich da raus.« Dieser Satz, geäußert von einem Kollegen auf einer Konferenz, in der es um die Zusammenarbeit zwischen Klinik und Praxis ging, fand durchaus einige Zustimmung von KlinikärztInnen wie von niedergelassenen KollegInnen. Vielleicht war das gemeint als kluge Beschränkung: Niemand pfuscht den anderen ins Handwerk, alle sind für ihr Gebiet verantwortlich. *Mich* hat der Satz irritiert; Ich hatte eine andere Vorstellung von Kooperation, wie ich anhand eines Falls thematisierte. Dabei ging es um Frau Klein, eine Frau Mitte 40 mit fortgeschrittenem Brustkrebs. Sie hatte sich mit ihrer Erkrankung erst offenbart, als aus dem anfangs kleinen Knoten schon ein tiefes eiterndes Geschwür geworden war, aus Angst vor der Behandlung, zu der dann Scham hinzukam. Ich weiß noch, wie entsetzt ich beim ersten Anblick ihrer kranken Brust war. Nach langer Beratung stimmte sie doch noch einer Chemotherapie zu, die die Erkrankung zumindest zum Stillstand brachte. Sie wollte leben, ihr gerade geborenes Enkelkind versorgen! Wegen der weiterhin großen offenen Wunde musste sie in ein Krankenhaus, zur Operation. Ich hatte sie selbst angemeldet und um die Versorgung bei einer mir bekannten besonders engagierten und versierten Ärztin gebeten, zumal die Operation schwierig sein würde. Das war zugesagt worden. Wie sie mir später berichtete, erlebte sie in der Klinik vorwurfsvolle Blicke: »Warum kommen Sie denn erst so spät?«, verbunden mit dem Hinweis, die Spezialistin habe doch keine Zeit. Sie ließ alles mit sich geschehen – eine für sie typische Lebenshaltung, wie ich aus der langjährigen Betreuung wusste. Es gab keine Rückfragen aus der Klinik zur Vorgeschichte. Nach der Operation kam es zu Komplikationen. Beim täglichen Verbandswechsel spürte Frau Klein an den sorgenvollen Blicken, dass etwas nicht stimmte, sie sah selbst, dass die vom Oberschenkel transplantierte Haut nicht einheilte. Sie fühlte sich aufgegeben, traute sich nicht zu fragen, wollte nur noch weg und rief in ihrer Not mich an. Erst dann, im zweiten Anlauf, kam es zur direkten Kommunikation zwischen Praxis und Klinik, bei der ich mich etwas als ungebetener »Eindringling« erlebte. Mein »Kümmern« ebenso wie mein psychosomatisch-erklärender Ansatz lösten eher Befremden aus. Es war Diplomatie nötig, um die Situation für die Patientin nicht weiter zu verschlechtern und um

Behandlungsalternativen mit zumindest tageweiser Entlassung zu erörtern. Viel Zeit hatte sie nicht mehr, das fühlte sie, deshalb drängte sie. Die ärztliche Kollegin am Telefon war spürbar irritiert: »Sie hat doch alles unterschrieben und nie etwas gefragt oder gesagt. Die Psychologin war auch schon bei ihr.«

Dass inzwischen überhaupt solche Konferenzen von den Kliniken angeboten werden, erlebe ich als ein Zeichen der Wertschätzung gegenüber der Praxis. Da hat sich viel positiv geändert. Allerdings registrierte ich in diesem Fall eher einen skeptischen Blick über die »Sektorengrenze« als einen Willen zur Kooperation. Ich habe den Eindruck, dass der psychosomatische Ansatz zwar offiziell propagiert, aber von den leitenden ÄrztInnen wenig vorgelebt und entsprechend in der Ausbildung nicht eingeübt wird. Bei dieser Konferenz sollte es vorrangig um die medizinische Diagnostik und Behandlung gehen, und da war nichts falsch gelaufen, sondern eben schicksalhaft. So war es fast unmöglich, aus dem konkurrenzhaften Disput in das Miteinander zu kommen. Leider!

Kontinuität ist gefragt

Weder Klinik noch Praxis sind *besser* – sie können und müssen sich *ergänzen*, denn die PatientInnen brauchen die Kontinuität. Sie müssen sich darauf verlassen können, dass die ÄrztInnen voneinander wissen, dass die Behandlung Hand in Hand verläuft und sich vor allem alles um *sie*, die Betroffenen, dreht. Mein Wissen um die Unsicherheit vieler Patientinnen hat dazu geführt, dass ich mich weiter für sie verantwortlich fühle, auch oder besonders wenn eine stationäre Behandlung erforderlich wird. Das fängt damit an, dass ich versuche, gemeinsam mit ihnen die für sie »passende« Klinik zu finden, denn ich kenne die Ausrichtung der Kliniken und auch viele KollegInnen persönlich. Viele KlinikärztInnen, gerade in den kleineren Häusern, begrüßen die mitgegebenen Informationen oder fragen telefonisch nach, wenn die Patientin neu vor ihnen sitzt. Andere erwarten nicht viel von der Praxis – vielleicht weil sie nie dort gearbeitet haben und entsprechend nichts vom dort angesammelten Wissens- und Erfahrungsschatz wissen.

Es gibt aber durchaus auch eine Abschottung vonseiten der Praxis, wie ich noch aus meiner Klinikzeit weiß, die zum Beispiel dazu führt, dass Frauen nur mit der blanken Einweisung ins Krankenhaus geschickt werden: »Jetzt seid ihr dran.« Nach der Entlassung hört manche Frau von ihrem Arzt/ihrer Ärztin in der Praxis manchmal kopfschüttelnd die Bemerkung: »Was haben denn *die da* mit Ihnen gemacht?«

Die im deutschen System verankerte Trennung zwischen ambulanter und stationärer Versorgung in sogenannte Sektoren kann zu Missverständnissen zwischen den AkteurInnen führen und zu Informationsdefiziten, zulasten der PatientInnen. Die Kommunikation bleibt deswegen eine wichtige Aufgabe, die von beiden Seiten Respekt und Feingefühl verlangt. Die »sektorenübergreifende Behandlung« gilt nicht umsonst als ein zentrales Ziel der Gesundheitspolitik.

»Bin ich schuld?«

Umgang mit Versäumnis und Fehlern

Grübeln

Frau Mahr geht mir nicht aus dem Kopf, auch wenn ihr Tod an Eierstockkrebs schon einige Jahre zurück liegt. Zum letzten Mal habe ich sie kurz vor ihrem Tod gesehen, in der Klinik. Da lag sie schmal, blass und ruhig in den Kissen, der Kopf kahl von der letzten Chemotherapie. Ihr Atem ging gleichmäßig, die Augen waren geschlossen. Sie war schon weit weg, reagierte nicht mehr. Auf dem Kissen neben ihr lag eine Puppe, die kleine Tochter war am Morgen da gewesen. Ich setzte mich neben sie auf den Bettrand und erzählte ihr, wie sehr ich sie mag, wie traurig ich bin, dass es so kam mit der blöden Krankheit und immer weiter ging, dass ich viel an sie denken werde, dass sie jetzt gehen darf und ihre Familie bei ihr ist, und streichelte dabei ihren Arm. Plötzlich bewegte sie den anderen Arm etwas, als ob sie aus der Ferne winken würde. Ihr Mann rief mich am nächsten Tag an: Sie habe eine Stunde nach meinem Besuch ganz friedlich den letzten Atemzug getan, »als ob sie auf Sie gewartet hat. Sie haben meiner Frau so viel bedeutet!« Da kamen mir wieder die Tränen.

Sie geht mir nicht aus dem Kopf, weil ich sie so lange kannte, sie während der schweren Krankheit als Frauenärztin *und* als Psychoonkologin begleitet und betreut und sie dabei lieb gewonnen habe. Aber auch, weil ich mir am Ende Vorwürfe gemacht habe: Hätte ich nicht früher entdecken müssen, dass sie Metastasen hat? Hätte ich ihr vielleicht Schmerzen ersparen können? Der tödliche Verlauf war nicht aufzuhalten, das war klar. In den letzten Wochen vor dem Tod liefen ihre Beschwerden aber unter der Diagnose »Grippe, Depression und Angst«, obwohl das wahrscheinlich schon Symptome der beginnenden Hirnmetastasierung waren. Wäre die Behandlung anders gelaufen, besser, wenn man das früher gewusst hätte?

Diagnose: Eierstockkrebs

Die Krankheit wurde entdeckt, als Frau Mahr Anfang 30 war. Im Herbst klagte sie über Schmerzen im Unterleib, bei der gründlichen Untersuchung war nichts zu finden. Da war sie erleichtert: »Ich mache mir immer so schnell Gedanken.« Ein halbes Jahr später kam sie wieder in die Praxis, die Beschwerden tauchten gelegentlich auf, ohne sie sehr zu belasten. Insgesamt fühlte sie sich wohl und war beschäftigt mit neuen beruflichen Plänen. Bei der Untersuchung war wieder nichts Besonderes zu tasten, beim anschließenden Ultraschall wirkte ein Eierstock allerdings leicht unregelmäßig vergrößert, außerdem war etwas Flüssigkeit im Bauchraum nachweisbar. »Wahrscheinlich ist eine Zyste am Eierstock geplatzt; es könnte auch eine Endometriose (gutartige Gewebeveränderung) sein«, erklärte ich ihr. Weil die Beschwerden schon seit fast einem Jahr bestanden, empfahl ich ihr zur Abklärung eine Bauchspiegelung machen zu lassen. Dabei wirkte einer der beiden Eierstöcke sehr auffällig. Ergebnis der Gewebeuntersuchung: Krebs!

Eine Diagnose, mit der keiner gerechnet hatte und die weitere Behandlungen nach sich zog. Sie war verzweifelt und hatte große Angst: »Meine Tochter ist doch erst vier Jahre alt!« Da die Erkrankung noch in einem relativ frühen Stadium erkannt und operiert worden war und sie die anschließende Chemotherapie sehr gut vertragen hatte, gab es berechtigten Grund zur Hoffnung, dass sie gesund bliebe. Trotzdem wurde sie immer wieder von Panikattacken mit Todesangst überwältigt. Sie brauchte psychotherapeutische Gespräche zur Stabilisierung, fand aber keinen Therapieplatz. »Kann ich nicht zu Ihnen kommen? Sie machen doch auch so etwas, und Sie kennen mich.« Etwas zögerlich übernahm ich die psychoonkologische Begleitung parallel zur körperlichen Nachbetreuung – wissend, dass diese Rollenverknüpfung (gleichzeitig Ärztin *und* Psychotherapeutin) umstritten ist.

In der Folge kam sie alle drei Monate zur körperlichen Untersuchung und außerdem zunächst wöchentlich, dann in längerem Abstand zum Gespräch. Dabei kamen neben der Erkrankung bald auch ganz andere Themen zur Sprache: ihre Unsicherheit, ihr manchmal quälender Ehrgeiz, die schwierige Beziehung zur Tochter, die Trauer um den frühen Tod der Mutter. »Durch die Krankheit bin ich viel reifer geworden; jetzt erst kann ich richtig Mutter sein und freue mich täglich an der Entwicklung meiner Tochter, statt sie dauernd unter Druck zu setzen«, sagte sie knapp zwei Jahre nach der Diagnose. Zwar hatte sie vor jeder Kontrolluntersuchung große Ängste, und auch zwischendurch kam sie öfter mit unterschiedlichen Beschwerden, zum Glück war aber nie ein Rückfall zu erkennen.

Sie schob es dann auf die berufliche Belastung, dass sie öfter müde war, und auf den Kreislauf, dass sie Schwindelattacken spürte. Wegen starker Kopfschmerzen wurde schließlich ein MRT des Kopfes gemacht – keine Auffälligkeiten. Die Beschwerden ließen etwas nach, dann traten sie wieder auf. Sie war mutlos, kam morgens schlecht aus dem Bett, hatte keinen Appetit, nahm ab, ging unsicher, einmal wurde sie auf der Toilette ohnmächtig. Ich bestärkte sie darin, wieder mehr Sport zu machen, um ihre Kondition zu stärken. Das tat ihr gut. Irgendwie stimmte aber etwas nicht, das merkte sie. Sie selbst schob es auf den nahenden Jahrestag der Diagnose, an dem sie immer niedergeschlagen war. Wegen ihrer Schwäche ging sie zur Hausärztin, Diagnose: »depressive Verstimmung in Kombination mit grippalem Infekt«. Am folgenden Wochenende brachte ihr Mann sie in die Notfallambulanz, weil sie nur noch weinend im Bett lag, über rasende Kopfschmerzen klagte und zusätzlich immer wieder erbrechen musste. So richtig fand sich nichts bei der Untersuchung; sie wurde stationär aufgenommen. War das alles nur Angst, wie der zu Rate gezogene Psychiater vermutete? Mehr aus Ratlosigkeit wurde erneut ein MRT vom Kopf gemacht, obwohl das vorhergehende noch keine zwei Monate her war – und plötzlich war alles klar. Die Hirnhäute waren übersät mit kleinen Metastasen! Heimlich und in großer Geschwindigkeit hatte sich der Krebs im Kopf ausgebreitet. Wir alle – ich als begleitende Gynäkologin, die Hausärztin, der Notarzt, der Psychiater – hatten die Symptome falsch interpretiert, die Zusammenhänge buchstäblich nicht gesehen. Vielleicht weil wir sie nicht sehen und wahrhaben wollten, und weil auch Frau Mahr gerne die Diagnose »verschleppte Grippe« annahm.

Nach der Diagnose wurde noch ein letzter Therapieversuch unternommen. Sie wollte weiter kämpfen, nicht aufgeben. Die neue Chemotherapie vertrug sie extrem schlecht, die Symptome nahmen innerhalb von wenigen Tagen rasant zu. Nach telefonischer Rücksprache mit ihrem Mann besuchte ich sie. Man sah ihr schon den nahenden Tod an. Zwei Tage später erfuhr ich, dass sie auf die Palliativstation verlegt worden sei. Ich könne noch einmal kommen. Es fiel mir schwer, dorthin zu fahren; später war ich froh, dass ich mich noch von ihr verabschieden konnte.

Fehler, Schuld, Versäumnis: Analyse

Lange habe ich gegrübelt: Hätte ich das nicht erkennen müssen, hätte ich nicht aus den Symptomen – Kopfschmerz, Schwindel, Erbrechen, Müdigkeit – schon eher den Verdacht auf Hirnmetastasen äußern müssen? Das erste MRT hatte mich dauerhaft beruhigt, trotz der eindeutig warnenden klinischen Symptome – warum? War es doch falsch, dass ich sie körperlich *und* seelisch, das heißt als Frauenärztin *und* als Psychoonkologin betreut hatte? Das hatte ich zunächst abgelehnt, weil die Verschränkung der Rollen bekanntermaßen Probleme mit sich bringen kann, man Gefahr läuft, alles durch *eine* Brille zu sehen. Dann hatte ich es aber doch übernommen, weil Frau Mahr keinen Therapieplatz gefunden hatte, dringlich stützende Gespräche brauchte und auch nicht zu einer anderen Frauenärztin wechseln wollte. Sie hatte großes Vertrauen zu mir, hatte mir eine »mütterliche Rolle« zugewiesen, die mir durchaus präsent war. Formal hatte ich die Untersuchungs- und die Gesprächstermine immer klar getrennt, um so die Ebenen auseinander zu halten. Auch wenn es mich entlastete, dass meine ärztlichen KollegInnen sich ebenfalls auf die Bildgebung verlassen und die Diagnose nicht gestellt hatten, fühlte ich mich als begleitende Frauenärztin stärker zuständig. Mir kamen Zweifel: Hatte mein Blick als Psychotherapeutin mir doch das Auge vernebelt? War sie mir zu »lieb« geworden? Andererseits: Hätte es etwas geändert für Frau Mahr, wenn ihr die Diagnose früher gesagt worden wäre, nicht erst wenige Tage vor dem Tod? Sie hätte sich vielleicht besser von der kleinen Tochter verabschieden können. Andererseits wäre sie sicher noch früher ins Krankenhaus gekommen, hätte weniger Zeit zu Hause mit ihrer Familie verbringen können. Und ein weiterer Aspekt: Sie, die sonst immer auch bei geringeren Beschwerden auf eine schnellen Abklärung durch medizinische Apparate gedrängt hatte, hatte zuletzt eher abgewehrt, wenn ich sagte, sie müsste doch einmal für eine intensivere Untersuchung ins Krankenhaus. Hatte sie instinktiv gewusst, dass die Krankheit voranschritt, und selbst (unbewusst) die Diagnose mit verschleppt?

Umgang mit der Fehleinschätzung

So etwas kommt vor in der ärztlichen Praxis: ein Versäumnis, eine Fehldiagnose, und dann Schuldgefühle. Danach beginnt das Grübeln, das Zweifeln an der eigenen Kompetenz, das Suchen nach Erklärungen, nach Ent*schuld*igung. Es ist selten so dramatisch, zum Glück. Es zeigt mir aber immer wieder, mit welch hoher Verantwortung meine Tätigkeit verbunden ist. Es zeigt, dass Fehler zum Arztberuf gehören wie zu jedem anderen Beruf. Ziel kann nicht sein, *keine* Fehler machen zu wollen, denn das ist unmöglich – sondern möglichst gut damit umzugehen. Zunächst ist eine möglichst gute Analyse dessen erforderlich, was passiert ist, was den Blick versperrt oder die Gedanken gehemmt hat. Nur wenn das ausreichend geklärt ist, kann man daraus für die Zukunft lernen und Konsequenzen ziehen.

Leider ist die erste Reaktion oft eine *Über*vorsicht, die die Arbeit in den nächsten Wochen und Monaten nicht nur positiv beeinflusst. Dann wartet man bei einer Frau mit Blutung in der Frühschwangerschaft nicht lange ab, sondern schickt sie lieber gleich in die Klinik, aus Angst davor, eine Eileiterschwangerschaft zu übersehen, bei der sofort operiert werden muss. Oder man veranlasst bei jeder Frau mit Brustschmerzen sofort eine Mammografie, um nur keinen Brustkrebs zu übersehen. Jede Frauenärztin kennt Fälle, bei denen eine Fehldiagnose negative Folgen für das Wohlergehen der Frau hatte. Wenn man *einmal* etwas falsch eingeschätzt oder übersehen hat, wittert man schnell *überall* krankhafte Veränderungen. Es braucht einige Zeit, als Ärztin selbst wieder in die Balance zu kommen, um gelassen abwägen und Unsicherheit und Verantwortung besser aushalten zu können.

Dazu kommt die rechtliche Seite: Gegenüber Patientinnen einen Fehler offen einzugestehen, ist schwierig, leider. Im geschilderten Fall habe ich einige Wochen später mit dem Ehemann gesprochen, der sagte, es sei gut gewesen, wie es gelaufen sei. Seine Frau habe bis zuletzt Hoffnung gehabt, und er sei froh, dass sie die Realität des nicht aufzuhaltenden Todes nur so kurz habe aushalten müssen. Allgemein wird man aber als Arzt/Ärztin davor gewarnt, ein schuldhaftes Versagen einzugestehen, um bei einem etwaigen Schadensfall nicht den Schutz der Haftpflichtversicherung einzubüßen. Inwieweit diese Furcht berechtigt ist, sei dahingestellt. Sie prägt aber das verbreitete ärztliche Verhalten, einen Fehler eher abzustreiten, statt sich zu entschuldigen und die Konsequenzen zu tragen.

Das Schwierigste scheint mir aber, mit den emotionalen Folgen fertig zu werden, den Schuldgefühlen. Ein Mensch hat Schaden erlitten durch mein ärztliches Tun bzw. Nichtstun. Ich bin oder fühle mich schuldig an Schmerzen, die nicht hätten sein müssen, an einem schwereren Krankheitsverlauf, an einem bleibenden Schaden. Jeder Arzt, jede Ärztin kennt und erlebt diese Situationen; sie gehören zum Beruf, man muss damit weiterleben und weiter arbeiten. Dabei kann der offene Austausch mit vertrauten KollegInnen sehr entlasten. Am meisten hilft aus meiner Erfahrung das Gespräch mit der Person, um die es geht, und die vielleicht das ernste Bedauern als Entschuldigung annehmen kann.

»Ist das etwas Schlimmes?«

Die Angst der Patientin ist nicht die Angst der Ärztin

Die Angst vor dem »TÜV«

»Meine Frau hat sich immer so aufgeregt vor der Untersuchung bei Ihnen. Sie hat schon tagelang davor von nichts anderem geredet und die ganze letzte Nacht nicht geschlafen. Deshalb machen wir es jetzt anders: *Ich* mache den Vorsorgetermin für sie aus, wenn sie wieder dran ist. Und dann sage ich meiner Frau erst morgens, nach dem Frühstück: ›Martha, heute ist dein Termin bei der Frauenärztin.‹ Dann hat sie gerade noch Zeit genug um sich fertig zu machen; und schon fahren wir los, und sie kommt gar nicht dazu, noch groß Angst zu haben.«

Der besorgte, schon etwas ältere Ehemann lächelt stolz und zufrieden. Seine Frau nickt erleichtert, und ich kann beiden dazu nur gratulieren – auch wenn das sicher kein Modell für alle ist.

Das erlebe ich immer wieder: dass Frauen Angst haben vor der bei uns in Deutschland üblichen jährlichen »Krebsvorsorge«: Es könnte ja etwas sein«. Entsprechend erleichtert sind sie dann, wenn sie es hinter sich gebracht haben. Alles erledigt, keine schlimme Überraschung: »Das ist wie so eine Art TÜV!« Auch wenn ich die Befürchtungen nachvollziehen kann, muss ich sie mir dennoch immer wieder vor Augen führen, um der Aufregung gerecht zu werden. Für mich als Ärztin gehören diese Früherkennungsuntersuchungen zur eher unanstrengenden täglichen Routine; knapp 1.600 fallen pro Jahr an. Ich erwarte nichts Schlimmes und werde nur im Ausnahmefall von einem kritischen Befund überrascht. Beim Auto-TÜV wird sicher mehr gefunden! Die Diskrepanz zwischen Erwartungsangst der Patientin und entspannter Wachsamkeit der Ärztin ist bei der Krebsfrüherkennungsuntersuchung besonders groß.

Es gibt sie aber auch in anderen Situationen. Manchmal löst ein Kontrolltermin mehr Ängste bei den Frauen aus, als aus meiner ärztlichen Sicht angebracht ist.

Sorgen vor der Kontrolluntersuchung

Frau Kraus sitzt angespannt vor mir, eine ältere Dame, so vital, dass ich ihr ihre 78 Jahre nicht ansehe. Vor drei Monaten, bei der letzten Vorsorgeuntersuchung, wurden auffällige Zellen (bezeichnet als Pap III) im Zellabstrich festgestellt. Das bedeutet, dass die Zellen nicht eindeutig als gutartig einzuordnen waren und deshalb eine Kontrolle schon kurzfristiger erfolgen soll. Da die Beurteilung im Labor Zeit braucht, weise ich bei der Abstrichentnahme immer darauf hin: »Falls Sie innerhalb von zwei Wochen nichts von mir hören, war alles in Ordnung, sonst melde ich mich.«

Ein auffälliger Abstrich kommt durchaus häufig vor. Wie informieren, ohne unnötig Angst zu machen? Direkt anrufen? Damit überfalle ich die Frau vielleicht in einer unpassenden Situation, in der sie nicht gut reagieren kann. Ich habe mich für einen sorgfältig formulierten Brief entschieden, den sie in Ruhe lesen kann. Er enthält die nötige Information, verbunden mit der Aufforderung für einen Kontrolltermin, und endet mit dem Satz: »Es besteht derzeit kein Grund zur Sorge! Sie können aber gerne anrufen, wenn Sie Fragen haben.« Der Brief geht nie freitags raus, damit keine Frau ein Wochenende in Sorge verbringen muss. Viele nutzen das Angebot und lassen sich telefonisch ausführlicher erklären, was vorliegt. Frau Kraus hatte nicht angerufen, sondern abgewartet. Jetzt hat sie spürbar Angst – im Gegensatz zu mir, denn aus meiner ärztlichen Sicht kann es nichts Ernsteres sein: Sie war immer regelmäßig da, bisher gab es nie Auffälligkeiten. Ich erkläre ihr die häufigste Ursache für einen Pap III in ihrem Alter: »Die Zellen sind meist einfach schlecht zu beurteilen, weil sie infolge des niedrigen Östrogenspiegels recht klein sind und oft in Klumpen übereinander liegen.« Sie hat deswegen, wie im Brief empfohlen, ein paar Tage vor der heutigen Untersuchung eine östrogenhaltige Creme in die Scheide eingeführt. Bei jüngeren Frauen ist ein Pap III oft ein Hinweis auf eine Virusinfektion, die durch Sex übertragen wird, eine HPV-Infektion (s. nächstes Kapitel S. 148). »Das könnte man durch einen zusätzlichen Abstrich feststellen.« Bei diesen Worten schaue ich sie etwas fragend an, sie lächelt kopfschüttelnd: »Das kann nicht sein; Sie wissen doch, mein Mann ist vor acht Jahren gestorben. Und seitdem war ich ja schon einige Male bei Ihnen, und da war ja nie etwas. Ich habe jetzt zwar seit zwei Jahren einen Freund, er ist

86, sehr nett, wir haben es auch mal probiert aber … es geht nicht.« Unerwartet sind wir mitten in einem Gespräch über körperliche Veränderungen, Abschied, Neuanfang, Sexualität im Alter. »Das macht aber nichts, dass wir nicht richtig miteinander schlafen können. Diese körperliche Nähe, das genießen wir beide. Wir unternehmen viel miteinander. Unsere beiden Verstorbenen liegen auf demselben Friedhof – das ist schön, wenn wir sie gemeinsam besuchen.« Ihre Angst ist verschwunden, ihre ganze Lebendigkeit kommt zum Vorschein. »Das tut mal ganz gut, darüber zu reden. Mit wem sollte ich das sonst tun?« Eine Woche später rufe ich sie an, der Kontrollabstrich war völlig unauffällig: »Bis nächstes Jahr!«

Manchmal führt die Angst allerdings auch dazu, dass eine vorgeschlagene notwendige Behandlung lange aufgeschoben wird oder ganz unterbleibt.

Wenn die ärztliche Sorge nicht ankommt

Bei Frau Deutz, einer Bankangestellten Mitte 40, waren die Zellabstriche vom Muttermund immer wieder auffällig gewesen, seit fast zehn Jahre bestand eine sogenannte Dysplasie (Zellveränderung). Sie brachte einen dicken Stapel mit Befunden vom vorherigen Frauenarzt mit. Anfangs stand da »leichte Dysplasie – Kontrolle in sechs Monaten«, dann »schwere Dysplasie – Kontrolle in drei Monaten«. Der HPV-Abstrich war positiv, das heißt, der Dysplasie lag eine Virusinfektion zugrunde, die nicht ausheilte. Aufgrund der Progression war ihr von meinem Kollegen zu einer operativen Abklärung geraten worden, aus Sorge vor einer Entwicklung zu Krebs am Gebärmutterhals. Aber ihre Position war eindeutig: »Ich will abwarten; das kann ja immer noch ausheilen.«

Leider geschah das bei ihr nicht, im Gegenteil: Die Zellveränderungen wurden stärker – Pap IVa – es bestand ein dringender Verdacht auf »Ca in situ« (Krebs im Anfangsstadium). Das Labor drängt zur Operation. Frau Deutz lehnt weiter ab, sie wirkt dabei sehr bestimmt: »Kann man das nicht anders klären, ohne Narkose?« Ich stelle sie in einer Dysplasie-Sprechstunde vor. Die erfahrene Kollegin sieht sich den Muttermund mit einem Lupenmikroskop an und entnimmt gezielt Gewebsproben: wieder ein Pap IVa. Auch sie empfiehlt eine Konisation, das heißt eine kleine Operation in Narkose, bei der der unterste Teil des Muttermundes kegelförmig (das heißt als »Konus«) herausgeschnitten wird. »Damit kann eindeutig geklärt werden, ob tatsächlich Krebszellen da sind. Und wenn ja, sind die dann gleichzeitig entfernt.« Frau Deutz lehnt den Vorschlag vehement ab: »Auf keinen Fall! Ich komme gerne wieder zur Kontrolle, aber operieren lasse ich mich nicht. Ich warte weiter ab.«

Meine Versuche, ihr die Harmlosigkeit und gleichzeitig Notwendigkeit des Eingriffs wortreich und mit Skizzen zu erklären, prallen an ihr ab. Sie geht informiert, trotzdem anscheinend ungerührt. Ich bleibe mit einem schlechten Gefühl zurück und machte mir Sorgen. Wie kann ich sie überzeugen? Ich verstehe nicht, warum sich diese kluge Frau den ärztlichen Argumenten verschließt.

Beim nächsten Termin, drei Monate später, versuche ich es anders: Statt ihr weiter ins Gewissen zu reden, frage ich sie endlich (!), warum sie eigentlich den kleinen Eingriff nicht machen lassen wolle. Sie wird ganz ernst, Tränen steigen ihr in die Augen: »Bei meiner Tante war es genauso mit den Abstrichen. Sie hat sich dann operieren lassen, und sechs Monate später war sie tot. Durch die Operation kam wohl Luft dran, sie haben auch nicht alles entfernen können, da hat der Krebs erst richtig gestreut, das ging ganz schnell! Das ist lange her, da war ich fast noch ein Kind.« Ich begreife endlich: Hinter ihrer rigiden Ablehnung steckt eine Todesangst, sie wird überschwemmt von früheren Erinnerungen. Plötzlich geht eine Tür auf, ich bekomme wieder Zugang zu ihr. »Das kann ich gut verstehen, dass Sie dann lieber abwarten wollen, bei dieser furchtbaren Geschichte!« Es gelingt in weiteren Gesprächen, die Mythen zu klären und das Damals vom Heute zu trennen. Nach langem Überlegen stimmt sie schließlich dem Eingriff zu, wenn auch mit großer Unruhe, und ist dann sehr erleichtert, dass der Krebs tatsächlich noch vollständig im Vorstadium entfernt werden kann und es nach dem Eingriff zu einer problemlosen Heilung kommt. »Ich wusste selbst nicht, was mit mir los war. Aber schon beim Gedanken an eine Unterleibsoperation bekam ich Panik, ich konnte keinen klaren Gedanken fassen, nur noch *Nein*. Das hat sich erst geändert, als wir über die Geschichte mit meiner Tante geredet haben. Gut, dass Sie das gemerkt haben, dass da noch etwas war. Von mir aus wäre ich nicht darauf gekommen.«

Bei einer anderen Patientin ging die Geschichte leider nicht so gut aus. Sie erschien nicht mehr zur Kontrolle, nachdem der Abstrich mehrfach auffällig gewesen war: »Ich halte nichts von der ganzen Schulmedizin, ich vertraue auf Naturheilkunde, da kenne ich eine tolle Heilpraktikerin.« Weg war sie, nicht mehr erreichbar. Ich kontaktierte noch die Hausärztin, vergeblich. Nach Jahren meldete sie sich wegen Dauerblutungen. Blass und abgemagert saß sie mir gegenüber. Ein Blick in die Scheide genügte: Der Muttermund war in ein großes blutendes Krebsgeschwür umgewandelt. Sie nahm in der Folgezeit klaglos alle Untersuchungen auf sich, die sie vormals vehement abgelehnt hatte, wurde mehrfach operiert und bestrahlt. »Ich wollte einfach nicht ins Krankenhaus, ich dachte, ich schaffe es so.« Kein Vorwurf, keine Erklärung. Sie wurde immer weniger und starb nach einem langen Leidensweg. Das lag mir lange auf der Seele:

Meine Befürchtungen und Erklärungen waren bei dieser Frau anscheinend nicht eindeutig genug angekommen. Warum, habe ich nie erfahren.

Leichter ist es, wenn die Angst offen da liegt und schnell entkräftet werden kann.

Schnelle Entängstigung

Der Termin von Frau Müser wurde kurzfristig eingeschoben, weil sie am Telefon eine Veränderung an der Brust angegeben hatte. Sie ist eine schlanke Frau Anfang 40, lächelnd, mit kurzen blondierten Haaren und auffallend vielen Ohrringen, dazu Ringe durch die Augenbrauen und in der Lippe. »Meine eine Brust zieht sich ein! Ich habe darüber gerade etwas in der *Apotheken Umschau* gelesen, das kann etwas Schlimmes sein.« Es tut ihr nichts weh, ihr ist nur vor dem Spiegel etwas aufgefallen, was sie ohne den Artikel kaum beachtet hätte. Aber jetzt hat sie Angst, daher der Notfalltermin.

Bei der folgenden Tastuntersuchung fühlen sich beide Brüste gleichmäßig weich an, beim Betrachten fällt mir zunächst auch nichts auf. Erst beim Anheben der Arme entdecke ich, was sie meint: Von der Achsel ziehen vor allem in die rechte Brust, aber auch in die linke zahleiche kleine parallele oberflächliche Fältchen. »Haben Sie abgenommen in letzter Zeit?«. »Ja, mehr als zehn Kilo das musste einfach mal sein!« »Dann kommt das daher. Das sind keine Einziehungen«, erkläre ich ihr und demonstriere, wie eine »richtige« Einziehung aussieht, die ein Hinweis auf einen von innen ziehenden Krebsknoten sein kann. »Bei Ihnen kommt das einfach daher, dass Sie jetzt weniger Fettgewebe in der Brust haben. Dadurch wirkt die Haut etwas riffeliger.« Ich bin mir völlig sicher: Sie hat keine Brusterkrankung! Daher die Entscheidung: keine weiterführende Diagnostik, weder Mammografie noch Ultraschall.

»Da fällt mir ein Stein vom Herzen: Ich dachte schon, ich habe Brustkrebs!« Ich höre den Stein förmlich plumpsen. »Kann es sein, dass Sie sich schnell Sorgen machen, wenn Ihnen etwas auffällt?« »Ja, dauernd! Was *ich* schon alles glaubte zu haben! Ich mache mich schnell verrückt, ich bin Angstpatientin, war schon drei Mal deswegen stationär in Behandlung.«

Sie wirkt so anders mit ihren vielen Piercings und Tattoos, eher furchtlos – eine wirksame Fassade. Ich bin froh, dass ich die Verbindung von körperlichem Symptom und seelischem Hintergrund gespürt, angesprochen und so ihr Grundleiden erfahren habe. Das hat sie erleichtert und macht mich noch sicherer in der Beurteilung. Es bleibt keine ängstliche Sorge zurück, weder bei ihr noch bei mir.

Manchmal ist der Angstpegel umgekehrt verteilt, und ich habe mehr Angst um eine Patientin als sie selbst.

Die ärztliche Sorge: versteckt

Frau Kurt kommt wie vereinbart zur vierteljährlichen Nachsorgeuntersuchung. Vor einem Jahr, mit Anfang 50, wurde bei ihr Brustkrebs festgestellt, beim Mammografie-Screening. Zwar war der Krebsknoten noch klein und die Lymphdrüsen waren nicht befallen, die feingewebliche Untersuchung ergab aber »triple negativ« und damit die gefährlichste Sorte von Brustkrebs. Es bedeutet, dass die Krebszellen weder auf eine Hormon- noch auf eine Antikörpertherapie reagieren, dass der Krebs relativ aggressiv ist. Ob sie das so weiß? Sie wirkt stabil, hat Operation, Chemotherapie und Bestrahlung gut überstanden, ohne wesentliche körperliche Folgen. »Natürlich bin ich nicht mehr so leistungsfähig wie früher, das merke ich auch in der Arbeit. Ich habe Stunden reduziert und dadurch viel mehr Zeit für mich und meine Familie. Ich bin froh, dass die Behandlung jetzt zu Ende ist, und genieße mein Leben.« Bei ihr muss ich meine Angst um sie eher verbergen. Warum sollte ich ihr meine Sorgen mitteilen, dass sie ein höheres Rezidivrisiko hat als andere Frauen mit Brustkrebs? Sie fragt nicht danach, Konsequenzen hätte es keine. Ich bestärke sie darin, viel Sport zu machen und mit ihrem Mann auf Reisen zu gehen. »Aktuell sieht alles sehr gut aus«; *die* Sicherheit kann ich ihr geben, immerhin.

Geteilte Angst ist halbe Angst

Aufmerksamkeit, Anspannung, Beunruhigung, Sorge, bis hin zur Angst: Nach meiner Erfahrung ist eine Mixtur dieser Stimmungen unterschwellig in der frauenärztlichen Praxis nahezu immer spürbar wie eine dunkle Hintergrundmusik. Sie ist mal lauter und mal leiser, mal bewusst hörbar, mal verdeckt, aber *da* ist sie immer. Natürlich gehen viele Frauen völlig entspannt zur Ärztin, wollen vielleicht nur die Pille, und viele Routineuntersuchungen strengen mich als Ärztin kaum an. Bei Patientin wie Ärztin kann jedoch eine sorglose Melodie *plötzlich* in einen schrillen Angstrhythmus umschlagen, ebenso wie sich ein unharmonisch-spannungsvoller Missklang manchmal schnell in wohltönende Akkorde auflöst. Dass die Frau eher »wohlgestimmt« als mit dröhnendem Kopf die Praxis verlässt, diesen Anspruch stelle ich an mich als Ärztin.

Wie oben geschildert, können die inneren Melodien ganz unterschiedlich zwischen Patientin und Ärztin verteilt sein. Bei den Frauen tickt es im Kopf: »Alles in Ordnung?« oder »Habe ich etwas?« oder »Was ist los mit mir?«. Sie erwarten Entlastung oder Erklärung. Bei mir als der Frauenärztin klingt es anders: »Begreife ich das Anliegen der Frau?« »Finde ich, was sie hat?«. *Ich* bin die Expertin, zu der die Frau geht, *ich* habe den Wissensvorsprung, auf *mein* Urteil verlässt sie sich. Die Analogie zum TÜV kommt dabei nicht von ungefähr. Ein Besuch in der Arztpraxis ist für viele so ähnlich, wie wenn man sein Auto zur Inspektion oder zur Reparatur bringt – nur dass es eben nicht um das Auto geht, das man zur Not durch ein neues ersetzen kann, sondern um den *eigenen Körper*! Das macht die Situation viel aufregender. »Gesundheit ist das höchste Gut!« – diesen in der Jugend oft belächelten Spruch unserer Großmütter versteht man meist erst, wenn man älter geworden ist und Krankheit erlebt hat.

Im Gegensatz zur Ausnahmesituation für die Patientin sind die Fragen zu Gesundheit und Krankheit für mich beruflicher Alltag: Die Frauenheilkunde ist mein Metier, das habe ich gelernt. Entsprechend fühle ich mich den meisten Situationen gut gewachsen, vieles ist nach Jahren Routine geworden. Dennoch bleibt die ärztliche Tätigkeit auf eine besondere Art anstrengend, denn eigentlich darf ich keinen Fehler machen. Mich beunruhigt dabei fast weniger, dass ich bei der Patientin etwas finden könnte, als dass ich etwas übersehe oder falsch einschätze. Das ist *meine* innere Grundmelodie. Sie oszilliert zwischen Wachsamkeit und Sorge, je nachdem, ob es um die Klärung des Ausflusses geht oder um den Brustkrebs. Allerdings ist mir als Ärztin sehr deutlich bewusst, viel mehr als den meisten Ratsuchenden, wie begrenzt letztlich das medizinische Wissen ist, auf dem mein Tun beruht, wie häufig eine Situation *un*eindeutig ist. Ein Beispiel: Das laut Ultraschall relativ kleine Köpfchen des Ungeborenen kann warnender Hinweis sein auf eine Fehlentwicklung, es kann aber auch eine genetische Variante sein oder nur auf einem Messfehler beruhen. Das führt zu einer weiteren belastenden Frage, die ich oft noch während der Untersuchung für mich beantworten muss: Soll ich die Frau teilhaben lassen an meinen Sorgen, auch wenn sie vielleicht unberechtigt sind? Ein Balanceakt, den ich je nach Situation und Belastbarkeit individuell handhabe, immer mit dem Ziel, sie nicht unnötig mit meiner Sorge anzustecken.

Nicht nur die »Angstpegel« von PatientInnen und ÄrztInnen sind verschieden hoch, auch der Umgang mit der Angst ist unterschiedlich. Während die Patientin ihre Ängstlichkeit zeigen darf, wenn sie mit Sorgen zu mir kommt, gehört es zu meiner ärztlichen Aufgabe, Sicherheit und Zuversicht auszustrahlen und Sorgen abzunehmen. Es geht immer wieder darum, die Angstmelodie der

Patientin zu erkennen, sie anzuerkennen und sie, wenn möglich, zum Verschwinden zu bringen oder wenigstens leiser zu machen – unabhängig davon, ob die Sorgen aus ärztlicher Sicht unnötig oder berechtigt sind. Es heißt auch, gerade in gesundheitlich gefährlichen Situationen Sorgen und Angst *gemeinsam* zu tragen. »Fear sharing« könnte man diese ärztliche Aufgabe taufen, analog zum »shared decision making« (s. S. 106). Nicht nur im Kino stimmt der bekannte Filmtitel *Angst essen Seele auf.* Geteilte Angst ist halbe Angst. Und nicht jede Frau hat so einen Ehemann wie Martha!

»Wann muss denn meine Tochter kommen?«

Mädchen-Sprechstunde: Spagat zwischen Medikalisierung, Fürsorge und Selbstbestimmung

»Ich brauch' die Pille«: Lena sitzt aufrecht vor mir. Sie ist knapp 15 Jahre alt, halblange Haare, etwas pummelig, enges T-Shirt, Jeans mit Löchern. Neben ihr sitzt ihre Freundin Anna, die ihr aufmunternd zulächelt. Es ist Mädchen-Sprechstunde, wie jeden Donnerstagnachmittag. Die meisten sind zum ersten Mal beim Frauenarzt, am häufigsten geht es um die Pille. Manchmal beginnt das Gespräch auch anders: »Meine Mutter hat gesagt, ich soll mal zu Ihnen gehen. Damit Sie schauen, ob alles in Ordnung ist.« Hinter dem forschen Auftreten ist die Unsicherheit spürbar. Sie wissen nicht, was auf sie zukommt, und wollen es schnell hinter sich bringen. »Wenn du die Pille brauchst und nichts dagegen spricht, schreibe ich sie dir gerne auf. Aber erst einmal will ich dich ein bisschen kennenlernen – einverstanden?« Fragender Blick von Lena, sie wirkt überrascht. »Die Pille ist ja zur Verhütung gedacht, aber manche nehmen sie auch aus anderen Gründen. Worum geht es denn bei dir?«

Zögerliche Antwort: »Naja, einen Freund habe ich noch nicht, aber ... es ist doch besser. Man weiß ja nie. Und dann weiß ich auch, wann die Regel kommt, das ist nämlich bei mir sehr unregelmäßig. Das ist blöd, ich weiß nie, wann ich schwimmen gehen kann! Ist das eigentlich normal? Und dann soll ich mich auch gleich impfen lassen gegen den Krebs, hat meine Mama gesagt. Obwohl, da habe ich Angst davor, ich mag keine Spritzen ...«, sprudelt es jetzt aus ihr heraus.

Mädchen-Sprechstunde: Kontra und Pro

Ob ich überhaupt eine spezielle Mädchen-Sprechstunde einrichten sollte, habe ich mir lange überlegt: *Brauchen* Mädchen das? Oder ist das nicht nur eine Strategie, um sie möglichst früh in die ärztliche Praxis zu locken? Nicht umsonst wird die Idee der »Teenie-Sprechstunde« von Pharma-Firmen mit Broschüren und Praxisplakaten unterstützt. Wenn man Mädchen-Sprechstunde als Suchbegriff eingibt, landet man sofort auf einer altersgemäß gestalteten Website mit dem auffälligen Slogan *»Frauenärzte sind richtig gute Ansprechpartner«*. Versteckt, im Impressum, zeigt sich: Die Seite wird von einer Pharma-Firma verantwortet, die viele Verhütungspillen produziert. Die ärztliche »Initiative Mädchen-Sprechstunde« wird seit Jahren von derselben Firma gesponsert. Empfohlen wird dieses Projekt vom BVF (Berufsverband der Frauenärzte), der unter anderem für die wirtschaftlichen Belange der niedergelassenen FrauenärztInnen zuständig ist. Mädchen sind die Patientinnen der Zukunft; sie zu gewinnen, kann für Pillenfirmen wie für frauenärztliche Praxen lukrativ sein. Die Entdeckung dieser neuen »Zielgruppe« Anfang der 1990er Jahre wurde im AKF (Arbeitskreis Frauengesundheit in Medizin, Psychotherapie und Gesellschaft; mehr dazu im Abschlusskapitel s. S. 190) schon auf der Jahrestagung 1995 kritisch als »Medikalisierung« diskutiert. Unter diesem Begriff versteht man einen gesellschaftlichen Veränderungsprozess, bei dem ganze Lebensbereiche neu in den Fokus der Medizin geraten. Gegen diese Tendenz, die besonders weibliche Lebensphasen betrifft wie Schwangerschaft, Wechseljahre und Pubertät, gab und gibt es scharfe Kritik: »Weiblichkeit ist keine Krankheit«.

Soweit meine skeptische Haltung gegenüber der Mädchen-Sprechstunde. Andererseits *haben* viele Mädchen Fragen, die den Körper betreffen, unter anderem zur Entwicklung ihrer Brüste, zur Regelblutung und zur Verhütung. Bei ihnen verändert sich mehr als bei den gleichaltrigen Jungen; das kann sie verunsichern. Ist es aus dieser Sicht nicht doch *sinnvoll,* wenn FrauenärztInnen den Mädchen auf dem Weg von der Kindheit zum Erwachsensein beistehen, kompetent und empathisch? Wenn sie ihnen zum Beispiel bei Fragen zur Verhütung oder zum Umgang mit Regelschmerzen dabei helfen, eigenständig Entscheidungen zu treffen, statt das alles dem Elternhaus, der Schule oder den Mädchenzeitschriften zu überlassen? Kann eine solche Extra-Sprechstunde, in der sie sich willkommen fühlen, den Mädchen vielleicht den Weg zu Information und Beratung erleichtern, statt dass sie sich fehl am Platz fühlen zwischen Schwangeren und älteren Frauen, vielleicht noch mit der Befürchtung, die eigene Lehrerin zu treffen?

Letztlich habe ich mich *für* das Angebot der Spezial-Sprechstunde entschieden, um der Medikalisierung bewusst ein angemessenes Angebot entgegenzusetzen.

Auf die häufige Frage von Müttern »Wann muss ich denn meine Tochter zu Ihnen schicken?« habe ich eher abwehrend reagiert: »Nur wenn sie Beschwerden oder Probleme hat, oder Fragen zur Verhütung – nicht einfach so, zur Kontrolle.

Das muss nicht sein! Auf den gynäkologischen Stuhl muss sie sich noch oft genug in ihrem Leben setzen!« Damit habe ich manches erleichterte Lächeln geerntet: »Das stimmt, da wird sie sich freuen, ich sollte Sie extra fragen.«

Pille, Sex und Jungfernhäutchen

Zurück zu Lena. Sie war über ihre Freundin Anna auf die Idee gekommen, zu mir zu gehen. Anna wollte vor ein paar Wochen auch die Pille. Sie hatte seit einigen Monaten einen festen Freund, die beiden wollten bald miteinander schlafen. Nach entsprechender Beratung und da es keine medizinischen Gegengründe gab, hatte ich ihr die Pille verschrieben, die sie inzwischen ohne Probleme nahm. Vorsorglich untersucht hatte ich Anna beim ersten Termin bewusst noch nicht. Das macht erst Sinn, wenn ein Mädchen/eine Frau schon intimen Kontakt hatte, denn nur dadurch können gesundheitsgefährdende Keime (vor allem Chlamydien und Viren) in die Scheide gelangen. (Wichtig in diesem Zusammenhang: Nicht nur bei heterosexuellem Sex, auch bei Sex zwischen Frauen können Krankheitserreger übertragen werden, wenn auch anscheinend seltener. Da besteht allerdings viel Unwissenheit, es gibt bisher kaum Forschung auf diesem Gebiet. Entsprechend gilt es, bei der Beratung über sexuell übertragbare Infektionen *differenziert* das Thema »Sex« anzusprechen, zum Beispiel indem man bewusst die Begriffe »Geschlechtsverkehr mit Männern« oder »Heterosex« benutzt. Das signalisiert gleichzeitig Offenheit und Akzeptanz und kann es Lesben erleichtern, sich zu outen und *ihre* Fragen zu stellen.)

Lenas Hauptproblem ist die Unregelmäßigkeit der Periode. »Das ist typisch für dein Alter, der Zyklus muss sich erst einspielen. Dass das für dich lästig ist, verstehe ich. Aber schwimmen oder Sport treiben kannst du doch auch während der Blutung, zum Beispiel mit Tampons.«

»Geht das denn, mache ich da nichts kaputt?«

Ich erkläre ihr mithilfe von Bildern, was es mit dem sogenannten Jungfernhäutchen auf sich hat, wie dehnbar es ist und dass da nichts Schlimmes passieren kann.

»Probier' es einfach mal aus. Wenn es gar nicht klappt, kannst du gerne wiederkommen. Und natürlich auch, wenn du einen Freund hast und denkst, es wird ›ernster‹. So schnell geht es ja meist nicht, vom Kennenlernen bis zum ›richtigen‹ Sex, oder?«

Sie nickt, scheu lächelnd. »Dann reden wir auch ausführlicher über die Verhütung: wie die Pille wirkt, was es sonst noch gibt und wie du dich beim Sex vor

Infektionen schützen kannst. Die Pille nur ›auf Verdacht‹ zu nehmen, würde ich dir nicht raten. Die Pille ist ein Medikament, sie kann Nebenwirkungen haben. Für deinen Körper ist es besser, wenn sich deine Periode erst einmal einpendelt. Was noch wichtig ist: Wenn tatsächlich doch mal etwas ungeplant ›passiert‹, gibt es dafür die Pille danach. Die ist ungefährlich; du kannst sie dir einfach in der Apotheke besorgen.«

»Okay, verstanden!« Lena stimmt erleichtert zu und steckt die entsprechende Info-Broschüre ein, die ich ihr zum Lesen mitgebe.

HPV-Impfung: ethischer Konflikt zwischen Fürsorge und Selbstbestimmung

»Und die Impfung gegen Krebs? *Muss* das sein? Eigentlich will ich das nicht ...« Die Beratung dazu ist komplizierter und zeitaufwändiger als die zur Pille. Es müssen sehr viele Informationen vermittelt werden: über den Zusammenhang zwischen Sex und Übertragung des Human-Papilloma-Virus (HPV), die Höhe des Infektionsrisikos, über den Verlauf der (nicht behandelbaren) Infektion zwischen möglicher spontaner Ausheilung und Krebsentwicklung, über die unterschiedlichen Virustypen und die (auf einige Virustypen beschränkte) Schutzwirkung der Impfung, über die Vorteile einer frühen Impfung *vor* dem ersten Sex, die möglichen Nebenwirkungen ... Kann das Pro und Kontra der Impfung einer 14-Jährigen in Kürze so plausibel gemacht werden, dass sie sich wirklich autonom entscheiden kann, und ohne dass sich bei ihr festsetzt: »Sex macht Krebs!«? Zumal immer noch Vieles wissenschaftlich unklar ist, zum Beispiel wie lange der Impfschutz anhält, ob es Sinn macht auch Jungen zu impfen oder Frauen, die schon Sex hatten bzw. bei denen eine Infektion bekannt ist, und welcher Impfstoff der beste ist. Gerade das nur begrenzte Wissen und die intransparente Verbindung zwischen Wissenschaft und Pharmainteresse hatten bei der Einführung der HPV-Impfung im Herbst 2006 für viel Unruhe gesorgt. Die massive Werbung in den öffentlichen Medien verbunden mit dem moralischen Druck auf die Mütter haben sich eher negativ auf die Impfbereitschaft ausgewirkt. Dazu gab es Berichte über schwere Nebenwirkungen bis hin zu Todesfällen. Anfangs war ich als Ärztin auch skeptisch gegenüber der Impfung und habe das bei der Beratung nicht verborgen. Inzwischen gibt es mehr und bessere Studien, die sowohl die gute Schutzwirkung und die Reduktion von Krebsvorstufen bei den Geimpften beweisen wie auch die Furcht vor schweren Nebenwirkungen ausräumen konnten. Ob die Zahl der Gebärmutterhalskrebserkrankungen durch die

Impfung tatsächlich zurückgeht, konnte noch nicht eindeutig bewiesen werden, aber es ist mit hoher Wahrscheinlichkeit zu erwarten. Außerdem geht es bei der Impfung nicht nur um die Verhinderung der Krebserkrankung, sondern auch um die Reduktion der möglichen infektionsbedingten Folgen: die Beunruhigung bei einem auffälligen Zellabstrich (wie im vorhergehenden Kapitel beschrieben), die häufigen Kontrollen bzw. die eventuelle Gewebeentnahme am Muttermund, die wiederum mittelfristig die Gefahr einer Frühgeburt erhöhen kann. Auf der Negativseite »mögliche Folgen der HPV-Infektion« steht letztlich viel mehr, als ich der 14-jährigen Lena im Gespräch vermitteln kann.

Meine zunächst skeptische Haltung gegenüber dem Sinn der Impfung hat sich im Laufe der Jahre mit zunehmendem Wissen deutlich verändert. Da ich inzwischen davon überzeugt bin, dass die Impfung ein wirksamer und sinnvoller Schutz für die Mehrzahl der Frauen ist, frage ich mich: Reicht es, einem Mädchen wie Lena die vorliegenden Informationen einfach zu präsentieren wie die Schubfächer in einem Kaufmannsladen – »Bitte wählen!« – und ihr damit eine selbstbestimmte »informierte Entscheidung« zu ermöglichen? Oder gehört es nicht zu meiner ärztlichen Pflicht, *Stellung* zu beziehen in einer so wichtigen Situation, ihr also eindeutig *zuzuraten*, wenn sie zögerlich ist? Die Kraft der Überzeugung durch Fakten ist begrenzt bei einem jungen Mädchen wie Lena, die Angst vor Spritzen hat, und für die ein erhöhtes Krebsrisiko in 20 bis 30 Jahren meilenweit entfernt ist.

Auf dem Hintergrund dieser Gedanken bringt mich die Beratung zur HPV-Impfung in einen Konflikt zwischen zwei medizin-ethischen Grundprinzipien: zwischen dem Prinzip der ärztlichen Fürsorge einerseits und dem Prinzip der Selbstbestimmung der Ratsuchenden andererseits. Ansatzweise habe ich mich gegenüber Lena schon bei der geschilderten Pillenberatung allein dadurch »fürsorglich« verhalten, dass ich ihr von der geplanten Einnahme abgeraten habe. Wenn sie darauf bestanden hätte, die Pille »prophylaktisch« einzunehmen, hätte ich ihr die Pille verschrieben, aus Respekt vor ihrer Selbstbestimmung: Sie ist fähig, das Für und Wider der Pille zu überschauen inklusive der mit der Pille verbundenen Risiken. Bei der Beratung zur HPV-Impfung sehe ich mich stärker in der *Fürsorgepflicht* gegenüber den jungen Mädchen. Deshalb habe ich mich dafür entschieden, bei der Informationsvermittlung meine *positive* Wertung nicht zu verbergen. Konkret bedeutet das: Ich betone die Schmerzlosigkeit der erforderlichen Impfungen, die geringen und schnell vorübergehenden Nebenwirkungen und vor allem die geschilderten großen Vorteile.

»Man kann sich schon beim ersten Sex anstecken, deshalb geht es darum, einige Zeit *vorher* zu impfen. Nur so hat der Körper genug Zeit, um ausreichend

Antikörper als Schutz gegen die Ansteckung zu bilden. Die Verhinderung der Infektion ist deshalb so wichtig, weil es kein Medikament zur Behandlung gibt. Und wenn auch glücklicherweise bei den allermeisten Frauen die Infektion von allein ausheilt, kann man da leider nie sicher sein. Die möglichen Folgen habe ich dir ja schon beschrieben. Deshalb bin ich *für* die Impfung, selbst wenn sie nicht hundertprozentig gegen die Infektion schützt.«

Trotz meiner eigenen Überzeugung finde ich es sehr wichtig, dass Lena noch einmal in Ruhe nachdenken und auch mit ihren Eltern darüber reden kann. Überrumpeln will ich sie nicht! Sie bekommt eine weitere Infobroschüre speziell für Mädchen mit, die das Pro und Kontra der Impfung verständlich auflistet, erstellt von einer unabhängigen Organisation ohne Pharma-Sponsoring. Ich hoffe darauf, dass sie sich vernünftig entscheidet.

Zum Abschluss biete ich den beiden an, noch ins Untersuchungszimmer zu kommen und sich den Untersuchungsstuhl anzusehen. Anna und Lena wundern sich: »Der sieht ja richtig schick aus, gar nicht so schlimm wie ich dachte.« Ich hoffe, sie werden dem ersten Untersuchungstermin nicht voll Horror entgegensehen.

Im Rückblick bin ich froh, dass ich Ende der 1990er Jahre eine spezielle Mädchen-Sprechstunde eingerichtet habe, trotz aller Bedenken – und das nicht nur im Interesse der Mädchen. Die Teenie-Sprechstunde macht allen im Team Freude; die Auszubildenden genießen es, an diesem Nachmittag allein für die Annahme zuständig zu sein, es herrscht eine lockere Stimmung in der Praxis. Die zeitliche Abgrenzung gegenüber der normalen Sprechstunde erleichtert es mir, mich auf die spezielle Sprache und die Begegnungen einzustellen, in denen es weniger um Krankheit geht als um den sorgsamen Umgang mit dem eigenen Körper und der eigenen Entwicklung. Die Balance zwischen Fürsorge und Selbstbestimmung, die bei den Jugendlichen eine noch stärkere Herausforderung als bei den Erwachsenen darstellt, gelingt mir so besser.

»Ich halte Sie doch nur auf!«

Die alte Frau in der Praxis: Fürsorge und Gerechtigkeit versus Wirtschaftlichkeit

Ringwechsel

Frau Klages kommt seit vielen Jahren regelmäßig alle zwei Monate. Sie ist inzwischen über 80 Jahre alt. Ganz in schwarz gekleidet, klein und gebrechlich, mit dünnem grauem Haardutt, zunehmend gebeugt, trippelt sie vorsichtig am Stock in das Untersuchungszimmer. Sie kennt sich aus, will keine Zeit verschwenden, grüßt nur kurz und verschwindet gleich hinter dem Vorhang der Umkleidekabine. Die von der Arzthelferin angebotene Hilfe beim Auskleiden akzeptiert sie seufzend, »damit es schneller geht. Ich habe auch extra nur Kniestrümpfe angezogen und nicht den Strumpfhalter.« Sie hinkt langsam zum Untersuchungsstuhl und lässt sich vorsichtig nieder. Dann noch zurücklehnen, die Beine etwas anwinkeln und die Knie auseinander sinken lassen trotz der steifen Hüften, alles mit leisen »Achs« verbunden. Aber sie *muss* kommen: Der Scheidenring, den sie wegen ihrer starken Senkung trägt, muss regelmäßig gesäubert und gewechselt werden. Operieren lassen will sie sich nicht mehr. Ohne Ring droht die Gebärmutter aus der Scheide nach unten herauszufallen, dann könnte sie sich noch schlechter bewegen. Davor hat sie Angst. Im Gegensatz zu vielen jüngeren Frauen, die meine Zeit selbstbewusst in Anspruch nehmen, strahlt sie eine traurige Bescheidenheit aus. Sie weiß, dass bei ihr alles langsamer geht, sie hat den schnellen Takt der ärztlichen Praxis verinnerlicht und erwartet vorwurfsvolle Hetze. Ohne die Notwendigkeit des Ringwechsels käme sie sicher längst nicht mehr, wie so viele andere in ihrem Alter.

Was soll die ältere Frau beim Frauenarzt?

Die Altersstatistik in meiner Praxis belegt den Eindruck: Ältere kommen seltener, ab 65 Jahren läuft die Kurve zunehmend steil abwärts, Frauen über 75 sind eine Rarität. Das hat sicher bei vielen mit dem Schamgefühl zu tun, aber aus meiner Erfahrung fast noch mehr mit ihrem Unbehagen: Weil sie meinen zu stören, weil es sich bei ihnen »nicht mehr lohnt«. Ihre Zurückhaltung kann ich zwar nachvollziehen, ich finde sie aber ebenso bedenklich wie bedauerlich. Rein medizinisch gesehen haben gerade Ältere gute Gründe, sich untersuchen zu lassen, schon allein weil schwerwiegende Erkrankungen mit steigendem Alter zunehmen. Immer wieder kommt es vor, dass ich Frauen mit einem offenen (Krebs-)Geschwür an den Schamlippen oder mit einem großen Knoten in der Brust sehe, die den Weg in die gynäkologische Praxis lange Zeit vor sich hergeschoben haben. Das ist schlimm, denn dann ist eine wirksame Behandlung oft kaum mehr möglich. Ein weiteres Thema ist die Blasenschwäche mit unkontrollierbarem Urinabgang. Manche Frau quält sich jahrelang allein damit herum, sucht selbst nach Lösungen mit Einlagen und Taschentüchern und zieht sich wegen der Sorge um Geruchsbelästigung immer mehr aus dem sozialen Leben zurück. Viele sind erstaunt und vor allem dankbar, dass es doch wirksamere Hilfe gibt.

Zusätzlich zu diesen körperlichen Gründen gibt es noch einen anderen, einen psychischen Aspekt: *Wer* sieht die alte Frau, besonders die Verwitwete oder die Alleinlebende, noch aufmerksam an – wenn nicht die Ärztin/der Arzt? Es geht in dieser Begegnung nicht nur darum, sie körperlich zu untersuchen, sondern es geht auch um das Wahrgenommen-Werden, gerade in unserer auf Jugendlichkeit fixierten Zeit. Ohne Worte versuche ich jeder Frau zu vermitteln: Auch in Ihrem Alter verdienen Sie es, dass ich Sie genau anschaue. Der ältere Körper ist besonders, er ist mit seinen Falten und Narben gezeichnet vom Leben und strahlt eine eigene Würde aus. Je nach Situation versuche ich das so gut wie möglich in Worte zu fassen; manchmal hilft dabei etwas Humor: »Ich bewundere Sie, wie gut Sie sich bewegen können, trotz der Arthrose. Und Ihre Haut ist so glatt, so gut gepflegt. Klar, der Lack ist ab, das geht uns allen so. Die Männer werden ja auch nicht schöner, die machen sich darüber nur nicht so viele Gedanken wie wir.« Zustimmendes Lächeln: »Da haben Sie recht! Ich gehe auch noch regelmäßig zur Gymnastik. Man muss etwas tun für sich!«

Auf die häufige bange Frage »*Muss* ich nochmal wiederkommen?!«, reagiere ich mit einer Einladung: »Müssen nicht, aber Sie *können*! Ich finde es wichtig und würde mich freuen, Sie wiederzusehen, solange es für Sie nicht zu anstrengend ist. Das steht Ihnen zu!«

Heilsame Konfrontation mit dem Alter

Bedauerlich finde ich diesen Rückzug der Älteren auch aus meiner Sicht der jüngeren Ärztin: Für mich ist die Begegnung mit dem Alter und der Gebrechlichkeit oft ein Gewinn! Wenn sich Frau Klages nach dem Ringwechsel noch einmal zu mir setzt, frage ich sie nach ihrem Leben. Und sie erzählt: wie lange der Mann schon tot ist, »Er war ein guter Mann, wir hatten eine gute Ehe!« – dass der Sohn sie fährt, »aber der hat auch nur wenig Zeit« – dass die Enkel jetzt schon groß sind und immer noch ihre Plätzchen lieben – wie sie in der Wohnung und mit dem Kochen immer noch zurechtkommt, die Tochter putzt nur die Fenster – dass sie den Garten verkleinert und nur noch Erdbeeren und Bohnen hat, und natürlich die Blumenrabatte. Auch die Einkäufe im Ort erledigt sie noch selbst. Sie stammt aus Ostpreußen, war Flüchtling, hat mit ihrem Mann hier alles aufgebaut, nie Urlaub gemacht, drei Kinder groß gezogen. Ein langes Leben voller Entbehrungen liegt hinter ihr, auch voller Erlebnisse und Ereignisse. Sie strahlt viel Wärme und Würde aus, wenn sie ins Erzählen kommt. Dann stockt sie plötzlich wieder: »Ich stehle Ihnen doch nur Ihre kostbare Zeit, ich alte Frau.« So gut ich kann versuche ich, diesem Eindruck entgegenzuwirken und ihr und anderen älteren Frauen zu zeigen, dass sie zu Recht meine Zeit beanspruchen. Dass ich von ihr lernen kann, was es heißt alt zu werden, das Leben zu leben und mit Schicksalsschlägen umzugehen. Das kann sie annehmen. Ich erlebe ein Gefühl der »Resonanz«, wie es eine befreundete Kollegin kürzlich in einem Vortrag treffend definiert hat, ein sich gegenseitig verstärkendes Mitschwingen, geben und nehmen wechseln sich ab. Auf dem Hintergrund ihrer Geschichte relativieren sich nicht selten meine Alltagsprobleme.

Ärztliches Ethos versus Gewinnstreben

Ob das gelingt, ob diese Botschaft ankommt? Mir scheint zu wenig. Wir ÄrztInnen signalisieren meist schon ohne Worte, dass alles zügig und flott gehen muss, und dass das Alter und die damit verbundene Langsamkeit negative Qualitäten sind, für die man sich entschuldigen muss. So ganz unrecht hat Frau Klages außerdem nicht mit dem Verweis auf meine »kostbare Zeit«: Ich werde nach Tätigkeit bezahlt, nicht nach Zeitaufwand. In derselben Zeit, die sie im Untersuchungsraum verbringt, könnte ich problemlos zwei junge Frauen mit Pille versorgen und hätte doppelt so viel gewonnen, zumindest aus finanzieller Sicht. Diese Rechnung gilt auch für all die anderen Langsamen: für die Frau im Rollstuhl wegen Multipler Sklerose, für das Mädchen mit geistiger Behinderung, für die gehörlose Frau, für die Asylbewerberin ohne Deutschkenntnisse. Auf sie alle ist das System der »selbstständigen Arztpraxis« nicht eingerichtet. Es gibt immer wieder ein spürbares Aufeinanderprallen zwischen dem ärztlichen Ethos mit dem Anspruch, allen gerecht zu werden, und dem banalen Gebot der Wirtschaftlichkeit. Die Praxis muss sich rentieren! Ich konnte diesen Konflikt nach den finanziell schwierigen Anfangsjahren zunehmend gut aushalten und mir genügend Zeit nehmen, weil alle Schulden abgezahlt waren und die Praxis florierte (s. die Ausführungen zum Geldverdienen S. 160). Andere Praxen, neugegründet oder in sozial prekären Schwerpunkten, haben es da schwerer, wie ich aus vielen Gesprächen mit KollegInnen weiß. Mit ständigen Geldsorgen im Nacken ist es nicht einfach, *gut* zu arbeiten, und noch schwerer, den geschilderten eigenen immateriellen Gewinn zu erkennen.

Das führt zu notwendigen Forderungen nach Veränderungen im gesundheitlichen System; ein Anlass für mich, mich im AKF (s. letztes Kapitel dieses Buches) und an anderen Stellen zu engagieren.

»Sie kennen sich doch auch mit Sex aus?!«

Sexualberatung als frauenärztliche Aufgabe

Sex: (k)ein Thema?

Frau Hüter, eine selbstbewusste Frau Anfang 60, hat die jährliche Untersuchung hinter sich gebracht. Beim Hinausgehen, schon in der Tür, fällt noch ein Satz: »Zum Sex habe ich gar keine Lust mehr – aber das ist sicher normal in meinem Alter, das sind wohl die Hormone ... oder?«

Dieser Start ist typisch für das Thema. Die wenigsten Frauen sprechen von sich aus ihre sexuellen Probleme an. Wenn überhaupt, wird das Problem in einem Nebensatz erwähnt, beiläufig, oft verbunden mit einem verlegenen Lächeln. Das macht es einfach, schnell darüber hinwegzugehen. Die Unsicherheit der Frau trifft auf die Unsicherheit vieler ÄrztInnen. Sexualberatung gehört nicht zum Standardrepertoire, das an der Universität oder in der Klinik gelehrt wird. FrauenärztInnen lernen zwar viel über die Untersuchung und Behandlung der weiblichen *Sexualorgane*, aber überwiegend mit Blick auf deren Gesundheit bzw. Krankheit, nicht auf ihre *sexuelle Funktion*. Sie blicken zwar bei jeder gynäkologischen Untersuchung auf die Klitoris (Kitzler), aber längst nicht alle ÄrztInnen wissen Bescheid darüber, dass diese kleine »Erbse« im Scheideneingang nur ein winziger Teil der weiblichen Schwellkörper ist, die entlang der Scheide tief ins Körperinnere hineinreichen, und dass sie wichtig sind und sich bei Erregung typisch verändern. Aber selbst wenn ÄrztInnen *theoretisch* über das sexuelle Erleben Bescheid wissen, hilft ihnen das nur wenig beim Umgang mit sexuellen Problemen wie dem von Frau Hüter angesprochenen Thema der nachlassenden Lust. Da geht es zusätzlich um Kommunikation auf einem heiklen und komplizierten Terrain.

»Sie haben recht, das kommt häufig vor, dass Frauen in Ihrem Alter weniger

Lust haben auf Sex. Aber direkt mit den Hormonen hat das nichts zu tun, eher mit den vielen Veränderungen in diesem Lebensabschnitt. Es kann verschiedene Ursachen haben. So auf die Schnelle habe ich keine Antwort für Sie, da müsste ich mehr von Ihnen und Ihrer Partnerschaft wissen. Nur ein erster Hinweis: Wichtig ist es immer, darüber mit dem Partner zu sprechen.«

Sie nickt: »Mein Mann weiß das schon. Der hat ja gemeint, ich soll mir mal Hormone aufschreiben lassen. Aber das will ich eigentlich nicht so gerne, nur deswegen.«

»Da kann ich Ihnen nur zustimmen, Hormontabletten sind keine passende Lösung. Falls Sie allerdings Schmerzen haben beim Verkehr, weil die Scheide trocken ist, kann eine hormonhaltige Creme helfen. Dann macht es vielleicht auch wieder mehr Spaß.«

Frau Heiter winkt ab. »Das ist es nicht, es tut nicht weh. Ich habe einfach keine Lust auf Sex. Aber immer Nein sagen, wenn mein Mann will, das ist auch nicht schön.«

Die Uhr läuft, die Nächste wartet. »Ich verstehe, dass Sie das bedrückt. Gut, dass Sie das mal gesagt haben! Wir können uns gerne darüber ausführlicher unterhalten, aber dafür brauchen wir mehr Zeit. Die habe ich jetzt nicht für Sie, leider. Wenn Sie wollen, können Sie sich einen Extra-Termin geben lassen für eine Beratung«.

»Gerne – ich melde mich. Und meinem Mann kann ich wenigstens sagen, dass ich schon mal mit Ihnen gesprochen habe.«

Theorie der Sexualberatung

Der Umgang mit sexuellen Problemen verlangt eine spezielle Kompetenz. Es geht um Wissen und um angemessene Kommunikation, um die passenden Worte. Die Organe sind (meist) in Ordnung, aber es »funktioniert« nicht mehr so wie früher, oder hat nie funktioniert. Das kann ganz unterschiedliche Gründe haben. Manchmal liegt es nur an der Empfindlichkeit der Scheide, sei es wegen einer Entzündung oder des Hormonabfalles. Oft sind die Probleme komplexer. Sie können mit der aktuellen Lebenssituation ebenso zusammenhängen wie mit der Lebensgeschichte, mit der Partnerschaft, mit seelischen und körperlichen Belastungen und Erkrankungen, mit Enttäuschungen und Ängsten. Gewalterfahrungen können eine Rolle spielen, auch wenn sie manchmal nicht erinnert werden. Über die Zusammenhänge zwischen gestörtem sexuellen Erleben und den Ursachen gibt es viele Theorien und dicke Bücher, ebenso wie zu den Behandlungsansätzen. Für

FrauenärztInnen, die laut Umfragen für Frauen die erste Anlaufstelle bei sexuellen Problemen sind, gibt es spezielle Kurse für Sexualberatung, zugeschnitten auf ihre Vorkenntnisse und auf die typischen Fragen in der Praxis. Ich hatte das Glück, schon in den 1980er Jahren an einem Kurs bei meiner Kollegin Ulrike Brandenburg teilnehmen zu können, einer hochqualifizierten Sexualtherapeutin mit besonders viel Ausstrahlung. Da habe ich das Rüstzeug gelernt für die häufigsten Probleme von Frauen: mangelnde Lust (Libidoverlust), Schmerzen beim Geschlechtsverkehr, Scheidenverengung mit Unmöglichkeit des Geschlechtsverkehrs (Vaginismus), fehlender Orgasmus. In Rollenspielen haben wir typische Situationen ausprobiert. Mancher Frau genügt eine einmalige kurze Beratung in Verbindung mit wenigen Anregungen, andere brauchen einige längere Gespräche zur Klärung der Problematik und zum Ausprobieren von Veränderung. Manchmal zeigt sich, dass eine speziellere Sexualtherapie erforderlich ist, eventuell unter Einbeziehung des Partners, die mehr in die Tiefe der Persönlichkeit bzw. der Beziehung geht und eine intensivere Ausbildung verlangt.

Sexualberatung in der Praxis

Frau Hüter kam wieder, dieses Mal war eine halbstündige Beratung eingeplant. Nach dem letzten Besuch in der Praxis war sie mit ihrem Mann ins Gespräch gekommen. Sie hatten sich an früher erinnert, als sie es beide nicht abwarten konnten miteinander zu schlafen, und wie sich das so allmählich verändert hatte im Lauf der Jahre, wie es war während und nach den Schwangerschaften, auf Reisen, in Stresszeiten. Für ihren Mann, gesund und Anfang 70, war regelmäßiger Sex weiterhin sehr wichtig, »das gehört einfach dazu, es belebt«. Sie selbst wollte vor allem körperliche Nähe, schmusen, sie fühlte sich durch seine Erwartungen unter Druck gesetzt. Schon diese Gespräche hatten mehr Wärme aufkommen lassen, mehr Verständnis füreinander. »Die Stimmung ist besser geworden.« Meine Informationen erleichtern sie: dass die »Ungleichzeitigkeit des Verlangens« sehr häufig und normal ist, dass das sexuelle Begehren oft mehr vom Alter der Beziehung als vom Lebensalter abhängt, und dass Frauen häufig erst »emotional eingestimmt« sein müssen, bevor sie auf sexuelle Reize reagieren können. Ein vergleichendes Bild lässt sie erst protestieren und dann nachdenklich werden: »Manchmal hat man keine Lust, auf eine Party zu gehen – dann geht man doch hin und amüsiert sich.« Sie wollte gerne mit ihrem Mann zusammen zu einem weiteren Gespräch kommen, um gemeinsam über ihre Probleme zu sprechen.

Damit tut sich ein neues Thema auf: die Kosten! Sexualberatung und -therapie sind *keine* Leistung der Krankenkassen, sondern müssen selbst bezahlt werden, »Privat-Vergnügen«. Zwar kann ich als Ärztin die erste Klärung und eine kürzere Beratung über die Kasse abrechnen (als »differenzialdiagnostische Klärung« bzw. »verbale Intervention bei psychosomatischen Krankheitszuständen«), aber das ist nicht möglich bei einer längeren Sexualberatung oder einer Paartherapie. Das gilt selbst für die Behandlung bei Vaginismus (Scheidenkrampf), die in einer Kombination aus Beratung und Übung mit Dehnstiften oft relativ schnell erfolgreich ist – ein Unding aus meiner Sicht. Eine sexualtherapeutische Behandlungsstunde kostet je nach TherapeutIn zwischen 80 und 150 Euro – (zu) viel Geld für die meisten. Diese Situation ist mit *ein* Grund dafür, warum es bei uns so wenige ausgewiesene SexualtherapeutInnen gibt, obwohl viele Menschen unter sexuellen Problemen leiden: Die Ausbildung ist anspruchsvoll, ein guter Verdienst nicht gesichert. Umso wichtiger ist es, dass FrauenärztInnen eine Grundkompetenz für Sexualberatung erwerben, und dass sie so ausgerüstet die Thematik *von sich aus* ansprechen und die Frau auf den ersten Schritten begleiten.

Frau Heiter war nach der ersten Beratung schon optimistisch. Sie wollte weiter mit ihrem Mann sprechen, sich Bücher besorgen, außerdem stand der Urlaub kurz bevor: »Da war es immer besser.« Sie hat sich noch einen weiteren Termin zusammen mit ihrem Mann geben lassen und die Stunde selbst bezahlt: »Das gönnen wir uns.« Dabei kam vor allem die jahrelange Sprachlosigkeit klarer auf den Tisch, verbunden damit die gegenseitigen Erwartungen und Enttäuschungen. Bei den späteren Praxisbesuchen war die Sexualität kein explizites Thema mehr, sie lächelte nur gelegentlich wissend: »Alles in Ordnung bei uns, wir werden eben zusammen alt.«

3. Organisation und Weiterentwicklung der Praxis

»Kann man damit auch Geld verdienen?«

Anspruchsvolle Medizin unter dem Druck der Kalkulation

Umstellung von der Klinik in die Praxis

Als meine spätere Nachfolgerin in die Praxis einstieg, war klar: Sie muss eingelernt werden. Sie war zwar fertig ausgebildete Frauenärztin, hatte bis dahin aber nur im Krankenhaus gearbeitet. Das ist eine andere Tätigkeit als die in der ambulanten Krankenbetreuung. Arbeit im Krankenhaus bedeutet: überwiegend Betreuung von Frauen, die zur Operation eingewiesen sind oder zur Entbindung kommen, das heißt Aufnahmeuntersuchung, Information und Aufklärung, Operation bzw. Betreuung bei der Geburt, kurze Nachbegleitung, Entlassung. Außerdem heißt es: Arbeit als Angestellte, nach festem Stundenplan und mit festem Gehalt. In der Praxis geht es wie beschrieben nicht nur um andere Fragen und eine andere Form der Betreuung, sondern auch um eine andere Vergütung, um die Arbeit in der *Selbstständigkeit.* Wie viel man verdient im deutschen Gesundheitssystem hängt von vielen Faktoren ab: vom Fachgebiet, davon, wie man arbeitet, welche PatientInnen man hat und nicht zuletzt davon, wie gut man sich in den Abrechnungssystemen auskennt. Nach einiger Zeit läuft diese »Wirtschaftlichkeits-Tickuhr« automatisch im Hintergrund mit, aber für einen Praxisneuling ist sie ungewohnt. In den ersten Wochen der Zusammenarbeit habe ich fast mehr Zeit darauf verwendet, die Kollegin auf die Grundlagen und Finessen der Abrechnung hinzuweisen als auf die der ambulanten Diagnostik und Behandlung. (Was mich durchaus etwas beschämte, als ich das realisierte.)

Das deutsche Abrechnungssystem: »Privat« und »Kasse«

Die Abrechnung der ärztlichen Leistungen ist kompliziert. Das hängt damit zusammen, dass es in Deutschland zwei große Versicherungssysteme mit gänzlich unterschiedlichen Abrechnungsmodalitäten gibt: die gesetzliche Krankenversicherung (GKV), in der mehr als 90 Prozent der Bevölkerung pflichtversichert sind, und die private Krankenversicherung (PKV), die nur Personen mit einem höheren Einkommen wählen können und in der auch die meisten BeamtInnen versichert sind, wobei deren Krankheitskosten überwiegend über die »Beihilfe« abgedeckt sind. Gesetzlich versicherte Personen, kurz KassenpatientInnen tituliert, kommen mit ihrer Chipkarte in die Praxis und erwarten, dass sie gut versorgt werden. Was das kostet, was der Arzt/die Ärztin dafür bekommt, wissen sie nicht. Sie könnten die Abrechnung von ihrer Krankenkasse anfordern, aber das macht kaum jemand. Privatversicherte kennen ihr Recht auf Vorzugs-Rundum-Betreuung; sie bekommen eine detaillierte Rechnung und können nachvollziehen, was der Arzt/die Ärztin gemacht und dafür abgerechnet hat. Für beide Systeme gibt es eigene Abrechnungsordnungen, und zwar den EBM (Einheitlicher Bewertungsmaßstab) für die GKV und die GOÄ (Gebührenordnung für Ärzte) für die PKV, jeweils ausführlich dargelegt in dicken Handbüchern. Die ärztlichen Tätigkeiten sind unterschiedlich bewertet je nach (vermutetem) zeitlichem und technischem Aufwand. Ärzte und Ärztinnen arbeiten nicht auf der Basis von Zeiteinheiten wie etwa HandwerkerInnen, sie haben keinen festen Stundenlohn, sondern sie können durch die Art ihrer Tätigkeit ihren Verdienst steuern. Beide Systeme, EBM und GOÄ, sind ausgeklügelt und Veränderungen unterworfen. Sie unterscheiden sich in Vielem grundlegend, mit deutlichen Folgen für die Abrechnung und den Verdienst. Im Folgenden kann das nur in groben Zügen dargestellt werden. (Es bleibt trotzdem kompliziert – einfach überspringen, wenn Sie das nicht so interessiert.)

Im EBM, gültig für alle gesetzlichen Krankenkassen, sind die ärztlichen Maßnahmen mit einem Punktwert abgebildet, der mithilfe eines Faktors in Geld umgerechnet wird, mit geringen Unterschieden je nach Quartal und Krankenkasse. In der GOÄ, gültig für alle privaten Krankenkassen, gibt es pro Leistung einen festen Geldbetrag. Dieser Betrag wird mit einem Steigerungsfaktor multipliziert, je nach dem von den ÄrztInnen selbst definierten Leistungsaufwand. Üblicherweise wird ein 2,3-facher Faktor angesetzt, er kann aber bei einer besonders aufwändigen Untersuchung oder Beratung bis auf das 3,5-fache erhöht werden.

Allgemein gilt: Eine Leistung für PrivatpatientInnen bringt deutlich mehr, oft doppelt bis dreifach so viel an Honorar ein wie dieselbe für gesetzlich Versicherte. Dieses Geld kommt zudem schnell und verlässlich, denn PrivatpatientInnenen sind »Selbstzahler«, das bedeutet: Sie sind verpflichtet die Rechnung selbst zu bezahlen und bekommen die Summe von ihrer Versicherung erstattet. Anders bei der GKV: KassenpatientInnen weisen sich mit der Chipkarte als Kassenmitglied aus, alles Weitere erledigt ihre Krankenkasse. Ihre Abrechnungsdaten werden dokumentiert und jeweils am Quartalsende von den Praxen bei der zuständigen Kassenärztlichen Vereinigung (KV) eingereicht, heutzutage natürlich online. Die KV rechnet für die Ärzteschaft mit allen gesetzlichen Krankenkassen ab und verteilt das Geld dann an die Ärzte und Ärztinnen. Diese Verteilung läuft nach einem komplizierten System von »Regelleistungsvolumen«, »Vorableistungen« und »Budgets« für Labor und Sonderleistungen. Das Resultat, also das ausgezahlte Honorar pro Praxis, ist abhängig von der Geldmenge im »Topf«, gespeist von den Krankenkassenbeiträgen und angezapft von den jeweiligen Anforderungen aus den Praxen. Das bedeutet konkret: Je mehr die Praxen *insgesamt* leisten und abrechnen, desto weniger ist die *einzelne* Leistung wert. Das ist gemeint mit dem oft zitierten »Hamsterrad-Effekt«. Das Abrechnungssystem wird laufend verändert und variiert, es ist schwer zu verstehen, nicht nur für Uneingeweihte. Eine Praxis kann anhand der PatientInnenzahlen nur grob abschätzen, wie viel sie im Quartal verdient hat. Was exakt unter dem Strich herauskommt, erfährt man erst fünf bis sechs Monate später, wenn die Quartalsabrechnung kommt. Die ist wiederum so detailliert, ein seitenlanges Zahlenwerk, dass die meisten ÄrztInnen nur auf die Endsumme schauen, die Auflistung dann entnervt zur Seite legen und höchstens registrieren, was dieses Mal schlecht honoriert oder sogar gestrichen wurde.

Nicht nur die Endabrechnung ist kompliziert, sondern auch die Bewertung der einzelnen ärztlichen Tätigkeiten. Bis in die 80er Jahre überwog das Prinzip der »Einzelleistungsvergütung«, bei dem jede ärztliche Tätigkeit für sich vergütet wird. Inzwischen werden zunehmend einzelne ärztliche Leistungen, die typischerweise zusammengehören, in sogenannten »Komplexen« zusammengefasst mit entsprechender Pauschalvergütung. Diese Gruppenbildung läuft in der gesetzlichen und der privaten Krankenversicherung unterschiedlich, das macht das Ganze noch komplizierter. So umfasst (Stand 2016) die Komplexziffer 01110 der GKV die Erhebung der Anamnese (Vorgeschichte), die körperliche Untersuchung und die Beratung, während das bei der PKV in die Ziffern 1 (Anamnese und Beratung) und 5 bzw. 7 (kleine bzw. große körperliche Untersuchung) aufgesplittet ist. Diese Komplexziffer kann in der GKV nur einmal pro Quartal angesetzt werden, in der PKV dagegen (fast) bei jedem Kontakt mit der Patientin.

Das bedeutet konkret: Je öfter eine Kassenpatientin im Quartal kommt, desto weniger lukrativ ist es für mich als Ärztin. Bei Privatpatientinnen verdiene ich dagegen garantiert jedes Mal, wenn die Patientin die Praxis betritt.

Besonders auffällig sind diese Unterschiede in der Abrechnung von Kassen- und Privatpatientin bei der Schwangerschaftsbetreuung. Während die Komplexziffer 01770 des EBM, abrechenbar einmal pro Quartal, nicht nur die Befragung, Beratung und körperliche Untersuchung der Schwangeren sowie die erforderlichen Blutabnahmen und Urinuntersuchungen beinhaltet, sondern auch den Ultraschall des Ungeborenen, umfasst die entsprechende Ziffer 24 der GOÄ, ansetzbar bei jeder Konsultation, nur die Befragung, Untersuchung und Beratung. Dagegen werden Ultraschall, Blutentnahmen und Urinuntersuchung in der PKV jeweils einzeln abgerechnet. Das bedeutet: Eine schwangere Kassenpatientin »bringt« pro Quartal eine relativ feste Summe, unabhängig davon, wie oft sie kommt und was ich als Ärztin mache. Zusätzlich abgerechnet werden können nur Spezialuntersuchungen wie die Wehenschreibung (CTG) oder ein Spezial-Ultraschall, aber für beides muss es einen medizinischen Grund geben, eine Indikation. Bei einer »privaten« Schwangeren schlägt jede Konsultation einzeln zu Buche, außerdem kann man unbegrenzt oft Ultraschall machen und es vor allem jedes Mal abrechnen. Der Unterschied im Verdienst ist drastisch: Die *gesamte* Routine-Schwangerschaftsbetreuung einer Kassenpatientin wird mit 110 Euro bis 125 Euro pro Quartal vergütet (abhängig vom Bundesland), während schon die *einmalige* Konsultation einer »Privaten« inklusive Ultraschall ca. 90 Euro erbringt! Da erübrigt sich jeder Kommentar.

Für Verordnungen gibt es in der GKV Grenzen, definiert als »Budget«, im Gegensatz zur PKV, bei der nahezu alles erlaubt ist. So kann ich einer Privatpatientin ohne Problem Beckenbodengymnastik, Lymphdrainage oder Massagen verordnen, wenn sie das braucht. Bei einer Kassenpatientin muss ich mein Budget beachten und kann manchmal kein Rezept ausstellen, selbst wenn es vielleicht sinnvoll wäre. Budget-Ausnahmen gibt es für Krebspatientinnen und einige andere schwere Erkrankungen. Aber sonst gilt: Wenn das schmale Kassenbudget für zum Beispiel physiotherapeutische Leistungen (Krankengymnastik) überschritten wird, droht der Praxis ein Regress, das heißt, die Krankenkasse kann im Nachhinein das Geld für diese Leistung aus der Praxiskasse zurückverlangen. Dieses im Nacken ständig spürbare Damoklesschwert kann durchaus erst Jahre später fallen, wie ich von einigen KollegInnen weiß, die mehrere tausend Euro an die Krankenkassen zahlen mussten. Das macht vorsichtig! Der mögliche Regress drohte über viele Jahre auch dann, wenn Medikamente »unwirtschaftlich« verordnet wurden, zum Beispiel weil es günstigere Analogpräparate (von einem anderen Pharma-Anbieter) gibt oder weil die Medikamente auf Kassenrezept verordnet wurden, obwohl sie »eigentlich« keine Kassenleistung sind. Inzwischen werden die Rezepte in der Apotheke geprüft und eventuell entsprechend korrigiert. Das kann allerdings zur Folge haben, dass eine Patientin verunsichert anruft: »Ich habe etwas ganz anderes bekommen, als Sie aufgeschrieben haben, stimmt das?« Auch hier muss man sich bei den Privatversicherten keine Sorgen machen, bei ihnen kann man jedes Medikament rezeptieren. Das erleichtert den Umgang: Ich muss mit der Patientin nicht diskutieren, was erlaubt ist und was nicht.

Sozialversicherungssystem: Prinzipien und Folgen

Was auf den ersten Blick so unverständlich bis absurd wirkt, hat einen rationalen Hintergrund: Die gesetzlichen Krankenkassen sind Teil des Sozialversicherungssystems; sie werden durch Pflichtbeiträge der Versicherten und durch die entsprechenden Zahlungen der ArbeitgeberInnen finanziert und müssen mit diesem Geld wirtschaftlich umgehen. Steigende Ausgaben der Krankenkassen können einen Anstieg der Lohnnebenkosten zur Folge haben. Um das zu verhindern, sollen die Kosten *begrenzt* werden, sei es für Ärzte, Krankenhäuser, Medikamente oder Untersuchungen. Gleichzeitig verspricht aber unser Gesundheitssystem bzw. die Gesundheitspolitik eine *optimale medizinische Versorgung für alle und alles*! Kostenbegrenzung versus Anspruch auf grenzenlose Versorgung: Das steht schnell im Gegensatz zueinander bzw. kann sich sogar gegenseitig ausschließen. Die »Zauberformel«, nach der das dennoch funktionieren soll, ist definiert im §12 des Sozialgesetzbuch Fünf (SGB V) unter der Überschrift »Wirtschaftlichkeitsgebot«: »Die Leistungen müssen *ausreichend, zweckmäßig und wirtschaftlich* sein; sie dürfen *das Maß des Notwendigen* nicht überschreiten. Leistungen, die nicht notwendig oder unwirtschaftlich sind, können Versicherte nicht beanspruchen, dürfen die Leistungserbringer nicht bewirken und die Krankenkassen nicht bewilligen.« Was in den sogenannten Leistungskatalog gehört, ist genau definiert; er wird immer wieder gemäß wissenschaftlichen Erkenntnissen überarbeitet: Homöopathie wurde aufgenommen, Akupunktur nur bei bestimmten Erkrankungen, Bachblütentherapie nicht.

In der Schwangerschaft gelten derzeit *drei* Ultraschalluntersuchungen als sinnvoll und ausreichend, alle weiteren müssen medizinisch extra begründet oder von der Frau selbst bezahlt werden. Da viele Schwangere ihr Kind gerne öfter sehen würden, werben manche Praxen mit einer »Flatrate«: Ultraschall bei jedem Untersuchungstermin! Ein Beispiel für eine Neuaufnahme in den Leistungskatalog ist das Screening (Suchtest) auf Schwangerschaftsdiabetes, das über Jahre als IGeL (Individuelle Gesundheitsleistung) selbst bezahlt werden musste und erst seit 2012 Kassenleistung ist.

In dieselbe Kostenbegrenzungsrichtung gehen auch die anderen geschilderten Vorgaben wie Pauschalierung und Budgetierung. Sie sind letztlich die Folge einer Periode der geschilderten Einzelleistungsvergütung, die noch galt, als ich Mitte der 1980er Jahre die Praxis übernahm. Zur Kontrolle der Angemessenheit der ärztlichen Leistungen diente nur der Vergleich mit den Abrechnungen der anderen ÄrztInnen derselben Fachgruppe. Die ärztlichen Honorare stiegen fast ungebremst, ÄrztInnen konnten sich damals tatsächlich noch eine goldene Nase verdienen. (Ein Ruf, der ihnen heute noch anhängt.) Das drohte zusammen mit anderen Faktoren – wie lange Liegezeiten in den Krankenhäusern – die Leistungskraft der Krankenversicherungen zunehmend zu übersteigen. Man sprach und spricht von einer Kostenexplosion. Alle folgenden Reglementierungen in der ambulanten wie in der stationären Versorgung sind zu verstehen als *politische* Versuche, die Kosten der gesundheitlichen Versorgung in Deutschland zu begrenzen, um so die Lohnnebenkosten ebenso wie den Gesundheitsetat insgesamt nicht übermäßig ansteigen zu lassen. Die Auswirkungen der Reglementierungen spüren PatientInnen und auch ihre ÄrztInnen schmerzhaft.

Im Gegensatz zu den gesetzlichen Krankenkassen, die auf dem Solidarsystem basieren, sind die privaten Krankenkassen Wirtschaftsunternehmen, was bedeutet, sie arbeiten profitorientiert. Die Versicherten sind Kunden, Frauen zahlen mehr als Männer, Ältere mehr als Jüngere, Kinder müssen extra versichert werden. Vor der Aufnahme in die Versicherung wird jede/r nach dem Gesundheitszustand gefragt, bei Vorerkrankungen können höhere Prämien verlangt werden. Das sind die Minuspunkte. Dafür zahlt die private Versicherung so gut wie alles, was ärztlich veranlasst wird, seien es spezielle diagnostische Untersuchungen oder Operationen, teure Medikamente oder langwierige physikalische Anwendungen. Ob das, was gemacht und verordnet wird, immer sinnvoll und gut für die PatientInnen ist, steht auf einem anderen Blatt.

Finessen und Fallstricke der Leistungsabrechnung in der Praxis

Der Unterschied zwischen der Bezahlung für Leistungen von Kassen- und PrivatpatientInnen besteht aber nicht nur in der absoluten Höhe, sondern auch in den schon geschilderten komplizierten Abrechnungsregeln. Sie führen dazu, dass

Praxen mit den PatientInnen je nach Versicherungsstatus unterschiedlich umgehen. Dass sie schwerer einen Termin bekommen, ist vielen KassenpatientInnen bekannt, manch anderes ist für PatientInnen aber nicht offensichtlich. Das sind die »Feinheiten«, die niedergelassene ÄrztInnen dauernd im Hinterkopf haben (müssen), um wirtschaftlich zu arbeiten, und die meine neue Kollegin staunend lernte. Die Darstellung dieser Kalkulationen finde ich zwar in manchem etwas peinlich; trotzdem habe ich mich dafür entschieden, aus dem »Nähkästchen« zu berichten anhand von Beispielen aus meiner Praxiszeit:

- ➢ Besonders »beliebt« in der gynäkologischen Praxis sind Frauen, die nur ein Wiederholungsrezept für die Pille oder ihre Hormone brauchen: kurze Befragung, neues Rezept – fertig! Die (relativ gutdotierte) Komplexziffer kann abgerechnet werden. Das ist mit ein Grund, warum junge Mädchen ihr Pillenrezept nur für drei Monate bekommen, selbst wenn sie das Präparat gut vertragen: Dann kommen sie jedes Quartal für ein neues Rezept in die Praxis. Ab 20 muss die Pille selbst gezahlt werden; eine Sechs-Monats-Packung ist kaum teurer als eine für drei Monate – spätestens dann bestehen die jungen Frauen auf dem Halbjahresrezept.
- ➢ Weil die Komplexziffer »Beratung, gegebenenfalls mit Untersuchung« bei KassenpatientInnen nur einmal im Quartal angesetzt werden kann, sollten sie möglichst auch nur *einmal* im Quartal kommen. Bei jeder weiteren Konsultation werden Untersuchung und Beratung quasi »umsonst« geleistet, nur Zusatzuntersuchungen können noch angesetzt werden. Wenn im Rahmen einer Behandlung eine Kontrolluntersuchung nötig ist, sollte sie folglich möglichst im Folgequartal angesetzt werden. Wenig beliebt (aus dieser Sicht) sind Frauen mit unklaren/komplizierten Beschwerden, die immer wieder kommen (müssen), denn das rentiert sich nicht. Das gilt wie oben dargestellt nicht für die Privatversicherten, da wird jede Kontroll-Untersuchung einzeln honoriert. Entsprechend sind sie gerne gesehen, so oft sie kommen.
- ➢ Wenn sich eine Kassenpatientin wegen einer Schwangerschaft am Quartalsende in der Praxis meldet, sollte sie tunlichst noch einen Termin *vor* Quartalswechsel bekommen; denn die Pauschale für die Schwangerschaftsbetreuung erhält man auch, wenn die Frau nur einmal im Quartal da war, zum Beispiel am 30. März. Wenn diese Frau ihren ersten Termin erst am 1. April bekommt, wäre eine Quartalspauschale »verschenkt«.
- ➢ Mit Blick auf die Schwangerenpauschale sind im GKV-System die »unkomplizierten« Schwangeren gut, die wirklich, wie in den Mutterschaftsrichtlinien vorgesehen, anfangs nur alle vier Wochen, später alle zwei Wochen

kommen. Unwirtschaftlich ist die Betreuung von Schwangeren, die häufiger kommen, sei es weil sie Beschwerden haben, oder nur weil sie unsicher sind. Die ambulante Betreuung einer Frau mit drohender Fehlgeburt nach dem psychosomatischen Prinzip von »tender loving care«, das heißt liebevoll-stützend, mit häufigen Terminen und ausführlichen Gesprächen ist (leider) völlig unwirtschaftlich. Eine Einweisung ins Krankenhaus zur Beobachtung schont deutlich das Zeitbudget der Praxis, ist aber medizinisch nicht von Vorteil. Sie kostet das Gesamtsystem zudem letztlich viel mehr! Im PKV-System gelten all diese Überlegungen nicht, im Gegenteil: Private Schwangere können kommen, sooft es nötig ist bzw. sooft sie wollen – überspitzt gesagt: je öfter, desto besser.

- Eine Ultraschalluntersuchung ist bei Privatpatientinnen *immer* lukrativ, da jede Untersuchung vergütet wird. Für Kassenpatientinnen gibt es in der Gynäkologie ein enges Budget, begrenzt auf den Krankheitsverdacht. Deswegen muss Ultraschall bei ihnen sparsam eingesetzt werden. Das führt dazu, dass Ultraschalluntersuchungen gern als *IGeL* (selbst zu zahlende *I*ndividuelle *Ge*sundheits*L*eistung) zur »Vorsorge« angeboten werden, ohne ausreichende wissenschaftliche Begründung (s. das Kapitel zum Thema Schwangerenbetreuung S. 56). Diese IGeL sind in manchen Praxen ein wesentlicher Finanzierungsbaustein; für die entsprechende Werbung schon am Annahmetresen werden die medizinischen Fachangestellten zu Schulungen geschickt.
- *Beratung* ist insgesamt wenig lukrativ, unabhängig von der Krankenkasse. Mit einer Frau in den Wechseljahren ausführlich das Pro und Kontra einer Hormonbehandlung zu diskutieren und sie (bei leichten Beschwerden) dazu zu ermutigen, ihren eigenen Weg *ohne* Hormone zu gehen, kann medizinisch höchst sinnvoll sein. Es lohnt sich aber finanziell nicht: Die Relation zwischen der viertelstündigen Beratung und dem Honorar dafür (ca. 12 bis 20 Euro je nach Kasse) ist absurd. Während die Frau dann vielleicht zufrieden ohne Rezept die Praxis verlässt, um sich erst in einem Jahr wieder zur Krebsvorsorge zu melden, käme sie mit Hormonrezept jedes Quartal für die Folgeverschreibung. Das wäre schnell verdientes Geld!

Die Liste ließe sich fortsetzen.

Durch die konkreten Ausführungen ist vielleicht besser nachvollziehbar, dass das deutsche Krankenversicherungssystem manche spürbaren Auswirkungen für die Betreuung der Patientinnen hat. *Technik hat insgesamt Vorrang vor Beratung, gesunde Frauen lohnen sich mehr als die Kranken.*

Und Ja: Es gibt eine *Zwei-Klassen-Medizin*. Das betrifft viele Bereiche und hat unterschiedliches Gewicht. Die Versorgung von *gesetzlich versicherten* Menschen ist stärker rationiert, sie steht stärker unter dem Diktat der Wirtschaftlichkeit. Es betrifft Termine, Beratungen, Medikamente, Untersuchungen und Behandlungen. Jede Praxis braucht im GKV-System sogenannte »Verdünnerscheine«, um wirtschaftlich zu arbeiten, also Menschen, die nur schnell ihr Rezept wollen und deren Betreuung mit der Komplexziffer eigentlich *über*bezahlt ist. Dafür ist dann mehr Zeit für andere.

PrivatpatientInnen bringen mehr und gesichertes Honorar, entsprechend sind sie gerne gesehen und bekommen vielerorts Vorzugstermine und eine Vorzugsbehandlung. KassenpatientInnen müssen dagegen manchmal wochenlang auf einen Termin bei einem Facharzt/einer Fachärztin warten, selbst wenn sie Beschwerden haben. Auch wenn »eigentlich« keine neuen PatientInnen angenommen werden, weil die Praxis voll ist, bekommen PrivatpatientInnenen oft doch noch einen Termin. Allerdings hat die Vorzugsbehandlung der Privatversicherten durchaus auch ihre Schattenseiten: Privatversicherte laufen Gefahr, häufiger aufwändigen kostenintensiven Untersuchungs- und Behandlungsmethoden ausgesetzt zu werden, die der Praxis bzw. dem Krankenhaus Geld bringen. Das kann ihnen nicht nur nützen, sondern auch schaden. Dabei denke ich an Methoden mit bekannten Risiken wie zum Beispiel Röntgenuntersuchungen und Herzkatheter. Es gibt aber auch unnötige indirekte Belastungen wie die Aufregung aufgrund eines unklaren Zufallsbefunds bei einer rein vorsorglichen Ultraschalluntersuchung, der sich bei weiterer Abklärung als unwesentlich erweist. *PrivatpatientInnen müssen mehr auf der Hut sein vor Überversorgung, KassenpatientInnen mehr vor Unterversorgung.*

Und dennoch: gutes Geld verdienen mit guter Arbeit

Kann man in diesem System gute Medizin machen, nach ethischen Prinzipien arbeiten und damit auch noch Geld verdienen? Passen Medizin, Ökonomie und Ethik zusammen? Erstaunlicherweise ja, nach meiner Erfahrung aus 27 Jahren Praxis. Wenn man die bekannten Grundprinzipien der medizinischen Ethik beim Wort nimmt, scheint es zunächst schwierig. So verlangt das Prinzip *Gerechtigkeit*, dass alle *gleich* behandelt werden, unabhängig von Status und Finanzkraft. Das trifft in den meisten Praxen nicht zu, galt auch nicht durchgehend für meine Praxis. Privatpatientinnen bekamen manchmal schneller einen Termin und in der Schwangerschaft mehr »Baby-Fernsehen«, abrechenbar über ihre Versicherung, während gesetzlich Versicherte den zusätzlich gewünschten Ultraschall selbst bezahlen mussten. Wenn man allerdings die Prinzipien *Nichtschaden* und *Fürsorge* einbezieht, sieht es anders aus. Ich habe für mich beansprucht, *alle* Patientinnen danach zu behandeln, was sie brauchten, um gesund zu werden oder zu bleiben. *Die medizinische Betreuung war für alle gleich, immer ausgerichtet auf Leib und Seele.* Es wurden keine unnötigen Untersuchungen veranlasst, um daran Geld zu verdienen. Die sogenannten Individuellen Gesundheitsleistungen (IGeL) habe ich nur angeboten, wenn ich von deren Sinn überzeugt war, und nie eine Frau zum Beispiel zum Ultraschall gedrängt durch Erzeugen von Angst. Der Respekt vor ihrer *Autonomie*, ein weiteres medizinethisches Grundprinzip, galt für alle, völlig unabhängig vom Versicherungsstatus. Und *alle* bekamen die Zeit, die sie brauchten, unabhängig von der Honorierung.

Natürlich ist es schwierig, Leistungen zu erbringen, die schlecht bezahlt werden. Dennoch habe ich es mir, wie in vielen Kapiteln dieses Buchs geschildert, bei *allen* geleistet, lange zuzuhören und zu beraten. Das hat sich oft genug am Ende auch finanziell gelohnt, denn durch das intensive Kennenlernen erübrigte sich mancher Folgetermin. Und nicht zuletzt: Der zugewandte Praxis-Stil hat sich herumgesprochen, die Praxis war sehr gefragt, ich brauchte keine Werbung.

Dass sich meine Arbeit insgesamt wirtschaftlich rentiert hat, schreibe ich unterschiedlichen Gründen zu. Zunächst: Mir machte die Praxisführung nach ökonomischen (wirtschaftlichen) Aspekten durchaus Spaß. Man muss sich in den Abrechnungssystemen gut auskennen, mit ihnen jonglieren, statt sich von ihnen beherrschen zu lassen, man muss die Kniffe kennen. Das ist mir zunehmend gelungen, ich denke ohne Schaden für die Frauen. Der hohe Anteil von Privatversicherten, der sorgsam »gepflegt« wurde, ermöglichte mir eine Art »Querfinanzierung« für manche zeitlich aufwändige Betreuung von Kassen-Patientinnen. Entscheidend für den guten Ertrag meiner Praxistätigkeit war sicher auch, dass unser kleines Team sehr effizient und verlässlich gearbeitet hat. Wertvoll dafür waren die Prinzipien des Qualitätsmanagements (s. das entsprechende Kapitel ab S. 177): ein ausgeklügelter Terminplan, rationale Organisation, klare Verantwortlichkeiten und Abläufe. Ohne das geht es nicht. *Ökonomie* als »vernünftiger Umgang mit begrenzten Ressourcen« darf nicht verwechselt werden mit *Ökonomisierung*, also dem Primat des Geldverdienens vor den medizinischen Erfordernissen. In diesem Sinn habe ich mich bei allem Blick auf die Wirtschaftlichkeit während meiner Tätigkeit durchgehend an meine Grundprinzipien gehalten: *Nie* etwas unterlassen, weil es kein Geld bringt, und *immer* das Notwendige machen, auch wenn es sich nicht rechnet.

»Wir arbeiten hier alle Hand in Hand!«

Überwindung von Hürden auf dem Weg zum Praxis-Team

Mühsamer Start

Im April 1987 habe ich meine Praxis von meinem früheren Chefarzt übernommen. Wie aus der Klinik gewohnt, war er nur für die medizinische Betreuung zuständig. Die Terminorganisation machte die Arzthelferin, die Auszubildende sorgte für saubere Instrumente und brachte die Patientinnen ins Sprechzimmer, die Ehefrau war für die Abrechnung zuständig und überwachte alles. »Herr Doktor« kam morgens pünktlich im weißen Kittel, dann musste alles vorbereitet sein und laufen.

Zum Glück hatte ich schon in der Klinik in der Ambulanz gearbeitet und die Praxis zunächst sechs Monate als Vertretungsärztin kennengelernt, sodass mir der medizinische Ablauf keine Probleme machte. Auf Abrechnung, Praxisorganisation und Mitarbeiterführung war ich aber nicht vorbereitet. Die beiden Angestellten, die ich wie üblich übernommen hatte, waren vom Chef klare Anweisungen gewohnt und von seiner Frau eine ständige Kontrolle. Eigenständiges Arbeiten war nicht gewünscht. Ich hatte andere Vorstellungen, ging von einem Team aus, das zusammen und gemeinsam auf Augenhöhe arbeitet, das sich gegenseitig unterstützt bei der Betreuung der Patientinnen ebenso wie bei der Organisation der Praxis.

Die Praxis lief zunächst einfach im alten Stil weiter. Die Probleme wurden nicht angesprochen, weil keine von uns sie sah. Es gab Missverständnisse und Ärger. Das ging beim Terminplan los: Ich erwartete, dass die Arzthelferinnen bei der Terminvergabe je nach Anliegen der Frau mitdachten, dass sie Extrazeiten für mögliche Notfälle einplanten. Die Patientinnen sollten sich willkommen fühlen, niemand sollte unnötig lange warten. Die Termine wurden aber weiter stur im Zehn-Minuten-Takt vergeben wie gewohnt, keine langen Diskussionen, alle kamen irgendwie dran, wer ohne Termin kam, musste eben warten. Im kleinen Wartezimmer brodelte es häufig, das merkte ich den Frauen an, wenn sie endlich an meinem Schreibtisch saßen. Ein anderes Thema war die Arbeitszeit. Die Mitarbeiterinnen kamen zu ihren festen Zeiten, Dienst nach Vorschrift. Mal eine Stunde früher gehen, wenn nichts los war, und dafür ein andermal bei Bedarf länger arbeiten, das führte zu langen Gesichtern. Auch die Praxisorganisation war mühsam: Zu allem wurde ich angesprochen, egal ob es um die Bestellung von Labormaterial ging oder um Klagen über die Putzfrau. Es knirschte überall. Dazu kamen Probleme mit der Abrechnung, der Praxiskredit saß mir im Nacken. Was war los? Die Arbeit mit den Patientinnen machte mir zwar Spaß, aber ich fühlte mich vom »Drumherum« zunehmend überlastet. Die Praxis lief nicht so, wie ich mir das vorgestellt hatte. Das Arbeitsklima litt zusehends, die Stimmung wurde gereizt. Das ging so weit, dass ich nach einem halben Jahr die leitende Kraft entlassen wollte; und sie überlegte, zu kündigen, wie sie mir später erzählte.

Rollenklärung und gegenseitige Wertschätzung

In dieser Situation schlug mir mein Mann, erfahren durch seine jahrelange Institutsleitung, ein »Mitarbeitergespräch« vor. Das war bislang nicht üblich; es erwies sich als genau richtig. Ich lud Frau Schum, die leitende Arzthelferin, zu einem gemeinsamen Abendessen ein. Es kam zu einem offenen Gespräch. Frau Schum war von meinen Team-Erwartungen überrascht – ich von ihrer Verunsicherung, von ihrem Bedarf nach eindeutigen Vorgaben. Unser Gespräch führte zu ersten Absprachen und Übereinkünften. Die Fortsetzung waren regelmäßige Teambesprechungen in der Praxis, bei denen alle Vorkommnisse, Veränderungen und Probleme ihren Platz hatten. Die Praxis-Öffnungszeiten wurden ebenso wie die Urlaubsplanung untereinander abgesprochen und nicht mehr einseitig diktiert, Ideen für Praxis-Ausflüge gemeinsam ausgeheckt. Besonders hoch haben es mir meine Mitarbeiterinnen angerechnet, dass auf *ihre* Terminwünsche für eine Familienfeier oder einen Vereinsausflug genau so Rücksicht genommen wurde wie auf meine Fortbildungstermine. Zur Not wurde dann eben einmal kürzer gearbeitet. Eine Stunde länger zu bleiben, wenn erforderlich, war schnell kein Problem mehr. Weil die Verantwortlichkeiten neu geklärt und festgelegt wurden, konnte ich immer mehr delegieren und mich dadurch entlasten. Viele Organisationsaufgaben übernahm Frau Schum selbst, aber auch die Auszubildende wurde je nach ihrem Ausbildungsstand einbezogen. Alles zusammen hat dazu geführt, dass wir tatsächlich Schritt für Schritt zu einem Team zusammengewachsen sind.

Wobei ich die Rolle der *Chefin* angenommen und übernommen habe – ein wichtiger und nicht ganz einfacher Lernprozess für mich.

Eine besonders große Veränderung für die Mitarbeiterinnen bestand darin, dass ich sie zunehmend in die Betreuung der Patientinnen einbezog. Die Voraussetzung dafür waren regelmäßige Fortbildungen im Rahmen der Teambesprechung. Es ging dabei vorrangig um gynäkologische Themen wie die Betreuung in der Schwangerschaft, die Krebsfrüherkennung, die Pille oder die Wechseljahre. Außerdem sprachen wir über Kommunikation, über den Umgang mit Aggression, Angst oder Gewalterfahrung. So haben sie nach und nach mehr erfahren über meinen psychosomatischen Zugang und die Bedeutung von »Mitteilungen ohne Worte«. Ich habe meinerseits von ihrer Einschätzung der Frauen profitiert, denn sie haben viel im ersten Kontakt mit ihnen erlebt, sei es am Telefon oder an der Anmeldung. Dadurch hat sich ihre berufliche Rolle insgesamt verändert: Sie haben nicht nur den Blutdruck gemessen und Termine vergeben, sondern die Patientinnen bewusst wahrgenommen und beraten, sie wurden zu wichtigen »Arzt-Helferinnen« im wahrsten Sinn des Wortes. (Diese altmodische Berufsbezeichnung ziehe ich weiter dem jetzt üblichen Begriff der »medizinischen Fachangestellten« (MFA) vor.) Meine Wertschätzung gab ihnen eine neue berufliche Anerkennung, die sich auch im Gehalt ausdrückte. Meine Mitarbeiterinnen hatten aber auch ein Auge auf mich: Sie merkten, wenn *mir* die Arbeit schwer fiel, mich etwas besonders bedrückte und ich an meine Grenzen kam. Dann kam das geheime Zaubermittel: eine Praline »Mon Chéri«, gleichzeitig Angebot und Versüßung einer kleinen Pause.

Verlässliche Kooperation

Mit den regelmäßigen Teambesprechungen, den definierten Zuständigkeiten und Verantwortlichkeiten haben erste Fragmente von Qualitätsmanagement (QM) in die Praxis Einzug gehalten, wie ich Jahre später festgestellt habe, als ich mich mit QM mehr beschäftigte. Frau Schum hat diesen Prozess mit mir durchlebt und auch aktiv gestaltet. Im Laufe der Jahre haben wir immer besser und konstruktiver zusammen gearbeitet; aus der anfänglichen gegenseitigen Zurückhaltung ist eine verlässliche Vertrautheit geworden. Frau Schum war es auch, die den entscheidenden Leitsatz für unsere Praxis prägte: *»Wir arbeiten hier alle Hand in Hand«*. Um mein Team, das nach einigen Jahren durch eine Hebamme bereichert wurde, bin ich von KollegInnen oft beneidet worden. Ohne die darauf basierende ruhige Arbeitsatmosphäre hätte ich nicht so lange so gut arbeiten können!

»Behandlung erster und zweiter Klasse?«

Wirtschaftlichkeit und Umgang mit Privatpatientinnen

Missklänge

»Heute kommt wieder Ihre Spezial-Freundin Frau Lehr; und dann auch noch Frau Zaun, die immer einen Sondertermin will. Hat sie für heute auch bekommen. Das dauert sicher wieder länger!« – empfängt mich meine Mitarbeiterin am Morgen etwas vorwurfsvoll.

Ich weiß, was sie meint: Beide Privatpatientinnen, die eine Finanzbeamtin, die andere Lehrerin, da läuft es tatsächlich manchmal etwas anders. Ich mache mir Gedanken: Bin ich nicht damit angetreten, *alle* Frauen gleich zu behandeln, egal, wie sie versichert sind? Es gibt bei mir kein Extra-Wartezimmer für die Privatpatientinnen, alle kommen der Reihe nach dran und werden prinzipiell gleich betreut. Trotzdem gibt es Unterschiede, da hat meine Mitarbeiterin nicht völlig unrecht. Sie steht zudem auf der Seite der »normalen« Kassenpatientinnen und registriert, wenn ich für eine Privatpatientin extra morgens früher anfange oder mittags noch einen Termin dranhänge. Und ich habe den Eindruck, mich dafür entschuldigen zu müssen. Diese gelegentlich ungute Stimmung hat sich wesentlich geändert mit der Einführung von Qualitätsmanagement (s. das entsprechende Kapitel dazu S. 177). Seitdem ist mir bewusster geworden, dass meine Praxis ein kleiner Betrieb ist und *dass* und vor allem *wie* ich *wirtschaftlich* planen muss, um weiterhin *medizinisch* gut arbeiten zu können. Nicht zuletzt wurde mir klar, dass auch diese Aspekte offen im Team kommuniziert werden müssen.

Arbeit, Umsatz und Gewinn

Grundlage für die Beurteilung der Wirtschaftlichkeit meiner Praxis war ein Benchmarking-Projekt in Form einer Vergleichsanalyse, an dem ich zusammen mit fünf anderen Praxen teilgenommen habe. Alle teilnehmenden Ärztinnen kannten und schätzten sich seit Langem. Wir arbeiteten in unterschiedlichen Konstellationen (Einzelpraxis/Großpraxis) und an unterschiedlichen Orten (Großstadt/ländliche Region) und wollten wissen, wie effektiv wir arbeiten und was wir voneinander lernen und verbessern könnten. Dafür haben wir über einige Jahre systematisch viele Daten erfasst: Arbeitsstunden der Ärztinnen, getrennt in »ärztliche Sprechstunde« und »Verwaltungsarbeit«; Anzahl, Arbeitsstunden und Bezahlung der Mitarbeiterinnen; Umsatz, getrennt nach dem Status der Versicherten (gesetzliche bzw. private Krankenkasse); Zahl der Patientinnen pro Quartal und pro Arbeitstag; laufende Kosten (Miete plus Nebenkosten, Gehälter, Versicherungen, Kreditkosten); Urlaubstage, Fortbildungstage, Ausfall wegen Krankheit. Eine Unmenge von Daten kam so zusammen! Zu unserem Glück hatte eine Kollegin vor dem Medizinstudium eine Banklehre absolviert; sie übernahm die Auswertung. Da wir alle gut befreundet waren und zudem nicht örtlich konkurrierten, konnten wir uns höchste Offenheit leisten.

Ein Resultat war besonders bemerkenswert: Die beiden kleinen Einzelpraxen, beide mit deutlich weniger Öffnungszeiten als die Gemeinschaftspraxen, hatten kontinuierlich den höchsten Gewinn pro ärztliche Arbeitsstunde! Der Praxisgewinn (pro Ärztin) lag über den gesamten Beobachtungszeitraum hinweg im oberen Bereich, obwohl die beiden Ärztinnen nicht mehr Arbeitsstunden leisteten als die Kolleginnen in den größeren Praxen. Das hatten wir so nicht erwartet; schließlich müssen die Einzelpraxen die Unkosten (Miete, Geräte) allein tragen, und die Räumlichkeiten werden zeitlich weniger genutzt als in den Großpraxen. Diese Tatsachen gehören zu den Gründen dafür, warum vor der Niederlassung in der Einzelpraxis gewarnt wird und der Trend zur großen Gemeinschaftspraxis bzw. zum MVZ (medizinisches Versorgungszentrum) geht. Unsere Erklärungsversuche für das konstant gute Abschneiden der beiden Einzelpraxen setzen sich aus mehreren Einzelpunkten zusammen: Zunächst wird anscheinend im kleineren Team effizienter gearbeitet. Die Mitarbeiterinnen sind verlässlicher, weil sie wissen, dass es auf jede ankommt, sie kennen zudem alle Arbeitsbereiche und ersetzen sich gegenseitig bei Erkrankungen. Auch die Ärztinnen arbeiten anscheinend mit (noch) mehr Einsatz und rechnen »besser« ab, als wenn alles in einen großen Topf geht. Ganz entscheidend für das bessere Abschneiden war aber, dass in den beiden Einzelpraxen der Anteil der Privatpatientinnen höher lag, und die wiederum sind für deutlich mehr Umsatz verantwortlich. So kann ein Privatpatientinnen-Anteil von zehn Prozent einen Umsatzanteil von 30 Prozent und mehr ausmachen (Erläuterungen dazu s. S. 161).

Umsetzung der Vergleichsanalyse in die Praxis

Die aufwändige Vergleichsanalyse war für alle beteiligten Praxen enorm lehrreich und führte jeweils zu unterschiedlichen Konsequenzen. Für mich war sie der Anlass, auf einer Teamsitzung ausführlich über die Wirtschaftlichkeit der Praxis zu sprechen, über den Zusammenhang zwischen Arbeit und Ertrag. Dafür habe ich die Kostenanalyse und die Trends über die Jahre mitgeteilt und meine Mitarbeiterinnen über die prozentuale Zusammensetzung des Umsatzes informiert, alles im Vergleich mit den anderen Praxen. Und dabei speziell darauf hingewiesen, dass der gute Gewinn auch an *ihrem* persönlichen Einsatz für *unsere* Praxis liegt, und mich dafür bedankt. Die Finessen der Kassenabrechnung hatten wir im Team schon öfter diskutiert; da kannten die MFA sich aus und brachten ihr Wissen in die Terminplanung ein. Neu für sie war die Information, dass die kleine Gruppe der »Privaten« für mehr als ein Drittel des Umsatzes verantwortlich war. Das hat Staunen hervorgerufen, und gleichzeitig Verständnis dafür geweckt, dass genau diese Frauen *gehalten* werden müssen, unter anderem durch Eingehen auf »Extrawünsche«. Diese Art von Querfinanzierung ist ein wichtiger Faktor für das besonders *beratungsintensive* Praxiskonzept, das letztlich *allen* Frauen zugutekommt, und das indirekt auch der Praxis nutzt: Es hat sich oft als besser erwiesen, einmalig Zeit in ein längeres Gespräch zu investieren, statt die Frau schnell abzufertigen mit der Folge, dass sie verunsichert immer wieder kommt. Durch unsere Art der Betreuung haben wir eine hohe »Haltequote« an Patientinnen, auch das ein positives Ergebnis der Analyse.

In der Teamsitzung wurde festgehalten: Es bleibt dabei, dass alle Frauen *die* Zeit bekommen, die sie brauchen, und dass *alle gleich* behandelt werden, wenn es um die medizinische Versorgung geht. Es darf dennoch einen unterschiedlichen »Service« geben; Privatpatientinnen werden bei der Terminvergabe bevorzugt, abgesehen natürlich von Notfällen. Seit das offen besprochen wurde, gab es die unterschwelligen Vorbehalte gegen die Privaten nicht mehr. Der Anteil der Privatversicherten am Klientel konnte sogar weiter ausgebaut werden. Anscheinend hat sich der Vorteil der individuellen Betreuung in einem kleinen engagierten Team in unserer Region weiter herumgesprochen. Die Praxis hatte zudem einen so guten Ruf, dass nicht alle Patientinnen angenommen werden konnten – eine

Situation, die das ganze Team durchaus stolz machte, auch wenn das Abweisen oft nicht einfach war.

(Um nicht missverstanden zu werden: Das bei uns übliche 2-Klassen-System bedarf der Änderung, nicht nur wegen der komplizierten Abrechnung. Ein System im Sinn der Bürgerversicherung würde ich begrüßen – vorausgesetzt, ich könnte mir genügend Zeit für alle nehmen.)

»Wir sind gut: wozu das Gerede?«

Qualitätsmanagement: von der Skepsis zur Überzeugung

Qualitätsmanagement = Quatsch!?

»Dieses ganze Reden über Prozessqualität und Erfolgsindikatoren, das ist doch absurd! Wie will man denn damit die Qualität *unserer* Arbeit messen? Das bringt doch nichts!« Ich erinnere mich noch gut an diese Veranstaltung im Jahr 2003, bei der ich zum ersten Mal mit dem Thema Qualitätsmanagement in Berührung kam, im Rahmen einer Fortbildung der Gruppe »Frauenärztinnen im AKF« (Arbeitskreis Frauengesundheit; mehr zum AKF s. Abschlusskapitel). Diese Tagungen werden seit 1994 alljährlich organisiert zu unterschiedlichen Themen, die für unseren Beruf von Belang sind. Dabei treffen sich jeweils 30 bis 40 Kolleginnen, die sich bei allen persönlichen Unterschieden einig sind in einem kritisch-feministischen Grundverständnis von Frauenheilkunde und Gesundheitsversorgung. Es herrscht eine aufmerksame respektvolle Atmosphäre, so konträr auch manchmal die Positionen sind. Als damals aber eine angesehene und von allen geschätzte Kollegin ein Referat über die Grundlagen von Qualitätsmanagement hielt, schlugen die Wogen hoch: »Was soll der Quatsch?« Es gab Unruhe und Empörung. Die Kollegin konnte kaum zu Ende reden, sie wurde von einigen schlicht ausgelacht – in diesem Kreis eine äußerst unübliche Reaktion. Diese von vornherein ablehnende Haltung gegenüber QM, die ich damals ebenfalls hegte, ist heute noch bei vielen ÄrztInnen üblich. Auch Sie als LeserIn fragen sich vielleicht, ob Ihnen ein Qualitätszertifikat in einer Praxis wirklich eine gute ärztliche Versorgung verspricht.

Zwischenzeitlich habe ich mich viel mit Qualitätsmanagement beschäftigt und bin davon überzeugt, dass ein passendes QM-System (QMS) die Arbeit erleichtert und damit letztlich eine bessere medizinische Versorgung ermöglicht. Qualitätsmanagement ist auch kein Widerspruch zur »sprechenden Medizin«, im Gegenteil: Eine klare Strukturierung schafft zeitliche Freiräume, entlastet alle und kommt den Patientinnen zugute. Da mir QM für meine Arbeit zunehmend wichtig geworden ist, ist diesem Thema ein eigenes Kapitel gewidmet mit dem Ziel, einige Grundgedanken der Anwendung von QM darzulegen. Es ist ein Versuch, durch den Blick hinter die Kulissen meiner Praxis die Skepsis gegenüber diesem als technisch begriffenen Vorgehen zu reduzieren – und zu erklären, was das Praxis-Signum *»Zertifizierte Qualität«* eigentlich beinhaltet.

QM im Praxisalltag

Der Begriff Qualitätsmanagement stammt aus Industrie und Wirtschaft. Damit verbindet sich bei vielen die Vorstellung von Durchrationalisierung, Checklisten, Erfolgskontrollen und penibel zu befolgenden Arbeitsanweisungen, das alles niedergelegt in einer technischen Sprache gemäß ISO (International Organisation for Standardisation) und DIN (Deutsche Industrienorm). Vielleicht resultiert daher die in der Ärzteschaft weit verbreitete und emotional geprägte Abwehr, denn Medizin hat ja mit *lebenden Menschen* zu tun, nicht mit *toter Materie.* »Dann können wir gleich Diagnosemaschinen einsetzen«, höre ich manchmal, »Ärzte sind doch keine Computer!« Wenn man QM allerdings versteht als *Sorgen für eine gute Qualität der Arbeit,* ist dieses Prinzip durchaus übertragbar in die ärztliche Praxis, und es ist auch eigentlich nichts so Neues oder Besonderes. Im Gegenteil: Vieles davon berücksichtigen die meisten ÄrztInnen von sich aus schon ständig, um erfolgreich und im Rahmen der geltenden Vorschriften zu arbeiten. So werden »Ziele« wie die Steigerung des Umsatzes oder der Patientenzahl angestrebt, es gibt bestimmte »Zuständigkeiten« im Praxis-Team und man richtet sich nach den gesetzlichen Vorschriften (zum Beispiel Hygienepläne): Das sind typische sogenannte »Qualitätsindikatoren«, die nur nicht explizit so bezeichnet werden. Auch ein »Leitbild« haben die meisten im Hinterkopf: Sie wollen eine »gute« Praxis haben, das heißt, sie wollen die PatientInnen gut versorgen und damit (gut) Geld verdienen.

Was ändert sich durch Einführen von Qualitätsmanagement mithilfe eines Systems, kurz durch ein *QMS*? Die Dinge werden *systematisch* organisiert, und diese Systematik erstreckt sich auf *alle* Bereiche der Praxis und wird *regelmäßig überprüft* mit dem Ziel *der ständigen Verbesserung.*

QM am Beispiel Terminplanung

Termine sind ein heikles Thema in den meisten Praxen. Viele haben sich gleichsam abgefunden mit täglichem Stress für die MitarbeiterInnen und langen Wartezeiten für die PatientInnen. Auch in meiner Praxis war das über Jahre lästiger Alltag. Das lässt sich nach meiner Erfahrung ändern, wenn man das Problem Schritt für Schritt angeht. Grundlage ist der sogenannte *PDCA-Zyklus*, eine konsequente und sich wiederholende Abfolge von *plan* (planen) – *do* (umsetzen) – *check* (überprüfen) und *act* (reagieren, verändern). Mithilfe dieses Vorgehens haben wir es erreicht, dass die Patientinnen maximal 15 Minuten im Wartezimmer sitzen und dass die Grundstimmung in der Praxis deutlich »entspannter« ist. Wie ist das gelungen?

Plan beginnt mit der Frage: Worum geht es, was sind die Ziele? Antwort: Jede Patientin soll einen Termin zeitnah und passend zu ihren Beschwerden bekommen, sie soll möglichst pünktlich an die Reihe kommen und Zeit für ihr Anliegen haben, und die Praxis soll gut ausgelastet sein. Dafür müssen zunächst die ärztlichen Sprechzeiten entsprechend geplant werden. Es gibt Angebote frühmorgens, damit die Frauen noch vor der Arbeit kommen können, dazu vormittags, wenn die Kinder in der Schule sind, nachmittags vorwiegend für Berufstätige und einmal in der Woche abends, damit eventuell der Partner mitkommen kann. Außerdem muss der Zeitaufwand für die unterschiedlichen Themen abgeschätzt werden: Eine Nachsorgeuntersuchung nach Krebs dauert deutlich länger als eine Impfung, für eine neue Patientin oder die Beratung bei Kinderwunsch wird mehr Zeit benötigt als für die Kontrolluntersuchung bei Pilleneinnahme. Entsprechend haben wir uns im Team für zwei Termin-Kategorien entschieden: Normaltermine (ca. zehn Minuten) und Doppeltermine (ca. 20 Minuten). Dazwischen gibt es kleine Zeitpuffer, falls ein Termin doch länger dauert, die auch genützt werden können für Wiederholungsrezepte oder -impfungen, für ein wichtiges Telefonat oder eine kurze Kaffeepause. Zusätzlich werden täglich Extra-Termine für Schwangere freigehalten und Notfalltermine für akute (plötzliche) dringliche Beschwerden. Was »dringlich« ist, muss definiert werden. Dafür gibt es eine gesonderte Notfall-Checkliste, die alle beherrschen müssen, zum Beispiel: Eine Schwangere mit Blutung muss *sofort* drankommen oder zumindest am Tag des Anrufs einen Termin bekommen, eine Frau mit Scheidenjuckreiz oder mit Brustbeschwerden sollte innerhalb der folgenden zwei Tage einen Termin bekommen, eine Frau mit Kinderwunsch kann etwas warten. Diese klare Regelung spart viel Zeit, denn dadurch erübrigt sich manche Nachfrage bei mir, der Ärztin. Solche und ähnliche unnötigen *Zeitfresser* werden aufgespürt und möglichst gut beseitigt, eine Aufgabe für das ganze Team. (Die *Zeitfresser des Monats* wurden gesammelt; nicht selten hatten dabei die Auszubildenden den schärfsten Blick – und freuten sich natürlich sehr über die damit verbundene lobende Auszeichnung.)

Es folgt *do*, die Umsetzung. Nach Festlegung der ärztlichen Sprechzeiten wird die Anzahl der Normal- und der Doppeltermine für jeden Tag definiert, der Platz für Notfälle ebenso wie die Extra-Termine für Schwangere. Entsprechend diesen Vorgaben, jeweils farbig markiert im Terminbuch, vergeben die Mitarbeiterinnen die Termine. Wobei es oft sehr viel Geduld verlangt, die Zeitwünsche der anrufenden Frauen und die Terminlücken des Kalenders unter einen Hut zu bringen!

Der nächste Schritt ist *check*, die Überprüfung, fast das Wichtigste am PDCA-Zyklus: Klappt es? Kriterium ist zum einen die Zufriedenheit der Patientinnen mit den Terminen, erfasst mithilfe von Befragungen: Bekommen sie einen »passenden« Termin? Ist die Wartezeit akzeptabel und verlässlich? Hat die Ärztin genügend Zeit für sie? Natürlich geht es auch um die Zufriedenheit in der Praxis: Bekommen die Mitarbeiterinnen alle Terminwünsche unter, alle Notfälle, alle zusätzlichen Kontrolltermine, alle Schwangeren? Hat die Ärztin so viel Zeit wie nötig für die Patientinnen, ohne zu hetzen? Wird sie mit der Sprechstunde fertig wie geplant? Gibt es häufig »Zeitlöcher«, in denen die Ärztin tatenlos auf Patientinnen warten muss? Die praxisinternen Kriterien werden gewertet anhand von Zielen. Dazu gehörten bei uns: Routinetermine müssen innerhalb von maximal vier Wochen angeboten werden können, Nottermine am Tag des Anrufs oder am nächsten Tag, die maximale Wartezeit in der Praxis soll 15 Minuten nicht überschreiten. Um die Ziele zu erreichen, gibt es Hilfsmittel. Zum Beispiel gibt es im Praxis-Computerprogramm eine Wartezimmerliste, auf der von jedem Arbeitsplatz aus erkennbar ist, wie viele Frauen im Wartezimmer sitzen und ob Notfälle eingeschoben sind. Je nachdem kann ich mir als Ärztin etwas Zeit lassen oder muss mich eher sputen. Wenn ich weiß, dass die etwas ungehaltene Frau A. schon länger im Wartezimmer gesessen hat, kann ich ihr den Grund kurz erklären und mich entschuldigen – das bessert sofort die Stimmung.

Probleme und Abweichungen von den Zielen werden regelmäßig in der Teambesprechung diskutiert: Woran hat es gelegen? Haben wir zu viele »Neue« angenommen, sodass es nicht mehr genug freie Routinetermine gibt? Hat eine Frau einen Kurztermin bekommen, obwohl sie »eigentlich« viel Zeit braucht? Oder hat die Ärztin sich mit einer besonders netten Patientin „verquatscht" und so den Zeitplan durcheinander gebracht? Betreuen wir mehr Schwangere als bislang, sodass die Extra-Termine für sie nicht ausreichen?

Je nachdem muss dann nachgeregelt werden, benannt *act*, der letzte Punkt im PDCA-Zyklus. Dazu gehören sehr unterschiedliche Maßnahmen, die auf den

Teamsitzungen abgesprochen werden. Ein Beispiel: Wenn die Mitarbeiterinnen feststellen, dass sie einen Routinetermin (zur Krebsfrüherkennung) nicht mehr innerhalb eines Monats vergeben können, wird die Anzahl der Neuaufnahmen drastisch reduziert, um so den Patientinnenstamm zu begrenzen und Raum für die »Alten« zu erhalten. Denn für die Versorgung von einmal angenommenen Patientinnen bin ich als Ärztin rechtlich verantwortlich, aber nicht für die Betreuung von *allen* Frauen, die anrufen. Solche Absagen müssen am Telefon gut erklärt werden. Wie, wird im Team abgesprochen: »Leider können wir derzeit keine neuen Patientinnen mehr annehmen, der Kalender ist voll. Die Ärztin nimmt sich gerade für Neue viel Zeit – und Sie wollen ja auch nicht am Fließband abgefertigt werden. Sie können gerne ab Januar wieder anrufen, dann haben wir wieder Platz.« Unsere Erfahrung: So beraten fühlt sich keine Frau »abgewimmelt«, im Gegenteil: Es verbessert eher den Ruf der Praxis. Wobei es bei den Absagen natürlich Ausnahmen gibt, zum Beispiel für zugezogene Schwangere mit akuten Beschwerden oder für eine dringlich von der Hausärztin/dem Hausarzt angemeldete Patientin.

Ärgerlich ist es, wenn Frauen zum vereinbarten Termin nicht erscheinen, was täglich mindestens einmal, gelegentlich auch öfter vorkommt. Der bei jeder Terminvereinbarung abschließend geäußerte Hinweis – »Bitte sagen Sie rechtzeitig ab, wenn Sie nicht kommen können« – nutzt leider nur bedingt; manche Frauen »vergessen« ihre Termine immer wieder. Dagegen haben wir eine eigene Strategie entwickelt auf Vorschlag einer pfiffigen Auszubildenden: Wenn eine Patientin nicht erscheint, wird das mit einem traurigen Smiley auf der elektronischen Karteikarte registriert. Wer drei dieser Bildchen hat, wird bei der nächsten Gelegenheit klar, aber freundlich darauf angesprochen – das klärt und wirkt. Ein anderes Beispiel: Wenn viele eingeschobene Notfälle immer wieder den Terminkalender sprengen, überlegen wir anhand konkreter Tagesabläufe: Waren das wirklich alles »echte« Notfälle? Oder haben wir zu wenig Nottermine eingeplant? Wir besprechen auch die Kehrseite, wenn eine Frau mit dringlichen Beschwerden zu lange auf einen Termin warten musste; und wie es erreichbar ist, dass die Mitarbeiterin am Telefon das Problem der Frau richtig einschätzt, ohne sie indiskret zu sehr auszufragen.

Für das Funktionieren des Plans ist von entscheidender Wichtigkeit, dass sich *alle* im Team an die vereinbarten Absprachen halten, auch ich als die »Chefin«(!). Wenn der PDCA-Zyklus einmal durchlaufen ist, geht es in die nächste Runde: vom Nachjustieren *(act)* wieder in die Phase *plan*: Sind wir zufrieden so, was kann noch besser werden, gibt es neue Ziele?

An diesem bewusst sehr ausführlich dargestellten Beispiel der Terminplanung werden viele Prinzipien und Instrumente von QM erkenntlich: *Systematisches Arbeiten (PDCA), eindeutige und überprüfbare Ziele, Teambesprechungen mit verbindlichen Absprachen, klare Abläufe, Einsatz von Hilfsmitteln (Checklisten und Befragungen), ständige Verbesserung*. Das Dargestellte mag zunächst umständlich und bürokratisch wirken, wie manches in einem QMS – ein weiterer Grund, warum viele ÄrztInnen die Einführung von QM ablehnen. Dabei übersehen sie aber eine wichtige Tatsache: Wenn ein Thema wie zum Beispiel die Terminplanung *einmal* intensiv bearbeitet worden ist, lässt sich auf Dauer damit viel Zeit sparen und vor allem viel Ärger verhindern; und da *alle* bei der Problemlösung beteiligt sind, breitet sich ein guter Teamgeist aus.

Abschließend noch eine schöne Analogie für den PDCA-Zyklus, übernommen von einem Kollegen: »Es ist wie beim Kochen: Erst wird das Rezept ausgesucht *(plan)*, dann werden die Zutaten vorbereitet, in den Topf gegeben und alles umgerührt *(do)*, dann wird abgeschmeckt *(check)* und je nach Geschmack nachgewürzt *(act)*. Ein gutes Rezept und die besten Zutaten reichen nicht, ohne Abschmecken und Nachwürzen schmeckt keine Suppe – erst das macht die gute Küche aus!« Das hat schon manche hartgesottene QM-SkeptikerInnen überzeugt!

QM am Beispiel »Umgang mit Fehlern«

»Fehler sind Dinge, die passiert sind und die nie wieder vorkommen sollen«, so eine aus meiner Sicht hilfreiche Definition. Der Grundgedanke des Fehlermanagements lautet: Es gibt immer Gründe für einen Fehler, die aber oft erst bei genauerem Hinschauen erkennbar sind. Wenn man an den Ursachen arbeitet und für die Zukunft Strategien der Vermeidung entwickelt, bringt das viel mehr, als die »Schuldigen« zu tadeln oder zu ermahnen à la »Pass besser auf – mach das nie wieder!«

Was heißt das konkret? Zunächst werden die Fehler gesammelt. Dazu haben wir im PC eine Pseudopatientin »Frieda Fehler« angelegt, unter deren Namen *alle* kleinen und auch größeren Fehler von *allen* dokumentiert werden. »Kein Impfstoff mehr da«, kann da auftauchen, oder »Patientin A. nicht informiert über pathologischen (krankhaften) Befund«, »bei Frau B. kein Blut abgenommen für die geplante Antikörper-Kontrolle«, »Kind C. untergewichtig geboren, Mangelentwicklung des Fet wurde nicht bemerkt«. Unabhängig von der zeitnahen Fehlerlösung (z.B. Impfstoff nachbestellen) werden die Fehler alle drei Monate im Team systematisch analysiert: Was genau ist passiert? Woran hat es gelegen? Es gibt unterschiedliche Gründe: schlechte Kommunikation untereinander, keine eindeutige Zuständigkeit, aktuelle Überlastung im Team (Urlaubszeit) oder von Einzelnen (persönlicher Stress), mangelhafte Dokumentation, Unterschätzen von klinischen Warnzeichen (»Bauch wächst nicht«) wegen Vertrauen auf den Ultraschall. Dann wird *gemeinsam* nach möglichen passenden Lösungen gesucht: klarere Verantwortlichkeiten, häufigerer Austausch von Hebamme und Ärztin, Aktualisierung des Laborplans für Schwangere, Einstellung einer zusätzlichen Arzthelferin als Aushilfe für Urlaubs- und Krankheitszeiten. Dabei sind Ideen von *allen* willkommen. Das Prinzip des Fehlermanagements finde ich gut getroffen mit dem Satz »Jeder Fehler ist ein Schatz!« Diese Sicht führt dazu, dass Fehler offen benannt statt vertuscht werden, dass nach Lösungen gesucht wird statt nach Sündenböcken. Denn der Fehler weist auf etwas hin, was bislang nicht berücksichtigt wurde und *verbessert* werden kann. Langfristig geht immer weniger schief, die Zusammenarbeit wird konstruktiver, alle fühlen sich verantwortlich für *unsere* Praxis. Ähnliches ließe sich darlegen zum Beschwerdemanagement oder zur Planung von Abläufen; Einzelheiten dazu führen hier zu weit.

Was kann ein QMS leisten – was nicht?

Eine zentrale Kritik an QM lautet, dass die »medizinische Qualität« dadurch nicht gemessen und verbessert wird, und das sei doch das einzig Wichtige. Dieses Problem wird viel diskutiert, es ist aus meiner Sicht ein durchaus berechtigter Anstoß zum Nachdenken, aber: Dieses Ziel ist tatsächlich kaum zu messen! Welche Indikatoren (Messwerte) würde man für die Bewertung der medizinischen Qualität anwenden? Richtige Diagnose? Richtige Behandlung? Schnelle Gesundung? Zufriedenheit der PatientInnen? Schnelle Wiederherstellung der Arbeitsfähigkeit? Keine unnötigen technischen Untersuchungen? Weniger Antibiotika/Medikamente? All das können wichtige Indikatoren für eine »gute Medizin« sein, es sind benennbare Ziele. Sie sind aber nur bedingt messbar und sie werden zudem in ihren Auswirkungen auf die Gesundheit sehr unterschiedlich bewertet. Was einen *guten Arzt*/eine *gute Ärztin* ausmacht – darüber gibt es keine Einigkeit! Das System »pay for performance«, also Bezahlung nach Erfolg, hat nicht umsonst in der Medizin keinen Einzug gehalten, denn: Was ist ein »medizinischer Erfolg«?

Insofern haben QM-SkeptikerInnen recht: Das Einführen von Qualitätsmanagement sichert nicht per se eine *»gute ärztliche Praxis«*. Mit den entsprechenden Instrumenten werden aber Strukturen geschaffen, die eine *»gute Medizin«* erleichtern, indem sie die Grundlagen dafür schaffen. Zusätzlich werden in einem QM-System alle gesetzlich vorgeschriebenen Betriebsauflagen abgebildet wie Brandschutz, Unfallschutz, Hygiene, Datenschutz, Arbeitssicherheit und Meldepflichten – alles ungeliebte, aber dennoch notwendige Verpflichtungen. Zu QM gehört außerdem die langfristige Finanzplanung ebenso wie der Entwurf von Projektplänen, beides nützlich für die Einführung von neuen Behandlungsmethoden. So erleichtert QM den ÄrztInnen die Tätigkeit als KleinunternehmerInnen, auf die sie weder im Studium noch in der Weiterbildung vorbereitet werden.

QM: Von der Einführung bis zur Zertifizierung

Seit 2004 ist ein Minimum an Qualitätsmanagement laut Gesetz verpflichtend für alle Gesundheitsberufe. Zu den geforderten Standards gehören zum Beispiel Maßnahmen zur Patientensicherheit, Beachten der Hygienevorschriften, Teambesprechungen und regelmäßige *Selbstbewertungen* der Praxis. Eine *Zertifizierung*, also eine *Fremdbewertung* durch einen externen Prüfer, ist nicht verpflichtend.

Für den Einsatz im Gesundheitssystem sind inzwischen eine Reihe von QM-Systemen auf dem Markt, die inhaltlich und sprachlich an die medizinischen Erfordernisse angepasst sind. Nach intensiver Beschäftigung mit den unterschiedlichen Angeboten hat mir das System *QEP®* (Qualität und Entwicklung in Praxen) am meisten eingeleuchtet, das »von Ärzten für Ärzte« im Auftrag der KBV (Kassenärztliche Bundesvereinigung) entwickelt wurde. Es beinhaltet einführende Seminare, ein Lehrbuch mit allen erforderlichen Zielen und Indikatoren und ein dickes Manual, das zahlreiche konkrete Vorschläge für die Umsetzung enthält. Deshalb habe ich *QEP®* Schritt für Schritt in meiner Praxis eingeführt. Es war ein langer und mühevoller Prozess, mit vielen Besprechungen und hohem Zeiteinsatz, vor allem für das Erarbeiten eines individuellen Praxishandbuchs. Nach anfänglicher Skepsis waren meine Mitarbeiterinnen mehr und mehr davon überzeugt, denn sie haben die Arbeitserleichterung und die größere Sicherheit durch die Strukturen schätzen gelernt. Besonders fruchtbar war die gemeinsame Erarbeitung von Praxisprinzipien; da waren alle sehr engagiert dabei. Geeinigt haben wir uns auf vier zentrale Leitgedanken, die im Praxisflyer ausführlicher erklärt werden:

- *Fachkompetenz durch Wissen und Erfahrung* – gute Medizin braucht beides!
- *Psychosomatische Frauenheilkunde* – gesund zu bleiben und Krankheit zu bewältigen, das ist oft nicht nur eine Sache des Körpers.

- *Betreuung »Hand in Hand«*
- *Respekt vor der Selbstbestimmung* – »Ihre Meinung zählt!«

Ein Satz von Teresa von Ávila ziert den Praxisflyer ebenso wie die Homepage: »Tu deinem Körper Gutes, damit deine Seele Lust hat, darin zu wohnen.« Zusätzlich zu den allgemeinen Praxisinformationen finden sich auf der Homepage einige von mir verfasste Texte zu verschiedenen typischen Problemen und Krankheitsbildern. Diese Homepage wird viel besucht; immer wieder freue ich mich über positive Zuschriften von ratsuchenden Frauen. Im Rahmen von QM entstanden Broschüren zu unterschiedlichen Themen (Wahlleistungen, Konzept der Schwangerschaftsbetreuung, Nachsorge nach Brustkrebs). Alles viel Arbeit, aber lohnende Investitionen in die Qualität der Praxis.

Am Ende ging von den Mitarbeiterinnen der Impuls aus: »Jetzt wollen wir es aber auch wissen und richtig zertifiziert werden!« Dafür mussten wir unser Handbuch zur Prüfung einreichen, und am Tag X ging ein Visitor (ein externer QM-Experte) durch die Praxis, unterhielt sich mit allen und prüfte intensiv, ob wir tatsächlich alle Qualitätsindikatoren beachteten und umsetzten. Das war aufregend! Die erste erfolgreiche Zertifizierung erreichten wir 2008, die Re-Zertifizierung drei Jahre später.

4. Selbstbewusster Rückblick und Ausblick

Frauenärztin in der Praxis: Medizin und mehr!

Hausärztin der Frau

Als ich vor nunmehr 30 Jahren, im Frühjahr 1987, in die Praxis einstieg, ahnte ich nicht, was auf mich zukommen würde. Sicher war ich mir nur darüber, dass die berufliche Beanspruchung geringer sein würde, besser vereinbar mit Familie und Kindern. Es war mehr eine Entscheidung »gegen« etwas – gegen den Stress im OP und Kreißsaal, gegen die vielen zermürbenden Nacht- und Wochenenddienste – als »für« etwas. Wie auch? Als Krankenhausärztin kennt man die Arbeit der »Niedergelassenen« nicht aus eigener Anschauung; man erlebt sie nur indirekt über die eingewiesenen Patientinnen. Da hat manche Praxis einen guten Ruf, weil die Einweisungsdiagnosen (meist) zutreffen und die Schwangeren sehr aufmerksam betreut sind; andere Praxen haben ein schlechteres Ansehen wegen verschleppter Diagnosen und »unnötiger« Einweisungen. ÄrztInnen in der Praxis gelten als EinzelkämpferInnen, abgeschnitten vom kollegialen Austausch in der Klinik und von der Entwicklung des Fachgebietes insgesamt. Karriere macht man an der Klinik, am Puls der Wissenschaft ist man an der Universität. »Niedergelassen« – schon in der Bezeichnung schwingt mit: Abstieg in die Niederungen der medizinischen Versorgung. In der Klinik weiß man kaum etwas über die »Filterfunktion« der Praxis, das heißt die Aufgabe, aus den *vielen* Patientinnen genau *die* herauszufischen, die ernstlich erkrankt sind und eine Behandlung im Krankenhaus oder eine Operation brauchen. Zudem erlebt man nicht, wie vielen Schwangeren zum Beispiel bei drohender Fehl- oder Frühgeburt oder bei leichten Komplikationen ein belastender längerer Krankenhausaufenthalt erspart bleibt dank einer intensiven ambulanten Betreuung; oder wie viele Frauen trotz vergrößerter Gebärmutter *nicht* operiert werden, weil in der Praxis andere Lösungen gefunden wurden.

Was die Arbeit in der frauenärztlichen Praxis ausmacht, habe ich erst im Laufe der Zeit gelernt, die vielen unterschiedlichen Aspekte sind in den Vorkapiteln dargestellt. *Das breite Spektrum an Fragen, Problemen und Erkrankungen erfordert viel medizinisches Wissen, stete Wachsamkeit, die Fähigkeit zum schnellen Abgrenzen zwischen gefährlich und ungefährlich, dazu einen psychosozialen Blick, geschulte Kommunikation, Empathievermögen, Kraft zum Aushalten von Angst und zur Übernahme von Verantwortung, Stärkung von Frauen für ihre eigenen Entscheidungen und für den Umgang mit chronischer Erkrankung, Begleitung in gesunden Zeiten wie in Krisen.*

Dazu kommt: Viele Frauen haben im Alter zwischen 15 und 50 kaum einen Grund, zum Hausarzt/ zur Hausärztin zu gehen; für sie übernimmt die Frauenärztin häufig *hausärztliche Funktionen*: Sie ist erste Anlaufstelle bei unklaren Beschwerden, stellt eine kontinuierliche Betreuung zwischen Pubertät und Wechseljahren sicher und weiß, wann andere Fachgebiete zurate gezogen werden müssen.

Alles zusammen eine Menge an Erwartungen und Ansprüchen, die ein ständiges Überprüfen der eigenen Kompetenz und eine kontinuierliche Weiterbildung erforderlich machen. Wie ist das zu leisten?

Formal gibt es eine *Fortbildungsverpflichtung* für alle KassenärztInnen, die alle fünf Jahre mit Fortbildungspunkten nachgewiesen werden muss, vorrangig erwerbbar durch den Besuch von Vorträgen und Tagungen. Wer die erforderlichen Punkte nicht nachweisen kann, wird mit einem deutlichen Abzug der Vergütung bestraft. Inwieweit das zu einer gesicherten medizinischen Versorgungsqualität führt, sei dahingestellt. Für mich waren eher eigene innere Gründe der Ansporn: Eigenes Unwissen, Unbehagen mit Blick auf die Verhältnisse und vor allem Neugierde haben mich immer wieder auf die Suche geschickt.

Fortbildung und Engagement: QZ, DGPFG, AKF und EbM

Für meine Niederlassung 1987 war ich fachlich gut gerüstet: Ich hatte neben der operativen und geburtshilflichen Tätigkeit auch viel in der gutbesuchten Krankenhausambulanz gearbeitet. So kam ich mit der Arbeit in der Praxis gut klar, die Patientinnen strömten, die lokale Kooperation funktionierte. Allerdings merkte ich, was mir an Anregung und Austausch fehlte im Vergleich zu der Zeit im Krankenhaus, mit den täglichen Visiten und den Falldiskussionen. Auf den großen gynäkologischen Tagungen, in denen es vor allem um die Darstellung neuester Diagnostik und Therapie ging, konnte man zwar viel lernen, aber die Fragen des gynäkologischen Alltags hatten wenig Platz. Umso mehr profitierte ich von der Einbindung in einen regionalen Qualitätszirkel (QZ), der sich im Lauf der Jahre aus einem Stammtisch entwickelt hatte. Das Prinzip der QZ-Arbeit ist ein *Wissensaustausch*, ein *gegenseitiges* Lehren und Lernen auf Augenhöhe. Dieses Vorgehen, auch als »Peer-to-Peer«-Konzept bekannt, ist deutlich effektiver als das passive Konsumieren von Expertenwissen. Wir trafen uns regelmäßig in einer kleinen Gruppe von niedergelassenen Frauenärztinnen, eine Kollegin moderierte, wir bereiteten abwechselnd selbst die Referate vor, berichteten von Kongressen, diskutierten kritisch neue Studien und sprachen auch über eigene »schwierige Fälle«. Wir konnten damit genau das an Inhaltlichem abdecken, was für uns als Niedergelassene wichtig war. Außerdem entwickelte sich im Lauf der Jahre ein großes Vertrauensverhältnis untereinander. Tipps zur Praxisführung wurden ausgetauscht und Probleme erörtert, sei es mit der Abrechnung oder mit eigenen Unsicherheiten. In unserem QZ stabilisierten und kritisierten wir uns gegenseitig und beugten damit einer typischen Gefahr der Niederlassung vor, eigene Fehler und blinde Flecke nicht zu bemerken.

Für die Unterstützung meiner psychosomatischen Ausrichtung hatte ich von Beginn an meine Heimat gefunden in der DGPFG (www.dgpfg.de). Hier herrschte gerade in den 1980er und 1990er Jahren eine wahre Aufbruchstimmung in der Psychosomatik als Gegenimpuls zum rein naturwissenschaftlichen Blick auf den Menschen, wie er auf den typischen frauenärztlichen Tagungen präsentiert wurde. Das bestärkte mich immer wieder in meiner eigenen Arbeit. Aus dem kollegialen Lernen in der DGPFG wurde allmählich eine aktivere Teilnahme im Verband: 2005 wurde ich in den Vorstand gewählt, seit 2014 bin ich Vizepräsidentin der DGPFG – ein mir besonders wichtiges Ehrenamt.

Psychosomatische und gynäkologische Fortbildung waren so gut abgedeckt. Allerdings war der Blick doch begrenzt auf den »Versorgungsstandard«. Mit kritischen Fragen zur ärztlichen Tätigkeit war ich weiter auf der Suche, da fühlte ich mich in meiner Praxis anfangs sehr allein. Das unerwartete Aha-Erlebnis kam 1993, auf der ersten Tagung des AKF (Arbeitskreis Frauengesundheit in Medizin, Psychotherapie und Gesellschaft, www.akf-info.de). Der Verband war erst sechs Monate zuvor von elf engagierten Frauen aus ganz unterschiedlichen Fachgebieten (Medizin, Gesundheitswissenschaft, Psychotherapie, Jura) gegründet worden mit dem Ziel, auf »Fehlentwicklungen in der Medizin« hinzuweisen und sich zusammen für eine frauengerechte gesundheitliche Versorgung einzusetzen. Es war geradezu beglückend, auf wie viele gleichgesinnte Frauenärztinnen ich traf, die ähnliches beschäftigte. Zur ersten Tagung in Bad Pyrmont wurden maximal 100 Interessierte erwartet, es kamen über 300 Frauen (Männer habe ich nicht gesehen). »Es war die richtige Idee zur richtigen Zeit. Wir haben einen Stein ins Rollen gebracht, und es wurde ohne große Mühe ziemlich schnell eine kleine Lawine daraus«, so schildert es rückblickend die Frauenärztin Barbara Ehret, eine der Gründerinnen. Im AKF gab und gibt es den Blick über den Tellerrand, den Wunsch nach Kooperation über die beruflichen Grenzen hinaus, kritisches Denken, Verbindung von Praxis und Wissenschaft, gesellschaftliches Engagement, Neugierde und Wissen: ein nahezu unerschöpfliches kreatives Sammelbecken. Innerhalb des AKF hat sich bald eine »Gruppe Frauenärztinnen« konstituiert, die jährlich kleinere fachbezogene Tagungen veranstaltet, selbstorganisiert und pharmaunabhängig.

In diesem Kreis wurde ich früh konfrontiert und zunehmend vertraut mit der evidenzbasierten (beweisgestützten) Medizin (EbM) und ihrem faszinierenden Anspruch, wissenschaftliche Forschung und ärztliche Erfahrung zu kombinieren: »Die Praxis der EbM bedeutet die Integration individueller klinischer Expertise mit der bestmöglichen externen Evidenz aus systematischer Forschung.« (s. www.ebm.netzwerk.de) In diesem Kontext habe ich zunehmend gelernt, eigene Fragen zu stellen und Aussagen von sogenannten Koryphäen kritisch zu hinterfragen, gemäß dem Motto »Evidenz statt Eminenz«. Außerdem stieß ich auf das Thema Qualitätsmanagement (s. vorhergehendes Kapitel).

Eine weitere Anregung aus dem AKF war das lokale gesundheitspolitische Engagement: Basierend auf den Erfahrungen aus größeren Städten etablierte sich auch in meiner kleinen Stadt ein »Runder Tisch Frauengesundheit«, geleitet von der städtischen Gleichstellungsbeauftragten, an dem ÄrztInnen, PsychotherapeutInnen, Beratungsstellen und Selbsthilfeorganisationen vertreten waren und der sich zunehmend als Versorgungsnetzwerk für Frauen auch politisch einmischte. Dort haben wir zum Beispiel das Problem des Zugangs zu sicherer Verhütung diskutiert, und wie entwürdigend es für Frauen ist, wenn sie sich die Pille aus finanziellen Gründen nicht leisten können. Die Herausnahme der Kostenübernahme für Verhütung ist eine sozialpolitische Fehlentwicklung, deren Folgen ich seit Hartz-IV-Zeiten in der Praxis nicht selten erlebt habe und die sich beispielsweise in Form von ungewollten Schwangerschaften mit folgendem Abbruch zeigen. Der Runde Tisch brachte das Thema in den Kreistag, das Anliegen wurde politisch unterstützt, eine Stiftung stellte Geld bereit, die Pro Familia übernahm Beratung und Verteilung der Mittel, die FrauenärztInnen wiesen Frauen auf diese Möglichkeit hin und verzichteten zudem auf ihr Honorar für das Einlegen der Spirale. So konnte vielen Ratsuchenden geholfen werden. Für mich ein gutes Beispiel, wie sich der bio-psycho-soziale Blick sehr konkret umsetzen lässt.

Im AKF traf ich auf engagierte Kolleginnen aus ganz Deutschland, mit denen ich bis heute ständig im kritischen Diskurs stehe – das Internet macht es möglich. Diese freundschaftlichen Auseinandersetzungen waren ein weiteres wirksames Hilfsmittel gegen die *Vereinsamung* in der Einzelpraxis.

Neue Felder: Forschung und medizinische Ethik

Die Neugierde blieb: Was bringt der psychosomatische Zugang für die PatientInnen, ist eine Wirkung *nachweisbar*? Aus einer Kombination von meinen Begegnungen im AKF und in der DGPFG entstand die Chance, das lange von mir gehegte Projekt »Psychosomatische Forschung in der Praxis« (PFP) zu entwickeln und umzusetzen. In einer kleinen Gruppe von niedergelassenen Kolleginnen (tatsächlich nur Frauen!), unterstützt von WissenschaftlerInnen in der DGPFG und von zahlreichen AKF-Praxen, haben wir zwei größere Studien durchgeführt und mit unseren Veröffentlichungen (zur Betreuung nach Krebserkrankung und zur Begleitung in den Wechseljahren) bewiesen: Forschung aus der Praxis heraus ist möglich, psychosomatische Medizin *kommt an* in der Praxis und wird von den Patientinnen sehr positiv bewertet. Allerdings sind messbare Ergebnisse – wie zum Beispiel *weniger* Frühgeburten, *weniger* unnötige Operationen oder Medikamente, *besseres* Leben nach Krebs – nur schwer nachweisbar. Nicht umsonst gibt es so wenig gute Forschung zu den Auswirkungen von Psychosomatik in der ärztlichen Versorgung, obwohl das bitter nötig wäre, um das Ansehen und auch die Honorierung dieses Ansatzes zu unterstützen. Eine breitere Versorgungsforschung verlangt neben einer ausreichenden finanziellen Unterstützung eine engere Kooperation von Wissenschaft und Praxis. Nur wenn die Fragestellungen zusammen erarbeitet werden und die Ergebnisse allen Beteiligten zugute kommen, öffnen die Praxen ihre Türen und machen mit – eine weiteres Ergebnis unseres Forschungsprojektes.

Was ist »gute Medizin«, worauf fußen Entscheidungen in schwierigen Situationen? Mehr Antworten auf solche Fragen erhoffte ich mir von der Beschäftigung mit Medizinischer Ethik. Ein passendes Studienangebot fand ich an der Fernuniversität Hagen. Den Schwerpunkt bildeten intensive Seminare, in denen unter der Leitung des Philosophieprofessors und Medizinethikers Jan P. Beckmann große philosophische Theorien ebenso wie die Grundprinzipien der medizinischen Ethik erarbeitet und diskutiert wurden. Von ihm habe ich viel gelernt. Seine Einführung in die strukturierte ethische Analyse sollten wir Studierende praktisch umsetzen in Form von Hausarbeiten, das heißt durch die eigenständige Bearbeitung von selbstgewählten Themen. Dieser ungewohnte Ausflug in die Theorie hat mir gerade in den letzten Jahren dabei geholfen, eigene Standpunkte zum Beispiel zur Pränataldiagnostik (s. S. 63 und S. 69) klarer zu formulieren, und hat mir insgesamt die Augen geöffnet für die ethischen Konflikte, die manchen ärztlichen Verhaltensunsicherheiten zugrunde liegen.

Selbstbewusster Rückblick

AKF, DGPFG, QZ, EbM, PFP, medizinische Ethik, QM: unterschiedliche eigenwillige Schritte auf dem Weg zu einer »guten Ärztin«. *Ziel erreicht?* – das Urteil überlasse ich meinen Patientinnen.

Was *ich* beurteilen kann, ist der Arbeitsplatz, das heißt die mit der Praxistätigkeit verbundenen ärztlichen Herausforderungen und Chancen auf der einen Seite und die Bedeutung für Patientinnen bzw. das Versorgungssystem auf der anderen Seite.

Aus meiner Erfahrung ist der Anspruch an die ärztliche Qualifikation in der Praxis keineswegs kleiner als an die in der Klinik, ohne damit die besondere diagnostische, operative und geburtshilfliche Tätigkeit der Klinik-KollegInnen schmälern zu wollen. An beiden Orten braucht es engagierte Fachleute! Als zusätzlichen Pluspunkt habe ich die größere Gestaltungsmöglichkeit in der Praxis erlebt und verbunden damit die Freiheit, eigene Schwerpunkte zu setzen: Psychosomatik, Versorgungsforschung, medizinische Ethik, Betriebsführung und gesundheitspolitisches Engagement, ein wahrhaft breites Spektrum!

Meine Praxis für psychosomatische Frauenheilkunde hat sich über die Jahre mit mir entwickelt. Ich habe viel gearbeitet, ohne mich zu überarbeiten. Es hat viel Kraft gekostet und viel Kraft gegeben. Ein Abstieg war es sicher nicht, im Gegenteil: *Ich bin sehr dankbar für die Chance, eine so erfüllende Arbeit gefunden zu haben.*

Aus dem anderen Blickwinkel, der Seite der Versorgung, sehe ich einen hohen Bedarf gerade für die psychosomatisch ausgerichtete (kleine) Praxis vor Ort: Sie erfüllt eine wichtige Funktion im Gesundheitssystem! Die Kontinuität der Betreuung in Verbindung mit dem ganzheitlichen Blick ermöglicht eine Begleitung in gesunden wie in kranken Tagen, sie stärkt Frauen und kann sie vor Unter-, Über- und Fehlversorgung schützen. Frauen wissen das zu schätzen, wie ich gerade am Ende meiner Tätigkeit in vielen Gesprächen und Briefen erfahren durfte, die mich sehr berührten!

Ein Pferdefuß ist die insgesamt geringe Wertschätzung dieser Tätigkeit. *Dass eine ganzheitliche Betreuung im Geist der Psychosomatik zwar überall gefordert, von den PatientInnen erwartet, aber in unserem Gesundheitssystem nicht ausreichend honoriert wird – das wurde im Buch deutlich. Dass sich das ändern muss und qualifizierte Gespräche mindestens so gut bezahlt werden sollten wie technisches Knowhow – dafür habe ich mich über die Jahre eingesetzt und werde es weiter tun.*

Aber das wäre ein neues Buch.

Mechthild Deyringer

Bindung durch Berührung

Schmetterlingsmassage für Eltern und Babys / Mit CD

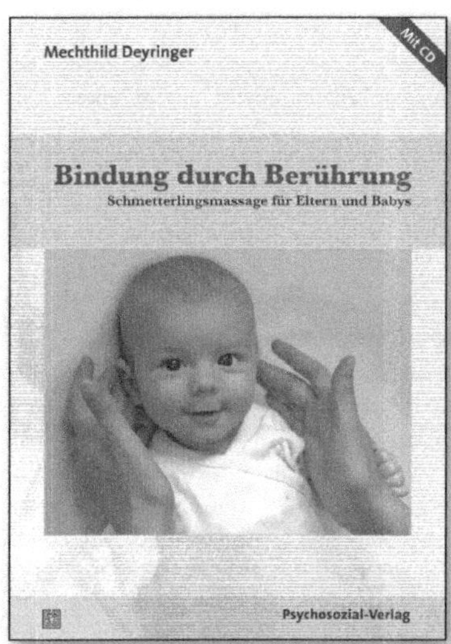

Oktober 2016 · 279 Seiten · Broschur
ISBN 978-3-8379-2652-1

Wie können wir körperliche Berührung nutzen, um in zwischenmenschlichen Beziehungen Verständnis und Zusammenhalt zu stärken, und wie kann Berührung innerhalb der Familie zu einer sicheren Bindung beitragen? Wie kann Körperkontakt für Eltern, Babys und größere Kinder zu einer Quelle von Nähe und Kommunikation werden? Und wie können Eltern lernen, die Grenzen ihrer Kinder rechtzeitig zu erkennen und respektvoll zu wahren, auch wenn diese noch nicht sprechen können?

Dieses Praxisbuch *Bindung durch Berührung*® wendet sich an Eltern und professionelle BegleiterInnen. Mechthild Deyringer beschreibt in einfachen Worten, wie liebevolle Berührung und der innere Dialog mit dem intuitiven Wissen unseres Körpers genutzt werden können, um die Anfänge der frühen Bindung zwischen Eltern und Kindern gezielt zu unterstützen.

Die Begleit-CD enthält einfache Handlungsanweisungen für die Durchführung der Massage und Musik.

Helga Krüger-Kirn

Die konstruierte Frau und ihr Körper

Eine psychoanalytische, sozialwissenschaftliche und genderkritische Studie zu Schönheitsidealen und Mutterschaft

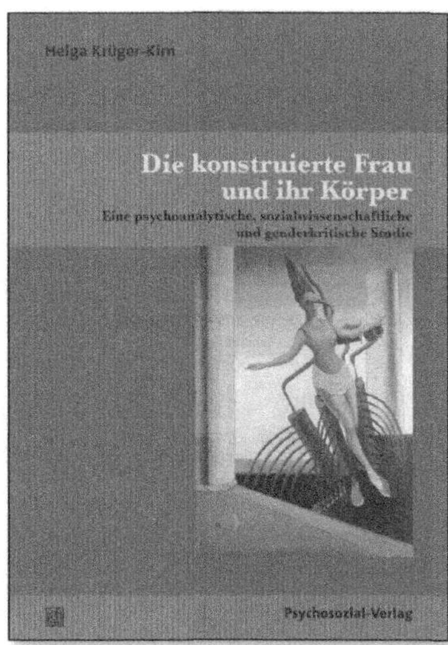

2016 · 350 Seiten · Broschur
ISBN 978-3-8379-2521-0

»Man kommt nicht als Frau zur Welt, man wird es.«

Simone de Beauvoir,
Das andere Geschlecht (1949)

Angesichts des aktuellen psychoanalytischen Geschlechterdiskurses ist eine Korrektur der bisherigen Konstrukte der psychosexuellen Entwicklung dringend erforderlich. Dazu untersucht Helga Krüger-Kirn den Zusammenhang von Körper und geschlechtlicher Subjektivierung unter Bezugnahme auf Freud, Lacan, Laplanche und Butler. Die Frage, wie sich soziale Ordnungen in die Körper einschreiben, wird exemplarisch an den Themen Schönheit – einschließlich bulimischer Essstörungen –, Kinderwunsch, Schwangerschaft und Muttersein diskutiert.

Ergebnis der theoretischen Reflexionen ist ein intersubjektiver Körperbegriff, der als Bezugspunkt für die Untersuchung von 30 abgeschlossenen Frau-Frau-Psychoanalysen dient Sie verdeutlichen die Diskrepanz zwischen körperlichem Selbsterleben und normativen Zuschreibungen. Dabei bieten gerade die Verkörperungen von gesellschaftlichen Idealen sowie deren Abwehr den entscheidenden Hinweis, an dem sich ein Begehren nach Selbstbestimmung und Widerständigkeit realisiert.